环境污染与健康风险研究丛书

丛书主编　施小明

生活饮用水标准检验方法与应用

主　编　姚孝元　张　岚

科学出版社

北　京

内 容 简 介

本书围绕我国生活饮用水标准检验方法发展历程和新技术、新方法研究与应用等内容，详细介绍了生活饮用水标准检验技术体系、检验方法修订研究情况和发展历程，对检验方法标准修订依据、原则、变化情况等进行了描述，对饮用水中感官性状和物理指标、金属和非金属等无机物指标、有机物指标、微生物指标、放射性指标等相关水质分析方法的国内外研究现状与发展趋势进行了综述，对检验方法的研制依据、原理、适用性和应用等内容进行了详细介绍。

生活饮用水标准检验方法是我国饮用水水质检验领域的指向标，本书可供卫生、住建、国土资源、水利、环保等单位的工作人员，科研院所及高校的科研、技术和管理人员，以及供水行业及饮用水检测机构的工作人员参考。

图书在版编目（CIP）数据

生活饮用水标准检验方法与应用 / 姚孝元，张岚主编. —北京：科学出版社，2024.6

（环境污染与健康风险研究丛书 / 施小明总主编）

ISBN 978-7-03-077989-2

Ⅰ. ①生… Ⅱ. ①姚… ②张… Ⅲ. ①饮用水-卫生标准-检验方法 Ⅳ. ①R123.1

中国国家版本馆CIP数据核字 (2024) 第032292号

责任编辑：马晓伟 刘天然 / 责任校对：张小霞
责任印制：肖 兴 / 封面设计：吴朝洪

科学出版社 出版
北京东黄城根北街 16 号
邮政编码：100717
http://www.sciencep.com

北京建宏印刷有限公司印刷
科学出版社发行 各地新华书店经销
*

2024 年 6 月第 一 版 开本：720 × 1000 1/16
2024 年 6 月第一次印刷 印张：21
字数：413 000

定价：138.00 元

（如有印装质量问题，我社负责调换）

《生活饮用水标准检验方法与应用》
编者名单

主　编　姚孝元　张　岚

副主编　（按姓氏笔画排序）

　　　　冯家力　吉文亮　朱铭洪　刘丽萍

　　　　刘思洁　孙仕萍　李红岩　张榕杰

　　　　唐　宋

编　者　（按姓氏笔画排序）

　　　　丁　珵　丁　培　冯家力　邢方潇

　　　　吉文亮　吕　佳　朱铭洪　刘丽萍

　　　　刘思洁　孙仕萍　李　霞　李红岩

　　　　张　岚　张　晓　张榕杰　陈永艳

　　　　岳银玲　赵　灿　姚孝元　唐　宋

　　　　韩嘉艺

丛 书 序

随着我国经济的快速发展与居民健康意识的逐步提高，环境健康问题日益凸显且备受关注。定量评估环境污染的人群健康风险，进而采取行之有效的干预防护措施，已成为我国环境与健康领域亟待解决的重要科技问题。我国颁布的《中华人民共和国环境保护法》（2014年修订）首次提出国家建立健全环境健康监测、调查和风险评估制度，在立法层面上凸显了环境健康工作的重要性，后续发布的《"健康中国2030"规划纲要》、《健康中国行动（2019—2030年）》和《中共中央 国务院关于全面加强生态环境保护 坚决打好污染防治攻坚战的意见》等，均提出要加强环境健康风险评估制度建设，充分体现了在全国开展环境健康工作的必要性。

自党的十八大以来，在习近平生态文明思想科学指引下，我国以前所未有的力度推动"健康中国"和"美丽中国"建设。在此背景下，卫生健康、生态环境、气象、农业等部门组织开展了多项全国性的重要环境健康工作和科学研究，初步建成了重大环境健康监测体系，推进了环境健康前沿领域技术方法建立，实施了针对我国重点环境健康问题的专项调查，制修订了一批环境健康领域重要标准。

"环境污染与健康风险研究丛书"是"十三五"国家重点研发计划"大气污染成因与控制技术研究"重点专项、大气重污染成因与治理攻关项目（俗称总理基金项目）、国家自然科学基金项目等支持带动下的重要科研攻关成果总结，还包括一些重要的技术方法和标准修订工作的重要成果，也是全国环境健康业务工作，如空气污染、气候变化、生物监测、环境健康风险评估等关注的重要内容。本丛书系统梳理了我国环境健康领域的最新成果、方法和案例，围绕开展环境健康研究的方法，通过研究案例展现我国环境健康风险研究前沿成果，同时对环境健康研究方法在解决我国环境健康问题中的应用进行介绍，具有重要的学术价值。

希望通过本丛书的出版，推动"十三五"重要研究成果在更大的范围内共享，为相关政策、标准、规范的制订提供权威的参考资料，为我国建立健全环境健康监测、调查与风险评估制度提供有益的科学支撑，为广大卫生健康系统、大专院校和科研机构工作者提供理论和实践参考。

作为国家重点研发计划、大气重污染成因与治理攻关及国家自然科学基金等重大科研项目的重要研究成果集群，本丛书的出版是多方合作、协同努力的结果。最后，感谢科技部、国家自然科学基金委员会、国家卫生健康委员会等单位的大力支持。感谢所有参与专著编写的单位及工作人员的辛勤付出。

"环境污染与健康风险研究丛书"编写组

2022 年 9 月

前　言

　　安全的饮用水是人类健康的最基本保障,是关系国计民生的重要公共健康资源。生活饮用水标准检验方法是我国开展饮用水卫生安全保障工作的重要技术基石,为国家落实生活饮用水卫生标准和建立卫生监测体系提供了技术保障,对我国实施生活饮用水卫生标准、开展饮用水卫生监测和管理、保障饮用水安全具有重要意义。《生活饮用水标准检验方法》(GB/T 5750—2006)于2006年12月由中华人民共和国卫生部和国家标准化管理委员会联合发布,自2007年7月1日开始实施,至今已有十余年。此标准应用群体覆盖了我国各级疾控机构、供水系统水质检验机构、科研院所及高校,影响力广泛。

　　随着我国经济和科学技术的迅猛发展,人民的生活水平不断提高,国家对生活饮用水安全高度重视并加大对公共卫生的投入,先进的仪器设备数量明显增加,卫生部门水质检验实验室与供水企业实验室技术水平均有明显提高。根据《中华人民共和国标准化法》和《中华人民共和国标准化法实施条例》有关规定,随同《生活饮用水卫生标准》(GB 5749)修订项目的立项,国家卫生健康委员会于2019年启动了《生活饮用水标准检验方法》(GB/T 5750)修订项目(项目编号20190704),中国疾病预防控制中心环境与健康相关产品安全所为标准修订起草牵头单位,总体负责本标准的修订,组织280余家单位共同参与标准制修订工作,整个工作历时5年。标准涵盖了215项指标的430种检验方法。

　　为便于贯彻落实饮用水安全监测与管理、开展饮用水与健康研究等工作,我们编写了本书。在查阅大量国内外资料的基础上,本书较翔实地介绍了生活饮用水标准检验方法体系的历史传承,阐述了我国饮用水水质检验方法标准的制定依据和实际应用指导。希望本书能帮助从事饮用水安全、水质检验及相关研究工作的科研、技术和管理人员更加深入地理解我国生活饮用水检验标准方法,从而提高标准的应用效率和贯彻执行效果。

《生活饮用水标准检验方法与应用》编写组

2023年12月

目　　录

第一章 概 论

第一节 饮用水检验方法标准体系

《生活饮用水标准检验方法》（GB/T 5750）是《生活饮用水卫生标准》（GB 5749）配套的检验方法，是贯彻《生活饮用水卫生标准》，进行生活饮用水卫生监测、监督的有力工具。《生活饮用水标准检验方法》自颁布以来，为执行和实施生活饮用水卫生标准提供了统一的方法，在全国城乡饮用水监测和监督中发挥了重要作用。《生活饮用水标准检验方法》（GB/T 5750—2023）包括总则、水样的采集与保存、水质分析质量控制、感官性状和物理指标、无机非金属指标、金属和类金属指标、有机物综合指标、有机物指标、农药指标、消毒副产物指标、消毒剂指标、微生物指标、放射性指标等 13 部分。

第二节 我国饮用水标准检验方法发展历程

《生活饮用水标准检验方法》（GB/T 5750—1985）自 1985 年颁布以来为《生活饮用水卫生标准》（GB 5749—1985）的执行和实施提供了统一的方法，在全国城乡饮用水监测和监督中发挥了重要作用。随着我国经济的迅速发展，工农业污染加重，饮用水水源污染物种类急速增加。为了保障城乡居民生活饮用水安全卫生，贯彻执行《中华人民共和国传染病防治法》，加强对生活饮用水和涉及生活饮用水卫生安全产品的监督与监测，急需一套适合当时发展形势的监测方法和手段。20 世纪 90 年代初，世界卫生组织（WHO）颁布的《饮用水水质准则》，指标从原来的 57 项增至 132 项。此后，各国相继更新并发布了新版饮用水标准。2001 年我国卫生部颁布的《生活饮用水水质卫生规范》也相应作了重大修改。在总结我国水质分析经验的基础上，吸取先进国家成熟标准的先进之处，卫生部于 2001 年配套发布了《生活饮用水检验规范》，该标准在《生活饮用水水质卫生规范》执行中发挥了重要作用。

2005 年 5 月，国家标准化管理委员会召开了生活饮用水系列标准研讨会，决定由卫生部组织修订《生活饮用水卫生标准》（GB 5749—1985）和《生活饮用水标准检验方法》（GB/T 5750—1985）。2006 年 12 月 29 日，卫生部、国家标准化管理委员会将《生活饮用水卫生标准》（GB 5749—2006）和《生活饮用水标准检验方法》（GB/T 5750—2006）作为国家标准正式颁布。

按照《中华人民共和国标准化法》和《中华人民共和国标准化法实施条例》有关规定，2017年，根据我国科学技术的发展和经济建设的需要，对现行标准进行了复审，国家卫生健康委员会确定于2018年启动国家饮用水标准及配套标准检验方法的修订工作。《生活饮用水标准检验方法》（GB/T 5750—2023）于2023年3月17日颁布，于2023年10月1日起实施，为落实《生活饮用水卫生标准》（GB 5749—2022）及完善国家生活饮用水卫生监测体系提供了标准检验方法和技术保障。

第三节　标准修订主要内容

一、标准修订原则和特点

生活饮用水标准检验方法为我国省级、地市级、县（区）级不同级别水质检验机构及第三方机构使用的标准方法，既要考虑方法的先进性及其与国际标准的可比性，也要兼顾我国经济和技术的可行性。《生活饮用水标准检验方法》（GB/T 5750—2023）是以《生活饮用水标准检验方法》（GB/T 5750—2006）为总体构架，依照我国经济、科学技术和水质状况，在开展标准追踪评价、总结我国多年水质分析经验的基础上进行的标准修订。此次修订在兼顾2006年版标准科学、严谨、系统等优点的基础上，完善了标准修订技术体系，具有独到之处。

（一）保持方法修订的科学性

以保障落实《生活饮用水卫生标准》（GB 5749—2022）为核心，结合生活饮用水卫生标准指标和限值的修订，开展标准检验方法修订。

秉承《生活饮用水标准检验方法》（GB/T 5750—2006）修订的先进思路，尊重检验技术和方法发展的历史进程，取其精华，一脉相承。同时全面考虑时代发展的特点，在对《〈生活饮用水标准检验方法〉（GB/T 5750—2006）追踪评价报告》内容进行系统梳理的基础上，归纳汇总修订建议；在保持2006年版构架的基础上，接纳新技术、新方法。

汇聚《生活饮用水标准检验方法》（GB/T 5750—2006）、《生活饮用水标准检验方法》（GB/T 5750—1985）、《生活饮用水检验规范》（2001）的制修订经验和技术要求，建立完善了标准修订技术体系，此次制修订工作严格按照标准化程序进行：①收集国内外水质标准检验方法资料，提出水质指标及其分析技术要求，经专家论证确定修订方案，通过公开征集等方式确定方法研制单位，开展检验和修订方法实验室研究，提交研制报告。②方法研制单位制定方法验证方案（包括分析条件、线性范围、最低检测质量浓度、精密度、回收率等），组织不同地区的3～5家单位进行验证。③依据验证结果，编写编制说明和标准文本，进行专家技术论证和鉴定。④采用信函与会议等方式，在有关部门广泛征求意见；根据专家提出的意见进行修改，形成标准方法送审稿。⑤通过标准委员会审定。⑥依据评审意见再次进行修改，形成标准方法报批稿。

（二）符合国情需要

我国地域辽阔，水质类型复杂，此次制修订过程中，针对每种检验方法均选择了不同地区的3～5家单位进行方法验证，保证方法的适用性。

近年来水污染事件频发，在水污染事件应急处置过程中急需大量高效、灵敏、准确且能同时测定水中多种化合物的分析方法，提高检测效率，缩短应急反应时间。同时，水环境日益复杂，一些新污染物逐渐在水体出现，针对部分新污染物的分析方法紧缺。为此，此次修订重点开展了多组分同时测定、现场检测方法及新的水质指标分析方法的研制工作。

我国各级实验室水质检测能力存在地域差异，综合考虑仪器设备、试剂、环境等条件，对方法的可行性和适用性进行了充分论证，在增加高通量、高灵敏度检验方法的同时，也保留了滴定法、分光光度法等经典检验方法，以便更好地满足各级检验机构的实际应用需求，切实保障《生活饮用水卫生标准》（GB 5749—2022）的实施。

采用信函与会议的方式，在国家卫生健康委员会、住房和城乡建设部、生态环境部、水利部、自然资源部、科研院所等有关部门广泛征求意见，根据专家提出的意见进行修改。

坚持以人为本，尽量考虑操作人员的健康，避免使用有毒有害物质，保护环境。

（三）与世界先进水质标准分析方法接轨

此次修订充分考虑和收集了国际上先进的水质检验分析方法，包括美国《水和废水标准检验方法》、国际标准化组织（ISO）发布的水质检验方法、日本水质检验方法等标准检验方法，以及文献资料中的水质检验方法，同时也参考了我国《城镇供水水质标准检验方法》（CJ/T 141—2018）、水质检验相关生态环境标准等，在吸取国内外成熟标准先进之处的基础上，依据饮用水水质检验实际需求进行修订。

二、新增和修订的指标及检验方法

《生活饮用水标准检验方法》（GB/T 5750—2023）中新增了高氯酸盐、乙草胺、土臭素、2-甲基异莰醇等饮用水卫生标准指标的检验方法，新增了肠球菌、产气荚膜梭状芽孢杆菌、五氯丙烷、双酚 A、丙烯酸、戊二醛、多环芳烃、环烷酸、苯甲醚、β-萘酚、石棉、氯化乙基汞、全氟辛酸、全氟辛烷磺酸、二甲基二硫醚、二甲基三硫醚、铀、镭-226 等饮用水卫生标准附录水质参考指标的检验方法；补充了高效高灵敏度的毛细管柱气相色谱法、气相色谱质谱法、高效液相色谱法、超高效液相色谱串联质谱法等有机物指标测定方法，砷、硒、铬金属和类金属指标的形态分析方法，以及阴离子合成洗涤剂、氨（以 N 计）、氰化物、挥发酚类指标的流动注射和连续流动分析方法；增加了臭和味的嗅阈值法和嗅觉层次分析法；改进了硫化物、碘化物、多氯联苯等指标的原标准检验方法，解决了旧方法中存在的问题。通过此次修订，该标准能够更好地满足各级检验机构的实际应用需求，切实保障《生活饮用水卫生标准》（GB 5749—2022）的实施。

三、删减检验方法

此次修订删除了部分指标的填充柱气相色谱法、双硫腙分光光度法、催化示波极谱法等存在技术落后、使用危险化学品、方法重现性差、使用率低或不能满足限值评价要求等问题的检验方法。

第二章 气相色谱法

第一节 概　述

一、发 展 历 程

（一）技术起源

俄国植物学家 Tswett 于 1903 年在波兰华沙大学研究植物色素时，把植物叶子的石油醚萃取液倒在细长玻璃管中的碳酸钙上，将萃取液中的色素吸附在管内的碳酸钙里，再用纯净的石油醚洗脱被吸附的色素，在管内的碳酸钙上形成 3 种颜色的 5 个色带。当时 Tswett 把这种色带称为"色谱"，在这一方法中把玻璃管称为"色谱柱"，碳酸钙称为"固定相"，纯净的石油醚称为"流动相"。

（二）检测器和色谱柱的发展

1931 年，奥地利化学家 Richard Kuhn 等利用和发展了 Tswett 的色谱法，使吸附色谱法得到各国科学工作者的注意和应用。英国的 Martin 和 Synge 在 1940 年提出液液分配色谱法，1941 年 Martin 和 Synge 提出用气体代替液体作为流动相的可能性，1952 年 James 和 Martin 发表了从理论到实践比较完整的气-液色谱方法，并因此获得了 1952 年的诺贝尔化学奖，同时也发明了第一个气相色谱检测器，这是一个接在填充柱出口的滴定装置，用来检测脂肪酸的分离，滴定溶液体积对时间作图，得到积分色谱图。之后，他们又发明了气体密度天平。1954 年 Ray 提出热导检测器（TCD），开创了现代气相色谱检测器的时代。此后至 1957 年，则是填充柱、TCD 的时代。

提高气相色谱柱的柱效一直是人们研究的重要课题，1957 年 Golay 发表了第一篇毛细管气相色谱论文，介绍了他的第一张毛细管气相色谱图，实验是在一支长 91m 的聚乙烯毛细管气相色谱柱上进行的。其后多采用不锈钢毛细管气相色谱柱。1958 年他在阿姆斯特丹举办的国际气相色谱会议上发表了著名的高雷方程，阐述了各种参数对柱性能的影响。同年，Mcwillian 和 Harley 同时发明了氢火焰离子化检测器（FID），Lovelock 发明了氩电离检测器（AID），使检测方法的灵敏度提高了 2~3 个数量级。

20 世纪 60～70 年代，气相色谱主要使用玻璃毛细管气相色谱柱。虽然玻璃毛细管气相色谱柱的性能大大优于不锈钢毛细管柱，但是它的活性和易碎性并不令人满意。1979 年 Dandeneau 和 Zerenner 制备出熔融二氧化硅毛细管气相色谱柱。它具有以下优点：柔韧性好，机械强度较好，易于安装；惰性强，吸附和催化性小；涂渍出来的色谱柱柱效高、热稳定性好等。其间，出现了一些高灵敏度、高选择性的检测器。1960 年 Lovelock 提出电子俘获检测器（ECD）；1966 年 Brody 等发明了火焰光度检测器（FPD）；1974 年 Kolb 和 Bischoff 提出了氮磷检测器（NPD）；1976 年美国推出了实用的窗式光电离检测器（PID）。

20 世纪 80 年代，弹性石英毛细管柱得到快速广泛的应用，1983 年 10 月惠普公司推出大孔径毛细管柱，它可以直接代替填充柱，既有毛细管柱的高柱效，又有填充柱的大柱容量及高重复性。同时 TCD、FID、ECD 和 NPD 等检测器的灵敏度和稳定性均有很大提高，TCD 和 ECD 的池体积大大缩小，出现了化学发光检测器（CLD）及各种联用检测器，如傅里叶变换红外光谱（FTIR）、质量选择检测器（MSD）和原子发射检测器（AED）等。

20 世纪 90 年代中期，美国 Alltech 公司推出了"集束毛细管柱"，其具有容量高、分析速度快的特点。20 世纪 90 年代后期，又出现了可以耐高温的商品色谱柱，这种色谱柱可以在 450℃，甚至在 480℃的柱温下工作。同时，还出现了非放射性的脉冲放电电子俘获检测器（PDECD）、脉冲放电氦电离检测器（PDHID）、脉冲放电光电离检测器（PDPID）、脉冲放电检测器（PDD）和脉冲火焰光度检测器（PFPD）等。另外，快速气相色谱和全二维气相色谱等快速分离技术也得到迅猛发展，出现了一批适于快速气相色谱检测的检测器，如飞行时间质量分析器（TOF-MS）等。

现有气相色谱检测器约 50 余种，其中应用较广的主要有 FID、TCD、ECD、FPD、MSD、NPD、PID、AED、FTIR 等，另外，有相当应用面的检测器还有 CLD、HID、电导检测器（ELCD）、离子迁移率检测器（IMD）和单离子检测器（SID）等。

（三）样品预处理技术

气相色谱分析是一门综合的实验技术，其色谱分析过程可归纳为四个阶段：样品采集、样品制备（预处理）、色谱分析、数据处理与结果表达。无论是何种先进的色谱仪、高性能色谱柱、最完善的数据处理装置等，均不能从一个采集处理不适当的样品中得到满意的分析结果。因此，为充分发挥所用仪器的综合分析能力，应考虑尽量简化样品的预处理过程或根本不用样品预处理。样品预处理的目的可归纳如下：预分析组分预分离，富集，转化，衍生化（转化成色谱能分析的状态）。

目前常用的样品制备技术主要有顶空技术、膜萃取技术、固相萃取技术、固相微萃取和微捕集技术、超临界萃取技术、微量衍生化技术及几种处理制备技术的组合等。其中，顶空技术在水质检测中的应用尤其广泛。

　　顶空气相色谱法是指对液体或固体中的挥发性成分进行气相色谱分析的一种间接测定法，是将热力学平衡的蒸气相与被分析样品同时置于一个密闭系统中进行的。按比例吸取一部分和液相或固相平衡的蒸气样品，在平衡情况下，蒸气在两相间的分配取决于分配系数，因而可以测定出原来样品（液体或固体）中的挥发性物质的含量。顶空气相色谱进样是在系统静态平衡下进行的，所以这一技术也称为静态顶空分析。另一种方法是吹扫捕集法，有时也将其看作顶空分析的变种。这一方法通常是连续用惰性气体吹扫液体样品，直至所有挥发性组分全部除去，被惰性气体吹扫出来的组分或是用低温冷凝，或是用吸附剂捕集，捕集阱滞留从样品吹扫出来的挥发性物质。当捕集阱把挥发性物质收集完全后，迅速加热捕集阱测定挥发性物质的含量，这一方法也称为动态顶空分析。另外，还有一些静态顶空进样技术，如固相微萃取（SPME），SPME 是把固定相涂渍到一支石英丝外表面上，将此固相微萃取石英丝固定在一个注射器上，并把它暴露在要分析样品的顶空瓶样品上，等达到平衡之后，把吸附样品的固相微萃取石英丝转移到气相色谱仪的进样口中，进行气相色谱分析。

（四）气相色谱法的特点

　　气相色谱法是世界上应用最广泛的分析技术之一，具有如下特点。

　　（1）分离效率高，分析速度快。可分离复杂混合物，如有机同系物、异构体、手性异构体等。一般在几分钟或几十分钟内可以完成一个试样的分析。

　　（2）样品用量少，检测灵敏度高。可以检测出 $\mu g/g$（10^{-6}）级甚至 ng/g（10^{-9}）级的物质。

　　（3）应用范围广。在色谱柱温度条件下，可分析有一定蒸气压且热稳定性好的样品，一般来说，气相色谱法可直接进样分析沸点低于 400℃的各种有机或无机试样。目前气相色谱法所能分析的有机物占全部有机物的 15%～20%。

　　（4）不足之处。难以对被分离组分定性。

二、基　本　原　理

（一）原理

　　色谱法是一种物理化学分析方法，它利用混合物中各物质在两相间分配系数的差别，当溶质在两相间做相对移动时，各物质在两相间进行多次分配，从而使各组分得到分离。气相色谱法是以气体为流动相的色谱方法。按照固定相的状态不同，气相色谱可分为气固色谱和气液色谱，前者是以气体为流动相，以固体为固定相的色谱，后者是以气体为流动相，以液体为固定相的色谱。气固色谱法是基于固体吸附剂对试样中各组分的吸附能力的不同而进行分离的，属于吸附色谱法；气液色谱法是基于固定液对试样中各组分的溶解能力的不同而进行分离的，在流动相和固定液两相间的分配差异则是分离的依据，属于分配色谱法。按色谱柱又可分为填充柱气相色谱和毛细管柱气相色谱。

气相色谱仪的型号和种类繁多。气相色谱仪主要由气路系统、进样系统、分离系统、检测系统、电气路控制系统、温控及电路系统、数据处理系统等部分组成。其工作原理如下：载气由高压钢瓶中流出，通过减压阀、净化器、稳压阀、流量计，以稳定的流量连续不断地流经进样系统的气化室，将气化后的样品带入色谱柱中进行分离，分离后的组分随载气先后流入检测器，检测器将组分浓度或质量信号转换成电信号输出，经放大由记录仪记录下来，得到色谱图。

（二）仪器构造

1. 气路系统

气相色谱仪的流动相多以高压气瓶作为气源，经减压阀把气瓶中 15MPa 的压力减至 0.4～0.6MPa，通过专用净化器到稳压阀，保持气流压力稳定。程序升温用气相色谱仪，有时还要有稳流阀，以便在柱温升降时可保持气流稳定。压力表或流量计可指示载气的流量或流速。液体或固体样品在气化室气化。毛细管柱气相色谱仪进样系统较复杂，气化室中安装有分流/不分流系统，使用冷柱头进样系统等；另外在毛细管色谱柱末端进入检测器时还要增加一根补充气的管线以保证良好的分析效果。

气相色谱仪通常使用的载气有氮气、氢气、氦气、氩气。不同的检测器使用的气体不同，TCD 多用氦气或氢气；FID 多用氢气、氦气或氮气；ECD 多用氮气或氩气，辅助气体为空气。

2. 进样系统

气相色谱仪的进样系统是将样品引入色谱系统而又不致造成系统漏气的一种特殊装置。进样是气相色谱分析中误差的主要来源之一。

一般进样系统包括进样器和气化室两部分。进样器有注射器、进样阀等手动进样器及自动进样器等。注射器可用于常压气体样品，也可用于液体样品，其操作简单灵活，但手动进样时误差较大。气体进样多用六通阀定体积进样器。

（1）填充柱进样系统：样品借助进样器被引入进样系统的气化室，在气化室中溶剂和样品被加热转化为蒸气，然后被载气迅速携带到色谱柱中分离。所以气化室是一个把样品瞬间加热变成蒸气，并保持组分化学性质不变的器件。气化室一般由加有内衬石英玻璃管的金属腔体组成。

（2）毛细管柱进样系统：毛细管柱与填充柱相比具有化学惰性、热稳定性好、色谱峰窄而尖、分离效率高等优势，特别是柱涂渍交联固定相技术的发展使柱流失进一步减少，提高了仪器的信噪比，降低了检出限。由于毛细管柱内径很细，液膜很薄，其柱容量比填充柱小2～3个数量级，毛细管柱容易引起进样歧视现象，所以对进样系统的技术要求非常高。目前常见的进样方式有分流进样、不分流进样、冷柱头进样、程序升温气化进样、大体积样品直接进样等。

1）分流进样系统：经预热的载气分两路，一路吹扫注射隔垫，另一路以较快的速度进入气化室，使样品与载气混合，并在毛细管柱入口处进行分流。注射隔垫吹扫是吹扫掉进样垫因高温而挥发的组分，减少鬼峰；吹扫溢出衬管的溶剂气体，减少溶剂拖尾。

2）不分流进样系统：兼有直接进样和分流进样的优点，样品几乎全部进入色谱柱并能避免溶剂峰拖尾，它比通常的分流进样相应信号提高1～3个数量级。其与分流进样系统的不同之处在于分流管和分流阀之间有一个缓冲空间。在进样时，分流电磁阀关闭，经过一段时间（一般为30～90s），大部分溶剂和溶质进入色谱柱，电磁阀打开，把气化室中的剩余溶剂和溶质通过分流阀吹走。

3）冷柱头进样系统：在结构上与分流/不分流进样系统有很大不同，冷柱头进样是将样品以液体形态直接注入处于室温或更低温度下的色谱柱前端，然后逐步升高温度使不同沸点的样品组分依次气化通过色谱柱进行分离的过程。此系统对样品无分流歧视问题，分析精度高，重现性好，尤其适用于沸点范围宽或热不稳定的样品，也常用于痕量分析。

4）程序升温气化进样系统：是将液体样品或气体样品注入处于低温的进样口衬管内，然后按照设定程序升高进样口温度。此系统把分流/不分流进样和冷柱头进样结合为一体，充分发挥了上述各进样技术的长处。

冷柱头进样系统和程序升温气化进样系统属于冷进样系统，可避免歧视效应和热分解效应，是较为理想的气相色谱进样口。

3. 分离系统

分离系统即色谱柱，是色谱仪的核心部分，用以分离各种复杂的混合物，是分离成败的关键。根据使用的方式与色谱分析的目的，气相色谱柱分为填充柱与毛细管柱（又称为开管柱）。

（1）气相色谱中的填充柱：色谱填充柱一般内径为2～4mm，长度为0.5～5m，材质主要有不锈钢和玻璃两种。不锈钢材质的填充柱质地坚硬、化学稳定性好，但因其不透明，填充时不易观察填充效果的好坏，而且其在高温时对某些样品有催化效应。硬质玻璃材质的填充柱表面吸附活性小，化学反应活性差，且其透明，便于观察填充情况。

（2）气相色谱中的毛细管柱：毛细管柱的固定液附着在管内壁上，中心是空的。现在常用的毛细管柱内径为 250~530μm，长度为 10~50m，最长的可达 100m，材质主要有柔性石英材料、金属、玻璃。毛细管柱渗透性好、分析速度快、总柱效高，可以解决填充柱不能解决的问题。

4. 检测系统

检测系统由色谱检测器和放大器等组成。检测器是测量从色谱柱流出物质的成分或浓度变化的器件。一个多组分混合物经色谱柱分离后，按顺序进入检测器，检测器就把各组分的浓度或质量变化转换成电信号，如电压、电流等，经放大器放大后输送给记录仪或数据处理系统。因而，检测器是一个换能装置，其性能的好坏直接影响色谱分析的定性、定量结果。检测器性能包括灵敏度、响应时间、噪声及响应的线性范围等。

检测器通常由两部分组成：传感器和检测电路。

传感器是利用被测物质的各种物理性质、化学性质及物理化学性质与载气的差异，来感应被测物质的存在及其量的变化。例如，热导检测器是利用被测物质的热导率和载气热导率的差异；氢火焰离子化检测器、氮磷检测器等均是利用被测物质在一定条件下可被电离，而载气不被电离的特点；火焰光度检测器是利用被测物质在一定条件下可发射不同波长的光，而载气（N_2）却不发光的特点。所以，传感器是将被测物质变换成相应信号的装置，它是检测器的核心。检测器性能的好坏主要取决于传感器。

检测电路是将传感器产生的各种信号转变成电信号的装置。从传感器送出的信号是多种多样的，有电阻、电流、电压、离子流、频率、光波等。检测电路的作用是测定这些参数的变化，并将其变成可测定的电信号。

（1）检测器的性能评价指标

1）适用范围：气相色谱检测器分为通用型检测器和选择型检测器。通用型检测器对各类物质都有响应，适用于任何类型物质的分析，应用范围很广，如热导检测器、氢火焰离子化检测器等。选择型检测器只对某类化合物有特征响应，可排除样品中其他组分的干扰，氮磷检测器、电子捕获检测器、火焰光度检测器等是典型的选择型检测器。

2）响应值（或灵敏度）：当一定浓度或质量的组分进入检测器，产生一定的响应信号 E。在一定范围内，信号 E 与进入检测器的物质质量 m 呈线性关系。若以进样量 m 对响应信号 E 作图，可得到一条通过原点的直线。直线的斜率就是检测器的灵敏度 S。因此，灵敏度可定义为信号 E 对进入检测器的组分质量 m 的变化率。

3）检出限：是指检测器恰能产生 3 倍噪声时，单位时间引入检测器的样品量或单位体积载气中所含的样品量。无论哪种检测器，检出限都与灵敏度成反比而与噪声成正比。检出限不仅取决于灵敏度，而且受限于噪声，所以它是衡量检测器性能的综合指标。

4）线性范围：检测器的线性是指检测器内流动相中的组分浓度与相应信号成正比关系。线性范围是指被测组分的量与检测器信号呈线性关系的范围，以最大允许进样量与最小进样量之比来表示。

5）响应时间：是指进入检测器的某一组分的输出信号达到其值 63% 所需的时间，一般小于 1s。

（2）气相色谱常用检测器：检测器的种类繁多，选择性变化大，不同物理化学性质的物质检测需要采用特定物质对应的检测器才能达到高选择性、高灵敏度、高定量准确性。建立正确的色谱方法，不仅需要选择正确的分离模式和色谱柱系统，也需要选择正确的检测器。

1）热导检测器（TCD）：TCD 是利用组分与载气热导率差异进行检测的。常用四臂半扩散型热导池和惠斯通电桥。载气经参考池再到测量池，当组分与载气混合气流经测量池时，由于存在热导率差异，热丝温度变化，电阻发生变化，在惠斯通电桥上产生参比电压。也有采用射流元件的单臂形热导检测器。

热导检测器的灵敏度受外加工作电流影响较大，电流增加，灵敏度迅速增加，但电流过大会导致热导电阻被烧断。热导检测器对池温非常敏感，在 150℃ 以上才有较好的响应值和灵敏度，且对温度的稳定性要求较高，因此温控系统的稳定性要好。热导检测器的灵敏度还取决于所用载气的种类，氢气、氦气作为热导检测器的载气时具有较高的灵敏度，氮气作为载气时检测器的灵敏度明显下降。

TCD 结构简单、定量准确，对所有物质都有响应，是非破坏性检测器，但灵敏度较低。

2）氢火焰离子化检测器（FID）：FID 是以氢气作为燃烧气，空气作为助燃气，样品蒸气（含碳有机物）与氢气混合进入火焰，由于氢火焰温度极高，化合物在燃烧过程中被电离，产生一定比例的离子，产生的正离子在电场作用下被收集到负电极上，产生微弱电流，微电流经过放大，转化为电压信号输出被记录仪或经模/数（A/D）转换被计算机记录下来，得到色谱图。其中，燃烧形成电流大小与化合物的量成正比。

FID 检测器主要由喷嘴、极化高压、收集极、金属外罩和气体通道等部件组成。喷嘴孔径大小和材料非常关键，喷嘴孔径在 0.2～1.0mm，孔径较大时，线性范围宽，但灵敏度较低；孔径较小时，燃烧充分，离子化效率高，但过小的孔径会被流出的固定相分解物堵塞，线性范围下降。另外，石英作为喷嘴材料优于不锈钢、白金、陶瓷。

FID 对大多数有机化合物均有很高响应，对烃类的检测限达 10^{-12}g/s，属于高灵敏度检测器之一。

3）电子捕获检测器（ECD）：ECD 工作原理是由柱流出的载气及吹扫气进入 ECD 池，在放射源放射出 β 射线的轰击下被电离，产生大量电子。在电源、阴极和阳极电场作用下，该电子流向阳极，得到一定的基流。当电负性组分从柱后进入检测器时，便捕获一定数量的电子，使基流下降，产生一个负峰。通过放大器放大，将负峰转换为正峰后即为响应信号。其大小与进入池中的组分量成正比。

ECD 由 ECD 池和检测电路组成。电离源、阴极和阳极三者排布在一定形状的池腔中，构成 ECD 池。将组分浓度变化转变成电信号，通过检测电路将此信号输出、放大、记录。

电子捕获检测器主要用于检测较高电负性的化合物，主要是卤代烃类化合物和少部分含氧化合物等。其灵敏度高、选择性好。ECD 的不足之处是其线性范围通常较窄。

4）氮磷检测器（NPD 或 FTD）：NPD 是电离型检测器，对氮磷化合物灵敏度高。其前身是在氢火焰离子化检测器的火焰上加碱金属盐，即碱火焰电离检测器，用氢火焰加热挥发性的碱金属盐，产生碱金属蒸气。目前 NPD 多使用不挥发的铷盐制成的铷珠，安放于火焰喷嘴上，珠内含有加热丝，利用电加热，使之产生微弱的电流而达到检测目的。

NPD 灵敏度高，专一性强；其响应值与 N、P 原子流成正比。其磷化物的灵敏度比氮化物高 5~10 倍。电离源随着使用时间增长，性能变差，最后响应极小，必须更换新电离源。

5）火焰光度检测器（FPD）：FPD 是一种对含硫、磷化合物具有高灵敏度和高选择性的检测器，检测限可达 10^{-13}g/s（对磷）或 10^{-11}g/s（对硫）。其主要特征是对硫为非线性响应。

其原理为样品中的含硫化合物在氢火焰中形成激发态的 S_2 分子，此分子回到基态发射出波长为 320~480nm 的特征分子光谱。含磷化合物则被氧化成 PO，然后被 H 还原成激发态的 HPO*，同时发射出 480~600nm 的特征光谱。其中，394nm 和 526nm 分别为含硫、磷化合物的特征波长，通过相应波长的滤光片获得后，照射到光电倍增管上，转变为光电流，信号经放大后，得到相应化合物的色谱图。

FPD 主要由两部分组成：火焰发光系统和光度测定系统。火焰发光系统是 FPD 的核心，它与检测器的性能密切相关。FPD 目前有三种：单火焰光度检测器、双火焰光度检测器（DFPD）和脉冲火焰检测器（PFPD）。

5. 电气路控制系统

在气相色谱仪中，载气作为流动相，起携带试样进入色谱柱分离的作用。因此，气路系统在色谱仪中是一个提供载气连续运动的系统。系统的密封性、阻力变化、载气的流速、压力波动等均会对仪器稳定性、定性和定量分析结果产生很大影响。另外，辅助气路流量的稳定性也会对检测器灵敏度和基线稳定性有直接影响。气路系统通常使用机械结构的气阻、开关阀、稳压阀、稳流阀和针形阀等进行控制。目前色谱仪器多采用高精度的电子压力控制或电子流量控制技术进行气路控制，使得系统的稳定性和重现性更好。

EPC（电子压力控制器）是一种气相色谱仪电子气路控制部件，它实质上是采用电子压力传感器和流量控制器，通过计算机计算诸多功能实现压力、流量和线速等自动控制。EPC 通过自动控制载气的柱前压、毛细管柱线速或色谱柱柱流量，进一步优化现有色谱仪的操作参数，实现最佳的色谱分离。在毛细管分析中，它可以方便地实现分流、不分流、直接全进样、柱前压、线速度、流量，以及节省载气、减小分流比等程序的全自动控制。

6. 温控及电路系统

在气相色谱仪中，影响仪器性能指标的因素很多，最主要的是柱箱中色谱柱温度的影响，柱箱温度的变化会直接影响色谱柱的分离效果、仪器的基线噪声、漂移、灵敏度等多项指标。在仪器中通常需要进行温度控制的有柱箱、进样器、检测器等区域。测温铂电阻输出的电阻信号转变为电压信号，经 A/D 转换器转换为数字信号，再计算出当前的温度值，通过驱动电路控制功率器件，进一步控制加热器件，实现控温。

程序升温控制是按照一定的程序，使控温区内的温度随时间线性增长。程序升温的功能主要通过软件来实现。

柱温箱的温度控制非常重要，因为色谱柱的温度变化直接影响色谱柱的分离效果、仪器的基线噪声、漂移、灵敏度等多项指标。因此气相色谱的温控系统的性能好坏主要体现在柱温箱升温的稳定性，快速升、降温等方面。

7. 数据处理系统（记录、显示系统）

气相色谱仪的显示窗口通常采用可容纳大信息量的大型显示器与图解式人机对话方式，具有快速设定分析条件及参数，操作直观、简单等特点。数据处理系统具有自检功能，可确认装置运行是否正常，可详细地检查隔垫、衬管等的使用状况，温度传感器的状况，供气压力、各种气体的控制状况等。

（1）定性与定量分析

1）气相色谱定性鉴定方法：利用保留值或者与其相关的值来判断每个色谱峰代表何种物质。一般通过对比试样中具有与纯物质相同保留值的色谱峰来确定试样中是否含有该物质。

2）气相色谱定量分析方法：其基础是根据检测器对被测组分产生的响应信号与被测组分的量成正比的原理，通过色谱图上的峰面积或峰高，计算样品中被测组分的含量。

在一定色谱操作条件下，被测物质 i 的质量 m_i 或其在载气中的浓度 c_i 与进入检测器的响应信号 E（色谱流出曲线上表现为峰面积 A_i 或峰高 h_i）成正比。气相色谱定量分析方法的依据如式（2-1）所示，其中 f_i 称为定量校正因子。

$$m_i = f_i A_i \qquad (2\text{-}1)$$

要准确进行定量分析，必须解决三个问题：准确测量峰面积、测定校正因子及选择合适的定量方法。

常用的定量方法有归一化法、外标法、内标法等。

（2）色谱工作站：色谱工作站就是将一台通用的个人电脑从硬件和软件上进行扩充，使之实现信号采集、数据处理和仪器操作控制的系统。它包括硬件和软件两部分。

1）硬件：是指信号采集器，又称模/数（A/D）转换器，是将色谱仪检测器输出的模拟信号转变为电脑能够接收的数字信号（称为采集数据）。其在电脑与色谱仪之间起着桥梁作用。如果色谱仪本身就能够输出数字信号，也就不需要这样的硬件了。

2）软件：是指接收由硬件传送来的色谱信号采样数据，并实现谱图显示、峰检测和基线校正、定量计算、打印报告等功能的电脑程序。它还包括另一部分重要内容，即对仪器工作参数的设定和仪器操作的控制，即反控功能。

采用电脑技术实现色谱仪器的信息处理和色谱仪器操作的自动化。

（三）主要性能指标

1. 色谱柱的选择

（1）固定相选择：固定相是对样品分离起决定作用的因素，是进行色谱分析要考虑的首要因素。如果样品组分是气体或极易挥发的小分子化合物，则首先采用固体固定相，它们对化合物具有很强的吸附保留能力。液体固定相主要用于分离挥发性适中和低挥发性物质。

选择固定液，一般按"相似相溶"的规律选择。

非极性试样一般选用非极性固定液。非极性固定液对样品的保留作用主要靠色散力。分离时，试样中各组分基本上按沸点从低到高的顺序流出色谱柱。若样品含有同沸点的烃类和非烃类化合物，则极性化合物先流出。中等极性的试样应首先选用中等极性固定液。在这种情况下，组分与固定液分子之间的作用力主要为诱导力和色散力。分离时组分基本按沸点从低到高的顺序流出色谱柱，但对于同沸点的极性和非极性化合物，由于此时诱导力起主要作用，使极性化合物与固定液的作用力加强，所以非极性组分先流出。强极性的试样应选用强极性固定液。此时，组分与固定液分子之间的作用主要靠静电力，组分一般按极性从小到大的顺序流出；对于含有极性和非极性的样品，非极性组分先流出。

对于具有酸性或碱性的极性试样，可选用极性强的固定液。各组分将按形成氢键能力大小的顺序流出色谱柱。

对于复杂组分试样，可选用两种或两种以上的混合液作为固定液，配合使用，提高效果。

（2）固定液配比（涂渍量）的选择：固定液配比是固定液在载体上的涂渍量，一般指的是固定液与载体的配比，配比通常在 5%～25%。配比越低，在载体上形成的液膜越薄，传质阻力越小，柱效能越高，分析速度也越快。配比较低时，固定相的负载量低，允许的进样量较小。分析工作中通常倾向使用较低的配比。

（3）柱长和柱内径的选择：增加柱长对提高分离度有利（分离度 R 与柱长的平方 L^2 成正比），但组分的保留时间将延长，且柱阻力也将增大。

柱长的选用原则是在能满足分离目的的前提下，尽可能选用较短的柱，有利于缩短分析时间，填充色谱柱的柱长通常为 1～3m，柱内径一般为 3～4mm。毛细管柱一般长度为 30～60m，内径为 0.25mm 或 0.32mm。可根据要求的分离度通过计算确定合适的柱长或通过实验确定合适的柱长。

（4）柱温的确定：应使柱温控制在固定液的最高使用温度（超过该温度固定液易流失）和最低使用温度（低于此温度固定液以固体形式存在）范围内。

柱温升高，分离度减小，色谱峰变窄变高。柱温升高，被测组分的挥发度增大，即被测组分在气相中的浓度增大，低沸点组分峰易产生重叠。柱温降低，分离度增大，分析时间延长。对于难分离的物质，降低柱温虽然可在一定程度内使分离度得到改善，但是不可能使之完全分离，这是由于在两组分的相对保留值增大的同时，两组分的峰宽也在增加，当后者的增加速度大于前者时，两峰的交叠更为严重。柱温一般选择接近或略低于平均沸点时的温度。

气相色谱常用峰高或峰面积进行定量分析。一般情况下，柱温对峰高有很大的影响，而峰面积定量则不受柱温的影响。

2. 载气种类和流速的选择

（1）载气种类的选择：应考虑载气对柱效的影响、检测器要求及载气性质。载气分子量大，可抑制试样的纵向扩散，提高柱效能。载气流速较大时，传质阻力项将起主要作用，此时采用较小分子量的载气（如 H_2、He）可减小传质阻力，提高柱效能。热导检测器使用导热系数较大的 H_2 有利于提高检测灵敏度。而在氢火焰检测器中，氮气仍是首选气体。

（2）载气流速的选择：TCD 对载气流速波动很敏感，其峰面积响应值反比于载气流速。在检测过程中，载气流速必须保持恒定。

载气流速对 FID、ECD、FPD 检测器信号值均有不同程度的影响，如 FID 要使用 3 种气体（如氮气、氢气和空气），它们的流速均对信号有影响，一般情况下氢气流速：氮气流速约为 1∶1，空气流量应比氢气流量大 5～10 倍。

通过 ECD 的气体流速对其性能的影响是非常复杂的，通常要兼顾柱效、基流（或基频）和灵敏度三者，取一适中流速，以使峰形变宽最小，灵敏度最高。同时载气的纯度对 ECD 信号值和稳定性也有很大的影响，所以要求载气的纯度在 99.99% 以上。

载气、氢气和空气的流速对火焰光度检测器（FPD）有很大的影响。最佳氢氧比随 FPD 的结构而异，工作中应针对 FPD 型号和被测组分，参照仪器说明书，实测最佳氢氧比。

在载气流速的选择方面，也要根据色谱柱内径的大小选择合适的载气流速。

3. 检测器和气化室温度的选择

（1）检测器温度的选择：热导检测器温度一般要比柱箱温度高一些，以防被分析样品在检测器中冷凝，同时检测室要很好地控温，最好控制在 0.05℃以内。热导检测器温度升高时其灵敏度下降。

氢火焰离子化检测器的温度一般要在 150℃以上，以防水蒸气冷凝，通常设定为 250～300℃。

电子捕获检测器温度对基流和峰高有很大的影响，而且不同样品在 ECD 上的电子捕获机制也不一样，受检测器温度的影响也不同。因此，对不同响应机制的化合物，应采取升高或降低检测器温度的方法，使被测组分信号增大，干扰物的响应减小，达到选择性检测的目的。

火焰光度检测器的温度是影响响应值的重要参数。FPD 温度对硫和磷的响应值有不同的影响，硫的响应值随检测器温度升高而减小，而磷的响应值基本上不随检测器温度而改变。

（2）气化室温度的选择：如气化室温度选择不当，会使柱效下降，当气化室温度低于样品的沸点时，样品气化的时间变长，使样品在柱内分布加宽，因而柱效会下降。而当气化室温度升至足够高时，样品可以瞬间气化，其柱效恒定，但气化室温度太高会导致样品的分解。

4. 其他操作条件的选择

进样方式和进样量的选择。液体试样可采用手动进样或自动进样。进样量应控制在柱容量允许范围及检测器线性范围之内，进样时要求动作快、时间短。气体试样进样时选择气体进样阀进样。

三、应用领域

气相色谱法广泛应用于食品安全、农业、药物分析、环境监测、卫生检验、石油化工、地质勘探、司法、临床生物化学等诸多领域。

（一）在食品安全方面的应用

白酒中的香气组分比较复杂，有醇类、醛类、酸类和酯类等 100 多种物质，且各组分之间的沸点差异较大，我国的白酒制造行业基本上都是采用气相色谱法来测定白酒中的香味成分及其含量。

在食品安全国家标准 GB 5009 系列标准中，食品中的苯甲酸、山梨酸、环己基氨基磺酸钠、丙酸钠、丙酸钙、脱氢乙酸、对羟基苯甲酸酯类等添加剂及食品中的溶剂残留等均可用气相色谱法来检测。

（二）在农业中的应用

气相色谱广泛可应用于农产品的检测，如农业部的部颁标准《蔬菜和水果中有机磷、有机氯、拟除虫菊酯和氨基甲酸酯类农药多残留的测定》，定性定量分析 95 种农药残留，其中的双柱双检测器方法部分弥补了气相色谱定性的困难，保证了定性结果的准确性。

（三）在医药分析中的应用

《中华人民共和国药典》中使用顶空气相色谱法分析药物中的有机溶剂残留和功能成分，具有样品处理简单、检测灵敏度高等特点。

（四）在环境及职业卫生中的应用

《室内空气质量标准》（GB/T 18883—2022）中用气相色谱法分析室内空气中的苯、甲苯、二甲苯、三氯乙烯、四氯乙烯等多种挥发性有机物。

在中华人民共和国国家职业卫生标准 GBZ/T 300 的系列标准中，工作场所的苯系物、烷烃、烯烃、脂肪族胺类、炸药类、有机磷农药类、芳香族硝基类、芳香族胺类、肼类、醇胺类、腈类、芳香族脂类、卤代脂肪族脂类、不饱和脂肪族脂类等化合物均采用气相色谱法检测。

（五）在水质检测中的应用

在中华人民共和国国家标准《生活饮用水标准检验方法》"第 8 部分：有机

物指标""第9部分：农药指标""第10部分：消毒副产物指标"中，采用顶空气相色谱FID一次完成生活饮用水中11种苯系物的测定，采用顶空气相色谱ECD一次完成生活饮用水中26种卤代烃的检测，采用气相色谱FID分别测定腈类、醛类等化合物，采用气相色谱ECD可以分别测定二硝基苯类、硝基氯苯类、有机氯和除虫菊酯类化合物，采用气相色谱FPD测定有机磷类化合物。

第二节 方法应用

一、挥发性有机物指标的检测分析

（一）指标情况

卤代烃是重要的化工原料和有机溶剂，被广泛应用于金属清洗、脱脂和干洗等领域，现代工业中，卤代烃通过挥发、泄漏、废水排放等途径进入地下水环境。挥发性卤代烃除了在人类生活和生产等活动中产生外，也可由水体中藻类或腐殖酸等的代谢物在加氯消毒后产生。水体中的挥发性卤代烃具有特殊气味且有毒性，可以通过饮水、呼吸、皮肤接触等形式进入人体，对人体健康产生危害。近年来，关于挥发性卤代烃对人体危害性的研究多集中在以三卤甲烷（THM）为代表的有机污染物。目前，经动物学、流行病学研究表明，三卤甲烷具有致突变性和致癌性，长期暴露于含三卤甲烷饮用水的人群会增加癌症风险，特别是膀胱癌和直肠癌的风险。水体中三卤甲烷主要指三氯甲烷、二氯一溴甲烷、一氯二溴甲烷、三溴甲烷4种主要的氯化消毒副产物，也是被公认的对人体健康存在潜在致癌危险的主要消毒副产物。

《生活饮用水卫生标准》（GB 5749—2022）常规指标中将三氯甲烷的限值定为0.06mg/L，三溴甲烷的限值定为0.1mg/L，二氯一溴甲烷的限值定为0.06mg/L，一氯二溴甲烷的限值定为0.1mg/L。扩展指标中将四氯化碳的限值定为0.002mg/L，1,2-二氯乙烷的限值定为0.03mg/L，1,1-二氯乙烯的限值定为0.03mg/L，1,2-二氯乙烯（总量）的限值定为0.05mg/L，三氯乙烯的限值定为0.02mg/L，四氯乙烯的限值定为0.04mg/L，1,4-二氯苯的限值定为0.3mg/L，三氯苯（总量）的限值定为0.02mg/L，六氯丁二烯的限值定为0.0006mg/L，六氯苯的限值定为0.001mg/L。参考指标中将1,1,1-三氯乙烷的限值定为2mg/L，1,2-二氯苯的限值定为1mg/L。

目前，测定卤代烃的方法主要有顶空进样-ECD（电子捕获检测器）测定及吹扫捕集-质谱联用法。由于实验条件限制，基层实验室通常以静态顶空方法结合气相色谱法对其进行分析。静态顶空法具有快速、简单、检测灵敏度较低的优点，但它的自动化程度不高；由于GC-MS可以对多组分同时进行定性定量分析，与吹扫捕集法联用可以有效准确地测定水样中的挥发性有机物，虽然这种捕集方法也常与 GC/ECD、GC/FID 联合使用，但对水体中几千种挥发性有机物同时进行分析测定的过程较为复杂。2023 年 3 月 17 日发布的《生活饮用水标准检验方法 第8 部分：有机物指标》（GB/T 5750.8—2023）提供了饮用水中 27 种卤代烃指标的顶空毛细管柱气相色谱法。该方法采用水样经顶空方式进样，利用氯化钠的盐析效应提高方法的灵敏度，使用毛细管色谱柱进行样品分离后，经 ECD 检测，具有一定的先进性。

（二）样品前处理

使用棕色磨口玻璃瓶采集水样，采集水样前在采样瓶中先加 0.3～0.5g 抗坏血酸（维生素 C），将水样沿瓶壁缓慢加入瓶中，瓶中不留顶上空间和气泡，加盖密封。样品待测组分易挥发，需 0～4℃冷藏保存，尽快测定。准确吸取 10mL 水样于顶空瓶中，加入 3.7g 氯化钠，立即密封顶空瓶，轻轻摇匀。手动进样时，将密封的顶空瓶放入水浴温度为 70℃的水浴箱中平衡 15min。若为自动顶空进样，密封的顶空瓶直接放入自动顶空进样系统中，在 70℃高速振荡条件下平衡 15min。抽取顶空瓶内液上空间气体，用气相色谱仪进行测定。

（三）仪器参数条件

采用顶空毛细管柱气相色谱法进行饮用水定性和定量分析，气相色谱仪配有电子捕获检测器；顶空进样系统可以用自动顶空进样器（定量环模式），也可用手动顶空进样器；色谱柱为中等极性毛细管色谱柱（14%氰丙基苯基-86%二甲基聚硅氧烷石英毛细管柱：Rtx-1701，30m×0.25mm，0.25μm），或其他等效色谱柱。

气相色谱仪的进样口温度为 250℃；检测器温度为 300℃；气体流量采用恒流进样模式，载气 0.8mL/min，分流比 1：1；柱箱升温程序初始温度为 40℃，保持5.5min，以 10℃/min 速率升温至 100℃，再以速率 25℃/min 升温至 200℃，保持6min，程序运行完成后以 230℃保持 5min。总运行时间为 21.5min。顶空进样系统的炉温为 70℃，定量管温度为 80℃，传输线温度为 90℃；传输线压力为 73kPa，顶空瓶压力为 74kPa；样品平衡时间为 15min，充压时间为 0.1min，充入定量管时间为 0.15min，定量管平衡时间为 0.1min，进样时间为 1min；顶空进样系统采用高速振荡模式。

手动进样时，将待测样品置于水浴温度为 70℃的水浴箱中平衡 15min，用洁净的微量注射器于待测样品中抽吸几次，排除气泡，取 1000μL 液上气体样品迅速注入带有电子捕获检测器的气相色谱仪中进行测定。自动顶空进样时，将待测样品置于自动顶空进样器中，70℃高速振荡平衡 15min 后，吸取 1000μL 液上气体样品注入带有电子捕获检测器的气相色谱仪中进行测定。

27 种卤代烃标准色谱图见图 2-1。

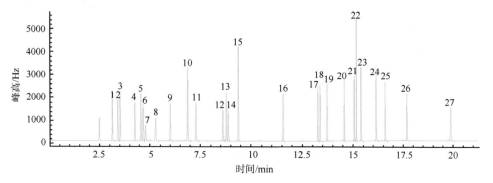

图 2-1　27 种卤代烃标准色谱图

1. 1, 1-二氯乙烯；2. 二氯甲烷；3. 反-1, 2-二氯乙烯；4. 顺-1, 2-二氯乙烯；5. 三氯甲烷；6. 1, 1, 1-三氯乙烷；7. 四氯化碳；8. 1, 2-二氯乙烷；9. 三氯乙烯；10. 二氯一溴甲烷；11. 反-1, 2-二溴乙烯；12. 顺-1, 2-二溴乙烯；13. 四氯乙烯；14. 1, 1, 2-三氯乙烷；15. 一氯二溴甲烷；16. 三溴甲烷；17. 1, 3-二氯苯；18. 1, 4-二氯苯；19. 1, 2-二氯苯；20. 1, 3, 5-三氯苯；21. 1, 2, 4-三氯苯；22. 六氯丁二烯；23. 1, 2, 3-三氯苯；24. 1, 2, 4, 5-四氯苯；25. 1, 2, 3, 4-四氯苯；26. 五氯苯；27. 六氯苯

（四）结果处理

采用外标法进行定量分析，配制含有 27 种目标分析物的混合标准溶液，采用逐级稀释法配制系列标准溶液，混合标准系列溶液中 27 种卤代烃的浓度可参考表 2-1。再取 6 个顶空瓶，分别称取 3.7g 氯化钠于 6 个顶空瓶中，加入 27 种卤代烃的混合标准系列溶液各 10mL，立即密封顶空瓶，轻轻摇匀。手动进样时，密封的顶空瓶放入水浴温度为 70℃的水浴箱中平衡 15min，抽取顶空瓶内液上空间气体 1000μL 注入色谱仪。若为自动顶空进样时，密封的顶空瓶直接放入自动顶空进样系统。以测得的峰面积或峰高为纵坐标，各组分的浓度为横坐标，分别绘制工作曲线。

利用保留时间定性，即根据标准色谱图各组分的保留时间，确定样品中组分的数目和名称。各组分的出峰顺序和时间分别如下：1, 1-二氯乙烯，3.099min；二氯甲烷，3.365min；反-1, 2-二氯乙烯，3.482min；顺-1, 2-二氯乙烯，4.217min；三氯甲烷，4.516min；1, 1, 1-三氯乙烷，4.617min；四氯化碳，4.734min；1, 2-二氯乙烷，5.183min；三氯乙烯，5.938min；二氯一溴甲烷，6.817min；反-1, 2-二溴乙烯，7.223min；顺-1, 2-二溴乙烯，8.572min；四氯乙烯，8.717min；1, 1, 2-三氯乙烷，8.818min；一氯二溴甲烷，9.325min；三溴甲烷，11.536min；1, 3-二氯苯，13.248min；1, 4-二氯苯，13.363min；1, 2-二氯苯，13.706min；1, 3, 5-三氯苯，14.549min；1, 2, 4-三氯苯，15.044min；六氯丁二烯，15.158min；1, 2, 3-三氯苯，

15.388min；1, 2, 4, 5-四氯苯，16.137min；1, 2, 3, 4-四氯苯，16.585min；五氯苯，17.675min；六氯苯，19.865min。根据各组分色谱图的峰高或峰面积在工作曲线上查出各组分相应的质量浓度。

表 2-1　27 种卤代烃的混合标准使用溶液浓度和混合标准系列溶液浓度

序号	组分	分子式	混合标准使用溶液浓度（mg/L）	混合标准系列溶液浓度（μg/L）					
				1	2	3	4	5	6
1	1, 1-二氯乙烯	$C_2H_2Cl_2$	60.5	2.52	5.04	10.1	20.2	40.3	60.5
2	二氯甲烷	CH_2Cl_2	444	18.5	36.9	73.9	148	296	444
3	反-1, 2-二氯乙烯	$C_2H_2Cl_2$	612	25.6	51.2	102	205	408	612
4	顺-1, 2-二氯乙烯	$C_2H_2Cl_2$	890	37.1	74.2	148	297	594	890
5	三氯甲烷	$CHCl_3$	11.3	0.472	0.945	1.89	3.78	7.56	11.3
6	1, 1, 1-三氯乙烷	$C_2H_3Cl_3$	5.20	0.216	0.433	0.865	1.73	3.46	5.20
7	四氯化碳	CCl_4	1.59	0.066	0.132	0.264	0.530	1.06	1.59
8	1, 2-二氯乙烷	$C_2H_4Cl_2$	672	28.0	56.0	112	224	448	672
9	三氯乙烯	C_2HCl_3	12.6	0.527	1.05	2.11	4.21	8.42	12.6
10	二氯一溴甲烷	$CHBrCl_2$	15.1	0.630	1.26	2.51	5.02	10.0	15.1
11	反-1, 2-二溴乙烯	$C_2H_2Br_2$	22.7	0.944	1.89	3.78	7.55	15.1	22.7
12	顺-1, 2-二溴乙烯	$C_2H_2Br_2$	22.7	0.944	1.89	3.78	7.55	15.1	22.7
13	四氯乙烯	C_2Cl_4	3.45	0.144	0.287	0.574	1.15	2.30	3.45
14	1, 1, 2-三氯乙烷	$C_2H_3Cl_3$	176	7.33	14.6	29.3	58.6	117	176
15	一氯二溴甲烷	$CHBr_2Cl$	28.2	1.20	2.40	4.80	9.60	19.2	28.2
16	三溴甲烷	$CHBr_3$	56.4	2.35	4.70	9.39	18.8	37.6	56.4
17	1, 3-二氯苯	$C_6H_4Cl_2$	152	6.33	12.7	25.3	50.7	101	152
18	1, 4-二氯苯	$C_6H_4Cl_2$	321	13.3	26.7	53.3	107	214	321
19	1, 2-二氯苯	$C_6H_4Cl_2$	187	7.79	15.6	31.1	62.3	125	187
20	1, 3, 5-三氯苯	$C_6H_3Cl_3$	19.8	0.824	1.65	3.29	6.59	13.2	19.8
21	1, 2, 4-三氯苯	$C_6H_3Cl_3$	29.5	1.22	2.44	4.91	9.82	19.6	29.5
22	六氯丁二烯	C_4Cl_6	2.68	0.112	0.224	0.448	0.895	1.84	2.68
23	1, 2, 3-三氯苯	$C_6H_3Cl_3$	17.3	0.721	1.44	2.88	5.77	11.5	17.3
24	1, 2, 4, 5-四氯苯	$C_6H_2Cl_4$	11.2	0.466	0.932	1.86	3.73	7.46	11.2
25	1, 2, 3, 4-四氯苯	$C_6H_2Cl_4$	10.3	0.428	0.856	1.71	3.42	6.84	10.3
26	五氯苯	C_6HCl_5	4.89	0.204	0.408	0.816	1.63	3.26	4.89
27	六氯苯	C_6Cl_6	7.41	0.309	0.618	1.24	2.47	4.94	7.41

（五）应用特点

本方法采用水样经顶空方式进样，且利用氯化钠的盐析效应来提高方法的灵敏度，使用毛细管色谱柱进行样品分离后，用 ECD 检测器检测 27 种卤代烃。该方法经 4 家实验室验证，各项指标的检出限在 0.0012～0.12μg/L，定量下限在 0.0020～3.63μg/L。测定的低、中、高浓度的生活饮用水加标水样加标回收率范围分别为 73.7%～115%、82.5%～115%、71.6%～113%，相对标准偏差范围分别为 1.7%～7.6%、1.6%～7.4%、1.6%～7.3%。

二、苯系物指标的检测分析

（一）指标情况

苯系物（BTEX）是苯及其衍生物的总称，具有较强的挥发性，是一类广泛存在于环境中的具有特殊芳香气味的单环芳香族碳氢化合物。在环境中常见的苯系化合物有苯、甲苯、乙苯、二甲苯（邻二甲苯、对二甲苯和间二甲苯）、异丙苯和三甲苯等苯类化合物。在常温下，苯系物为无色液体，具有"三致"作用（致癌、致畸、致突变），易燃且蒸气有爆炸性。其微溶或不溶于水，但能与醇类、酮类、醚类、二硫化碳等有机溶剂互溶。

苯系物作为一种重要的化工原料，被广泛应用于石油化工、农药、医药、染料、塑料、制革和合成橡胶等行业中。苯系物具有较强的毒性，对人体的侵入途径有吸入、食入和经皮肤吸收，对人的中枢神经系统及血液系统具有毒害作用，会引起神经系统紊乱，对人体健康危害较大。苯系物作为一种重要的化工原料，广泛存在于生产或使用过程所产生的废水中，如果这些废水未经处理或经过处理后未达到排放标准就被排放到环境中，则会随着地表径流而汇入海洋中，从而对海洋环境造成污染。统计显示，我国每年排放到海洋环境中的各种污水达数以百亿吨。《生活饮用水卫生标准》（GB 5749—2022）扩展指标中将苯的限值定为 0.01mg/L，甲苯的限值定为 0.7mg/L，二甲苯（总量）的限值定为 0.5mg/L，苯乙烯的限值定为 0.02mg/L。附录 A 中将乙苯的限值定为 0.3mg/L。

苯系物在环境中的含量很低，通常浓度水平为 μg/L（ppb）级，由于目前所用的仪器很难对痕量组分直接进行检测分析，一般在进样前需要先进行富集，因此，含痕量组分样品的前处理技术是建立痕量苯系物测定方法的一个难点。传统或者国家标准中检测水体中苯系物的方法多为二硫化碳萃取法、非极性填充柱法和传统的顶空气相色谱法等。随着研究的不断深入，目前针对含苯系物样品的前处理方法主要有吹扫-捕集法（P&T）、顶空分析法（HS）、液液萃取法（LLE）、液相微萃取法（LPME）、固相萃取法（SPE）和固相微萃取法（SPME）等多种技术。顶空分析法的工作原理是基于待测物在样品基质与液体上空的气液分配不同来完成的，其具有易操作、选择性强、灵敏度高且不使用有机溶剂的优点，符合"绿色分析"的要求，是一种较理想的痕量挥发性有机物前处理方法。《生活饮用水标准检验方法 第8部分：有机物指标》（GB/T 5750.8—2023）提供了饮用水中11种苯系物的顶空毛细管柱气相色谱法方法。

（二）样品前处理

用棕色磨口玻璃瓶采集水样，取自来水时先放水1min，将水样沿瓶壁缓慢加入瓶中，瓶中不留顶上空间和气泡，加盖密封。样品待测组分易挥发，需低温保存，尽快测定。准确吸取10mL水样于顶空瓶中，加入3.7g氯化钠，立即密封顶空瓶，轻轻摇匀。手动进样时，密封的顶空瓶放入水浴温度为60℃水浴箱中平衡15min。若为自动顶空进样，密封的顶空瓶直接放入自动顶空进样系统中，在60℃高速振荡条件下平衡15min。抽取顶空瓶内液上空间气体，用气相色谱仪进行测定。

（三）仪器参数条件

采用气相色谱仪进行饮用水苯系物定性和定量分析，气相色谱仪配有氢火焰离子检测器；色谱柱为强极性毛细管色谱柱[聚乙二醇（PEG）毛细管色谱柱：DB-WAX，30m×0.32mm，0.25μm]，或其他等效色谱柱。

气相色谱仪的进样口温度为220℃；检测器温度为250℃；气体采用恒流进样模式，载气2.0mL/min，分流比1∶1；氢气40mL/min，空气450mL/min；柱箱升温程序：初始温度为40℃，以5℃/min的速率升温至45℃，保持2.5min，再以15℃/min的速率升温至90℃，保持2min，程序运行完成后以150℃保持5min。总运行时间为13.5min。

自动顶空进样时顶空进样系统的炉温为60℃，定量管温度为70℃，传输线温度为80℃；压力：传输线压力为63kPa，顶空瓶压力为72kPa；样品平衡时间为15min，充压时间为0.15min，充入定量管时间为0.15min，定量管平衡时间为0.1min，进样时间为1min；顶空进样系统采用高速振荡模式。

手动进样时，将待测样品置于60℃恒温水浴箱中，平衡15min后用洁净的微量注射器于待测样品中抽吸几次，排除气泡，取1000μL液上气体样品迅速注入带有氢火焰离子检测器的气相色谱仪中进行测定，并立即拔出注射器。自动顶空进样时，将待测样品置于自动顶空进样器中，60℃高速振荡平衡15min后，吸取1000μL液上气体样品注入带有氢火焰离子检测器的气相色谱仪中进行测定。11种苯系物标准色谱图见图2-2。

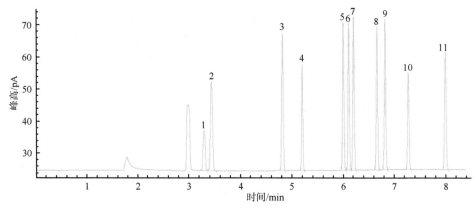

图 2-2　11 种苯系物标准色谱图

1. 二氯甲烷，3.304min；**2.** 苯，3.446min；**3.** 甲苯，4.815min；**4.** 1, 2-二氯乙烷，5.199min；**5.** 乙苯，6.000min；**6.** 对二甲苯，6.108min；**7.** 间二甲苯，6.203min；**8.** 异丙苯，6.662min；**9.** 邻二甲苯，6.819min；**10.** 氯苯，7.278min；**11.** 苯乙烯，7.995min

（四）结果处理

采用外标法进行定量分析，配制含有 11 种目标分析物的混合标准溶液，采用逐级稀释法配制系列标准溶液，混合标准系列溶液中 11 种苯系物的浓度可参考表 2-2。再取 6 个顶空瓶，分别称取 3.7g 氯化钠于 6 个顶空瓶中，加入 11 种苯系物的混合标准系列溶液各 10mL，立即密封顶空瓶，轻轻摇匀。手动进样时，密封的顶空瓶放入水浴温度为 60℃的水浴箱中平衡 15min，抽取顶空瓶内液上空间气体 1000μL 注入色谱仪。若为自动顶空进样，密封的顶空瓶直接放入自动顶空进样系统。以测得的峰面积或峰高为纵坐标，以各组分的浓度为横坐标，分别绘制工作曲线。

表 2-2　11 种有机物的混合标准使用溶液浓度和混合标准系列溶液浓度

序号	组分	混合标准使用溶液浓度（mg/L）	混合标准系列溶液浓度（μg/L）					
			1	2	3	4	5	6
1	二氯甲烷	400	20.0	40.0	80.0	160	240	320
2	苯	100	5.00	10.0	20.0	40.0	60.0	80.0
3	甲苯	100	5.00	10.0	20.0	40.0	60.0	80.0
4	1, 2-二氯乙烷	400	20.0	40.0	80.0	160	240	320
5	乙苯	100	5.00	10.0	20.0	40.0	60.0	80.0
6	对二甲苯	100	5.00	10.0	20.0	40.0	60.0	80.0
7	间二甲苯	100	5.00	10.0	20.0	40.0	60.0	80.0
8	异丙苯	100	5.00	10.0	20.0	40.0	60.0	80.0
9	邻二甲苯	100	5.00	10.0	20.0	40.0	60.0	80.0
10	氯苯	100	5.00	10.0	20.0	40.0	60.0	80.0
11	苯乙烯	100	5.00	10.0	20.0	40.0	60.0	80.0

利用保留时间定性，即根据标准色谱图各组分的保留时间，确定样品中组分的数目和名称。各组分的出峰顺序如下：二氯甲烷，苯，甲苯，1, 2-二氯乙烷，乙苯，对二甲苯，间二甲苯，异丙苯，邻二甲苯，氯苯，苯乙烯。各组分的保留时间见图 2-2。根据色谱图的峰高或峰面积在工作曲线上查出相应的质量浓度。

（五）应用特点

本方法采用水样经顶空方式进样，且利用了氯化钠的盐析效应提高方法的灵敏度，使用毛细管色谱柱进行样品分离后，氢火焰离子化检测器检测二氯甲烷、苯、甲苯、1, 2 二氯乙烷、乙苯、对二甲苯、间二甲苯、异丙苯、邻二甲苯、氯苯、苯乙烯共 11 种挥发性有机物。该方法操作简便，测定结果可靠，方法的稳定性和重复性较好。经 4 家实验室验证，该方法测定含 11 种挥发性有机物低、中、高浓度的人工合成水样，回收率的范围分别为 87.8%～109%、82.0%～106%、86.7%～101%，相对标准偏差（RSD）范围分别为 1.0%～5.8%、1.3%～5.7%、1.2%～4.5%。

三、五 氯 丙 烷

（一）指标情况

五氯丙烷是一种在常温下无色透明的液体，具有强刺激气味，具有强腐蚀性、刺激性，可致人体灼伤。五氯丙烷在常温常压下稳定，主要用作冰箱、板材聚氨酯绝热材料发泡，也可作为防治农作物害虫的有效熏蒸剂。其他同分异构体，如 1, 1, 1, 3, 3-五氯丙烷作为生产中间体，还可应用于生产制冷剂五氟丙烷。五氯丙烷对大气和水体可造成污染。在一次对长江、嘉陵江有机物的污染研究中，利用固相萃取-气相色谱-质谱技术对重庆市主城区饮用水源水有机污染物进行了分析，在嘉陵江、长江两岸 5 所厂的源水中检测出有机污染物 1, 1, 3, 3, 3-五氯丙烷，检出率达 50%，其中枯水期的浓度平均高于丰水期，不同位置的源水受到周围生产污染的情况不同，浓度也不尽相同。枯水期浓度在 0.03～2.29μg/L，丰水期浓度在 0.27～0.37μg/L。WHO、美国、欧盟和日本未规定饮用水中五氯丙烷的标准限值。我国《生活饮用水卫生标准》（GB 5749—2022）附录 A 中将五氯丙烷的限值定为 0.03mg/L。

五氯丙烷测定方法主要有顶空气相色谱法和吹扫捕集-气相色谱-质谱法。顶空气相色谱法进样 1.0mL 时的最低检测质量浓度分别如下：1, 1, 1, 3, 3-五氯丙烷，0.03μg/L；1, 1, 1, 2, 3-五氯丙烷，0.05μg/L；1, 1, 2, 3, 3-五氯丙烷，0.20μg/L。吹扫捕集-气相色谱-质谱法进样 5.0mL 时，1, 1, 1, 3, 3-五氯丙烷、1, 1, 1, 2, 3-五氯丙烷、1, 1, 2, 3, 3-五氯丙烷的最低检测质量浓度均为 0.30μg/L。

（二）样品前处理

若水样中含有余氯，采样前应向 100mL 采样瓶中加入 100mg 抗坏血酸。若无余氯，直接加入适量盐酸溶液（将一定体积的盐酸加入等体积纯水中），使样品 pH≤4。样品采集后，加盖密封，于 0～4℃冷藏保存，保存时间为 48h，样品存放区应无有机物干扰。取 10.0mL 水样于 20mL 顶空瓶中，立即密封，摇匀，放入自动顶空进样器内，待测。

（三）仪器参数条件

顶空样品瓶加热温度 70℃，进样针温度 90℃，传输线温度 100℃；样品瓶加热平衡时间为 15min，进样时间为 1min；进样量为 1.0mL。色谱柱为毛细管柱（30m×0.25mm，0.25μm），固定相为 5%苯基-甲基聚硅氧烷，或其他等效色谱柱。气化室温度 250℃，分流比 10∶1；程序升温 60℃（保持 1min），以 15℃/min 升至 180℃（保持 1min）；载气（氮气）流量 2mL/min；检测器温度 300℃；尾吹气流量 60mL/min。

（四）结果处理

采用外标法进行定量分析，使用经过标定的 1,1,1,3,3-五氯丙烷、1,1,1,2,3-五氯丙烷和 1,1,2,3,3-五氯丙烷标准储备溶液或直接使用有证标准物质，采用逐级稀释的方式配制标准系列溶液，配制后的 1,1,1,3,3-五氯丙烷和 1,1,1,2,3-五氯丙烷的质量浓度分别为 0μg/L、0.1μg/L、0.2μg/L、0.5μg/L、1μg/L、2μg/L、4μg/L、6μg/L；1,1,2,3,3-五氯丙烷的质量浓度分别为 0μg/L、0.5μg/L、1μg/L、2.5μg/L、5μg/L、10μg/L、20μg/L、30μg/L（均为参考浓度系列）；取 10mL 该系列标准溶液于 20mL 顶空瓶中，密封，放入自动顶空进样器。按照仪器条件，从低浓度到高浓度依次取 1mL 液上气体注入气相色谱仪，以峰面积为纵坐标，以浓度为横坐标，绘制工作曲线。根据标准色谱图组分的保留时间确定待测水样中组分的数目和名称。直接从工作曲线上查出水样中五氯丙烷的质量浓度，以微克每升（μg/L）表示。1,1,1,3,3-五氯丙烷（4μg/L）、1,1,1,2,3-五氯丙烷（4μg/L）和 1,1,2,3,3-五氯丙烷（20μg/L）的标准色谱图见图 2-3。

需要注意的是，高浓度和低浓度的样品交替分析时会产生残留性污染，在分析特别高浓度的样品后要分析一个纯水空白。为检查本方法中的待测物或其他干扰物质是否在实验室环境中、试剂中、器皿中存在，要求方法中组分的本底值低于方法检出限。由于所测项目和试剂均易挥发，整个前处理试验过程结束后，要尽快检测，以避免数据失真。待测物及试剂均为有毒有害物质，在操作过程中分析人员要佩戴口罩和手套，并在通风柜中进行作业。

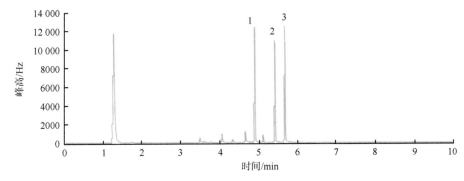

图 2-3　五氯丙烷标准色谱图

出峰顺序：空气；1, 1, 1, 3, 3-五氯丙烷；1, 1, 1, 2, 3-五氯丙烷；1, 1, 2, 3, 3-五氯丙烷。**1.** 1, 1, 1, 3, 3-五氯丙烷，4.903min；**2.** 1, 1, 1, 2, 3-五氯丙烷，5.426min；**3.** 1, 1, 2, 3, 3-五氯丙烷，5.687min

（五）应用特点

此研究提出了适用于生活饮用水和水源水中 1, 1, 1, 3, 3-五氯丙烷、1, 1, 1, 2, 3-五氯丙烷及 1, 1, 2, 3, 3-五氯丙烷检测的顶空气相色谱法。以自来水（末梢水）为基质，配制低、中、高三种浓度进行精密度测试，结果精密度在 0.57%～9.5%，说明该方法重现性好。采取不同水质进行加标回收，结果纯水加标后 3 种五氯丙烷化合物的回收率在 93%～120%；饮用水（末梢水）加标后 3 种五氯丙烷的回收率在 85%～120%；水源水加标后 3 种五氯丙烷的回收率在 92%～120%；说明该方法准确度高，能够满足定性定量的要求。

该方法具有良好的准确度和精密度，适用性强、稳定可靠、操作简单、分析速度快，各项技术指标能够满足相关国家标准，符合生活饮用水及其水源水中五氯丙烷异构体的检测要求。6 家实验室在 0.1～30μg/L 浓度范围内，选择低、中、高不同浓度对生活饮用水进行加标回收，每个样品重复测定 6 次，质量浓度为 0.1μg/L、1μg/L 和 4μg/L 时，1, 1, 1, 3, 3-五氯丙烷的加标回收率为 85%～110%，相对标准偏差为 0.57%～9%；1, 1, 1, 2, 3-五氯丙烷的加标回收率为 88%～120%，相对标准偏差为 0.35%～9.5%。质量浓度为 0.5μg/L、5μg/L 和 20μg/L 时，1, 1, 2, 3, 3-五氯丙烷的加标回收率为 98%～115%，相对标准偏差为 1.5%～8.5%。5 家实验室在 0.1～30μg/L 浓度范围内，选择低、中、高不同浓度对水源水进行加标回收，每个样品重复测定 6 次，质量浓度为 0.1μg/L、1μg/L 和 4μg/L 时，1, 1, 1, 3, 3-五氯丙烷的加标回收率为 92%～115%，相对标准偏差为 1.4%～9.7%；1, 1, 1, 2, 3-五氯丙烷的加标回收率为 94%～120%，相对标准偏差为 1.5%～9.6%。质量浓度为 0.5μg/L、5μg/L 和 20μg/L 时，1, 1, 2, 3, 3-五氯丙烷的加标回收率为 96%～118%，相对标准偏差为 1%～7.6%。

四、百 菌 清

（一）指标情况

百菌清是一种非内吸性广谱杀菌剂，对粮食、蔬果、果树及经济作物等多种作物的真菌病害具有较好的预防作用。百菌清属于有机氯类农药，被广泛用于防治作物、森林和牲畜的虫害。20 世纪 80 年代初的统计结果表明，有机氯农药的使用量仍占总农药用量的 78%。据文献报道，我国已成为百菌清生产、出口大国。目前，国内百菌清产能已突破 10 000 吨/年，预计未来我国百菌清产能将达 16 000 吨/年。百菌清在生产、使用过程中会不可避免地通过多种途径进入水体，造成水体污染。

百菌清测定方法主要有固相萃取气相色谱-质谱法和毛细管柱气相色谱法。《生活饮用水标准检验方法 农药指标》（GB/T 5750.9—2006）中建立了百菌清填充柱气相色谱测定方法，此次修订中百菌清的"毛细管柱气相色谱法"是在 GB/T 5750.9—2006 方法的基础上改用石英毛细管柱检测，灵敏度、准确性都有所提高，本方法百菌清最低检测质量为 0.006ng。美国环境保护署（EPA）检测饮用水及水源水中半挥发性有机物中百菌清的方法为固相萃取-气相色谱-质谱法，检出限为 0.044μg/L。

（二）样品前处理

用磨口玻璃瓶采集水样。水样采集后应该尽快进行萃取处理，当天不能处理时，要置于 0～4℃冷藏保存，尽快分析。取 500mL 水样于分液漏斗中，用 20mL 石油醚，分两次萃取，每次充分振摇 3min，静置分层去水相后，合并石油醚萃取液经无水硫酸钠脱水，浓缩至 10mL 供测定用。同时用纯水按水样方法操作，做空白实验，空白色谱图不得检出干扰峰。

（三）仪器参数条件

采用具有电子捕获检测器的气相色谱仪进行定性和定量分析。气化室进样口温度为 300℃，检测器温度为 300℃，柱温为 210℃，载气压力为 68.95kPa（10psi），进样方式采用分流进样或者无分流进样，分流比为 10∶1（可以根据仪器响应信号适当调整分流比）。

（四）结果处理

采用外标法进行定量分析，使用经过标定的百菌清标准储备溶液或直接使用有证标准物质，采用逐级稀释的方式配制百菌清标准系列溶液，临用时用石油醚稀释百菌清标准使用溶液配制成 0μg/mL、0.05μg/mL、0.1μg/mL、0.5μg/mL、1μg/mL 和 2μg/mL 的百菌清标准系列溶液。准确吸取 1μL 注入色谱仪，以百菌清浓度为横坐标，以相应的峰高或峰面积为纵坐标，绘制标准曲线。标准物质色谱图见图 2-4。

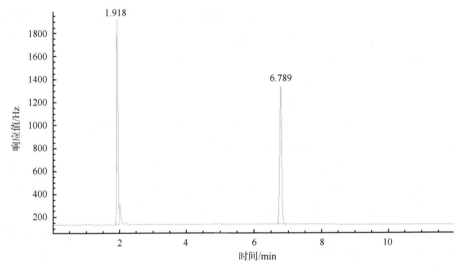

图 2-4　百菌清标准物质色谱图

　　百菌清保留时间为 6.789min。根据样品的峰高（或峰面积），通过标准曲线查出样品中百菌清的质量浓度，按式（2-2）进行计算。

$$\rho = \frac{\rho_1 \times V_1}{V} \tag{2-2}$$

式中，ρ 为水样中百菌清的质量浓度，单位为毫克每升（mg/L）；ρ_1 为从标准曲线上查出百菌清的质量浓度，单位为微克每毫升（μg/mL）；V_1 为浓缩后萃取液的体积，单位为毫升（mL）；V 为水样体积，单位为毫升（mL）。

（五）应用特点

　　采用液液萃取高弹石英毛细管柱气相色谱法测定生活饮用水和水源水中的百菌清，具有操作简单、准确和易行等优点，该方法检出限满足要求，其他技术参数符合检测方法的要求。3 家实验室测定加标百菌清浓度为 5μg/L、15μg/L 和 30μg/L 的生活饮用水，相对标准偏差为 1.4%～5%，回收率为 90%～104%，批内相对标准偏差低于 5%。

五、三 氯 乙 醛

（一）指标情况

三氯乙醛是基本有机合成原料之一，是生产农药、医药的重要中间体，用途广泛。水合氯醛是生产杀虫剂、除草剂和催眠药的中间体。三氯乙醛由水中蛋白质、氨基酸、腐殖酸等有机前体物加氯消毒产生，是氯消毒的主要副产物。人体暴露于三氯乙醛主要是由采用氯系制剂预氧化/消毒饮用水引起的。人体主要通过摄入饮用水暴露于三氯乙醛，大约占总暴露量的 80%。

《生活饮用水卫生标准》（GB 5749—2006）规定三氯乙醛在饮用水中的最高允许浓度为 10μg/L。《地表水环境质量标准》（GB 3838—2002）的限值为 0.01mg/L。1999 年国家环境保护总局颁布 HJ/T 50—1999《水质 三氯乙醛的测定 吡唑啉酮分光光度法方法》，该方法原理：弱碱性条件下，1-苯基-3-甲基-5-吡唑啉酮和三氯乙醛反应，生成棕红色化合物，在 480nm 处测定，其吸光度与三氯乙醛的含量成正比；该方法的检出限为 0.08mg/L。该方法成本低，但检出限高，不能满足卫生限值测定要求。2006 年颁布的《生活饮用水标准检验方法 消毒副产物指标》（GB/T 5750.10—2006）提出的三氯乙醛检测方法是一种间接测定法。反应式（碱性条件下）为 $CCl_3CHO+H_2O \longrightarrow CHCl_3+HCOOH$。其原理如下：三氯乙醛在中性条件下较稳定，而在碱性条件下易水解生成三氯甲烷，通过碱性条件与中性条件下三氯甲烷浓度的增量推算水中原有三氯乙醛的浓度，对其中的三氯甲烷采用顶空进样-气相色谱-电子捕获检测器法检测，检出限为 1μg/L。查阅文献，如柱前衍生吹扫捕集-气质联用法等也是利用间接测定原理。有研究用离子色谱法测定水中的三氯乙醛，原理为三氯乙醛溶于水后形成水合三氯乙醛，在碱性溶液中与 OH⁻发生卤仿反应，分解为三氯甲烷和甲酸盐，采用离子色谱法检测甲酸浓度，从而计算出水样中的三氯乙醛浓度，但检测限较高，为 0.07mg/L；文献研究发现，当水样中只有三氯乙醛时，间接法测定准确，但饮用水中消毒副产物的成分非常复杂，除三氯乙醛以外还有许多种类的消毒副产物，其中包括卤乙酸中的三氯乙酸、卤代丙酮中的 1,1,1-三氯丙酮、卤乙腈中的三氯乙腈和卤代硝基甲烷中的三氯硝基甲烷等。这些消毒副产物在加热条件下会发生水解生成三氯甲烷，测定值大于实际三氯乙醛含量，会带来测定误差。文献中报道直接测定法为液液萃取气相色谱法和质谱法。具体检出限等总结详情见表 2-3。

目前，国际上发布的饮用水水质标准和指南中，我国、澳大利亚和日本纳入了三氯乙醛，其中日本非强制性指标（水质管理项目）中三氯乙醛（水合氯醛）的标准限值为 30μg/L（暂定）；澳大利亚的饮用水水质标准限值为 100μg/L。美

表 2-3　国内三氯乙醛标准检验方法

文献来源	方法名称	检出限	定量下限	线性范围
国家环境保护总局	《水质 三氯乙醛的测定 吡唑啉酮分光光度法》	—	0.08mg/L	0.08～2.0mg/L
卫生部	《生活饮用水标准检验方法》（GB/T 5750.10—2006）	1μg/L	—	0～50μg/L
文献报道	液液萃取-气质联用法（MTBE 萃取）	0.21μg/L	—	0.5～50μg/L
	液液萃取-气相色谱法（甲苯萃取）	0.20μg/L	—	0～30μg/L
	液液萃取-气相色谱法（MTBE 萃取）	0.03μg/L	—	0.2～20μg/L
	柱前衍生，吹扫捕集-气相色谱-质谱法	0.05μg/L	—	0～20μg/L
	离子色谱法	0.07mg/L	—	0～100mg/L

注：MTBE，甲基叔丁基醚。

国 EPA 方法 551 等文献报道了直接测定法"液液萃取-气相色谱-电子捕获检测器法"（Method 551.1），检出限为 0.1μg/L，线性范围为 0.2～15μg/L。该方法是针对水质中的三卤甲烷、卤代丙酮、卤代乙腈、卤代硝基甲烷等其他挥发性消毒副产物。

国内外现有三氯乙醛的检验方法，按方法原理区分主要有气相色谱法、气相色谱-质谱联用法、分光光度法和离子色谱法等。其中，气相色谱法又因测定原理和前处理方式不同分为液液萃取-气相色谱法和顶空气相色谱法。其中，液液萃取法通过直接萃取水中三氯乙醛进行测定，而《生活饮用水标准检验方法》中的顶空气相色谱法和柱前衍生、吹扫捕集-气相色谱-质谱法等，是将三氯乙醛在一定条件下转化为三氯甲烷的间接测定方法。

综合可见，用国标法等间接法测定三氯乙醛时，需要制备两个样品，做两次分析，从原理上看，除三氯乙醛外的其他消毒副产物也会在碱性中转化成三氯甲烷，给测定结果带来误差。而美国 EPA 方法 551 等使用液液萃取，直接测定包括三氯乙醛在内的挥发性消毒副产物，方法操作简便、准确、灵敏度高。

（二）样品前处理

水样的采集和保存:用硬质磨口棕色玻璃瓶采集样品,样品收集后按照 200mL 水样加入 0.025～0.1g 抗坏血酸除余氯，然后用 2mol/L 硫酸调节使水样 pH 范围在 4～6.5。如不含余氯，可直接调 pH。样品应充满样品瓶并加盖密封，采样后样品需 0～4℃冷藏，避光运输和保存。应在 7 天内对样品进行萃取、分析测定。准确取 10mL 样品于 50mL 分液漏斗或 50mL 试管中，加入 5g 氯化钠，溶液过饱和后，准确加入 5mL MTBE 提取，振荡萃取 4min（或涡旋振荡 1min），静置 3min，水和 MTBE 层分层后，萃取液 MTBE 经无水硫酸钠脱水，然后转移加入进样小瓶待色谱分析。

（三）仪器参数条件

采用配有电子捕获检测器的气相色谱仪进行定性和定量分析。进样口温度为200℃，柱温为程序升温，初始40℃，保持5min，以10℃/min升至180℃，检测器温度为300℃，氮气流速为1.0mL/min，尾吹流量为60mL/min，进样方式为不分流进样，进样量1μL。

（四）结果处理

采用外标法进行定量分析，使用经过标定的三氯乙醛标准储备溶液或直接使用有证标准物质，采用逐级稀释的方式配制三氯乙醛标准系列溶液，吸取标准使用液（1μg/mL）以MTBE稀释配制成浓度为1μg/L、5μg/L、10μg/L、20μg/L、50μg/L的标准系列溶液。取各标准系列溶液1μL进样，测得三氯乙醛的峰面积，以浓度（μg/L）为横坐标，以峰面积为纵坐标，绘制标准曲线。标准曲线的系列浓度点也可根据实际样品中三氯乙醛的含量来调整。根据保留时间定性，标准色谱图考察，见图2-5。

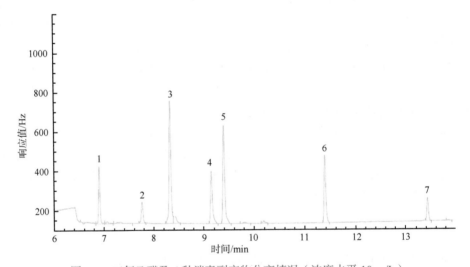

图2-5　三氯乙醛及6种消毒副产物分离情况（浓度水平10μg/L）

1. 三氯甲烷；2. 1, 1, 1-三氯乙烷；3. 四氯化碳；4. 二氯一溴甲烷；5. 三氯乙醛；6. 一氯二溴甲烷；7. 三溴甲烷

记录目标物峰面积，采用标准曲线外标法定量，按式（2-3）计算样品中三氯乙醛含量。

$$\rho(C_2HCl_3O) = \frac{\rho_1 \times V_1}{V \times 1000} \qquad (2-3)$$

式中，$\rho(C_2HCl_3O)$为水样中三氯乙醛的质量浓度，单位为毫克每升（mg/L）；ρ_1为从标准曲线上查得的萃取液中三氯乙醛的质量浓度，单位为微克每升（μg/L）；

V_1 为萃取液体积,单位为毫升(mL);V 为水样体积,单位为毫升(mL)。

（五）应用特点

本标准检测方法结合我国目前的水质环境和管理现状,主要针对生活饮用水中三氯乙醛提出用 MTBE 萃取富集,直接采用液体进样-气相色谱-电子捕获检测器检测的方法。由方法学验证结果可见,在浓度范围 1.0~50.0μg/L 时,此方法具有良好线性关系,实验条件下不同实验室三氯乙醛的检出限为 0.02~0.04μg/L,最低检测质量浓度为 0.06~0.12μg/L。

该方法在实验条件下能实现与其他常见消毒副产物的分离,抗干扰能力强,满足生活饮用水对三氯乙醛的限值要求,可应用于生活饮用水中三氯乙醛和三氯乙烷、三氯甲烷、一溴二氯甲烷等的同时测定。该方法的准确度、精密度、检出限及线性范围均可满足《生活饮用水卫生标准》（GB 5749—2006）、《生活饮用水标准检验方法》（GB/T 5750—2006）总则及质量控制的要求,而且仪器条件易满足,适合不同水质监测单位使用。

5 家实验室在 1~20μg/L 浓度范围选择低、中、高浓度分别对生活饮用水进行 6 次加标,测定的相对标准偏差为 0.6%~7.4%,加标回收率为 84%~105%。

参 考 文 献

傅若农,2010. 色谱分析概论. 北京:化学工业出版社.
吴烈钧,2005. 气相色谱检测方法. 北京:化学工业出版社.
武杰,庞增义,2007. 气相色谱仪器系统. 北京:化学工业出版社.

第三章 液相色谱法

第一节 概　述

一、发　展　历　史

俄国植物学家 Tswett 在 1903 年将一植物色素的石油醚溶液从一根主要装有碳酸钙吸附剂的玻璃管上端加入，沿管滤下，然后用纯石油醚淋洗，结果按照不同色素的吸附顺序在管内观察到它们相应的色带，他把这些色带称为"色谱"（chromatogram），第一次提出"色谱"这一名词。在仪器发展方面，高效液相色谱法（HPLC）的第一个雏形是由 Stein 和 Moore 于 1958 年发展起来的氨基酸分析仪（AAA），这种仪器能够进行自动分离和蛋白质水解产物分析，由于这种研究的重要性，其他研究者也被吸引来进行这一方面重要课题的研究，最终直接促成了 HPLC 方法的建立。在此期间，Hamitan 在柱效和选择性方面的成就使得他的工作尤其重要。20 世纪 60 年代早期，Moore 创立凝胶渗透色谱（GPC）。不久以后，沃特世（Waters）公司制造了商业 GPC 仪，这种仪器经过微小的改进之后可用于 HPLC 分离。1968～1971 年，第一台普遍适用的 HPLC 商用系统被推出。这种新的色谱仪是由 Kirkland、Haber、Horvath、Preiss 和 Lipsky 等研制发明的。到了 20 世纪 80 年代中期，HPLC 分析技术成为一种成熟的技术，许多研究者纷纷转向相关领域的研究，如超临界流体色谱法（SFC）、毛细管电泳（CE）、制备色谱法（PC）等。HPLC 系统与计算机更完善的配合、专用固定相的研制使得 HPLC 的应用越来越广泛。

20 世纪 70 年代初期，中国科学院大连化学物理研究所开展了 HPLC 研究，该所与工厂合作生产出了液相色谱固定相，并出版了高效液相色谱的新型固定相相关论文集，编写了 HPLC 讲义，对 HPLC 进行了系统介绍，同时还举办了全国性的色谱学习班。20 世纪 80 年代初，卢佩章等开展了智能色谱的研究，1984～1989 年成功研制了我国第一台智能高效液相色谱仪。多年来，HPLC 逐渐从开始仅为少数实验室拥有，发展到目前为更多的生产、研究和检验部门使用，已被广泛用于质量控制、分析化验和制备分离。

综上所述，HPLC 是在经典液相色谱的基础上，引入气体色谱的理论和技术，并对经典液相色谱法的固定相、设备、材料、技术及理论应用进行了系列改进而发展起来的。在 HPLC 的发展过程中，分析化学家们主要进行了以下几项突破性工作：第一，色谱柱的改进和完善，主要包括固定相填充微粒粒度的改进和流动相溶剂的选择；第二，仪器方面的改进工作，加入了一个高压输液泵，缩短了分离时间，HPLC 有效塔板数较传统液相色谱提高了数百倍，提高了分离效率；第三，与计算机联用之后，自动化程度大大提高。

2004 年，沃特世公司在色谱柱填料技术上的创新使其率先在超高效液相色谱（UPLC）方面取得突破性进展，并研发出了全球第一台超高效液相色谱仪 ACQUITY UPLC。UPLC 克服了许多难题。首先，克服了色谱柱固定相填料粒径对色谱柱效能的限制，采用杂化颗粒技术，合成了有机多孔硅的色谱柱填料，通过在硅胶中形成桥形交联结构的乙基基团，使硅胶的机械强度大大提高；其次，采用了具有精确梯度的超高压色谱泵，解决了超高压下溶剂的压缩性及绝热升温问题；再次，在进样技术上进行创新，有效减小了死体积，并减少了样品之间的交叉污染；最后，对检测器的种类进行多样性开发，由最开始的紫外检测器等发展到荧光检测器、蒸发光散射检测器等，以使 UPLC 可应用于更多领域。

2011 年，安捷伦（Agilent）公司推出新型的高分离度液相色谱柱，其采用 1.8μm 的硅胶色谱柱填料，在分析蛋白质时能够获得较好的回收率和较高的分离度。随后，安捷伦推出了 1290 Infinity 系列高分离度快速液相色谱系统。另一色谱公司岛津（Shimadzu）公司也采用均一的 2.2μm 的柱填料，并推出了超高压液相色谱系统 Nexera UHPLC LC-30A。近十几年来，前后数十家国内外色谱公司陆续推出了基于亚微米级填料的超高压液相色谱（UHPLC），推动了 UHPLC 在分析领域的快速发展。

二、基 本 原 理

（一）原理

HPLC 是以高压下的液体为流动相，并采用颗粒极细的高效固定相的柱色谱分离技术。HPLC 对样品的适用性广，不受分析对象挥发性和热稳定性的限制，因而弥补了气相色谱法的不足。在目前已知的有机化合物中，可用于气相色谱分析的约占 20%，而 80%则需用 HPLC 来分析。

HPLC 和气相色谱在基本理论方面没有显著不同，它们之间的重大差别在于作为流动相的液体与气体之间性质的差别。

1. 高效液相色谱分析原理

（1）HPLC 分析流程：由泵将储液瓶中的溶剂吸入色谱系统，然后输出，经流量与压力测量之后导入进样器。被测物由进样器注入，并随流动相通过色谱柱，在柱上进行分离后进入检测器，检测信号由数据处理设备采集与处理，并记录色谱图。废液流入废液瓶。遇到复杂的混合物分离（极性范围比较宽）时，还可用梯度控制器进行梯度洗脱。

这和气相色谱的程序升温类似，不同的是气相色谱改变温度，而 HPLC 改变的是流动相极性，使样品各组分在最佳条件下得以分离。

（2）HPLC 分离过程：与其他色谱过程一样，HPLC 也是溶质在固定相和流动相之间进行的一种连续多次交换过程。溶质在两相间因分配系数、亲和力、吸附力或分子大小不同而引起的排阻作用的差别使不同溶质得以分离。

开始样品加在柱头上，假设样品中含有 3 种组分——A、B 和 C，随流动相一起进入色谱柱，在固定相和流动相之间进行分配。分配系数小的组分 A 不易被固定相阻留，较早地流出色谱柱。分配系数大的组分 C 在固定相上滞留时间长，较晚流出色谱柱。组分 B 的分配系数介于 A、C 之间，第二个流出色谱柱。若一个含有多种组分的混合物进入系统，则混合物中各组分按其在两相间分配系数的不同先后流出色谱柱，达到分离目的。

不同组分在色谱过程中的分离情况，首先取决于各组分在两相间的分配系数、吸附能力、亲和力等的差异，这是热力学平衡问题，也是分离的首要条件。其次，当不同组分在色谱柱中运动时，谱带随柱长展宽，分离情况与两相之间的扩散系数、固定相粒度的大小、柱的填充情况及流动相的流速等有关。因此，最终的分离效果是热力学与动力学两方面综合作用的结果。

2. 高效液相色谱分类

根据分离机制的不同，HPLC 可分为液固吸附色谱、液液分配色谱、离子交换色谱、尺寸排阻色谱及亲和色谱等类型。

（1）液固吸附色谱：液固吸附色谱固定相多数是有吸附活性的吸附剂，常用的有硅胶、氧化铝、高分子多孔微球、分子筛、聚酰胺等。按其结构可分为表面多孔型和全多孔微粒型两类。

1）表面多孔型：又称薄壳型，是在实心玻璃球表面涂一层很薄（1～2μm）的多孔色谱材料（如硅胶、氧化铝等）烧结制成的。固定相是球体，填充均匀、渗透性好、多孔层很薄、表面孔隙浅，因此传质速度快，柱效高。其主要缺点是比表面积小、柱容量低、允许进样量小、对检测器的灵敏度要求高。

2）全多孔微粒型：有无定型或球型两种，颗粒直径 3～10μm。其具有颗粒小、比表面积大、孔隙浅、柱效高、容量大等优点，特别适合复杂混合物分离及痕量分析。目前 HPLC 大多采用直径 3～5μm 的球型填料。

（2）液液分配色谱：液液分配色谱的固定相是在载体上涂渍适当的固定液构成的，载体可以是玻璃微球，也可以是吸附剂。早期是将固定液机械涂渍在载体上，这样涂渍的固定液不仅易被流动相逐渐溶解而流失，而且会导致色谱柱上保留行为的改变及引起分离样品的污染。为了解决固定相的流失问题，改善固定相的功能，产生了化学键合固定相，简称化学键合相。

化学键合相的优点：①传质速度比一般液体固定相快，因此柱效高；②固定液不流失，耐溶剂冲洗，色谱柱稳定性好，寿命长；③可以键合不同性质的有机基团，改善固定相的性能，进一步改变分离选择性；④适合作梯度洗脱。

化学键合相按键合基团的性质，可分为极性、中等极性和非极性三类。

1）极性键合相：极性键合相常用氰基（—CN）、氨基（—NH$_2$）或二羟基等键合在硅胶表面。可用作正相色谱的固定相。以非极性或弱极性溶剂（如烷烃）加适量极性调整剂如醇类作流动相。正相键合相色谱主要用于分离溶于有机溶剂的极性至中等极性的分子型化合物。

2）中等极性键合相：常见的有醚基键合相。这种键合相既可作为正相色谱的固定相，又可作为反相色谱的固定相，视流动相的性质而定。

3）非极性键合相：硅胶表面键合烃基硅烷，所得到的就是非极性键合相。非极性键合相通常用于反相色谱，其烃基可以是不同链长的正构烷烃，如十八烷基硅烷（ODS 或用 C$_{18}$ 表示）、辛烷基硅烷（用 C$_8$ 表示），又可以是带有苯基的碳链，其中以含有 18 个碳原子的烷基硅烷键合相应用最广泛。

（3）离子交换色谱（IEC）：离子交换色谱法针对离子型样品，根据样品离子与固定相表面离子交换基团的交换能力差异进行分离，对生物大分子（如蛋白质、肽类、氨基酸、核酸、核苷、碱基、碳水化合物等）的分离尤为适宜。其分离原理建立在样品分子与固定相表面基团之间电荷相互作用的基础上，这种相互作用可能表现为离子与离子、偶极与离子或者其他动态平衡作用力的形式。

按所使用的离子交换剂的不同，IEC 方法可分为强阴、强阳、弱阴、弱阳离子交换四种模式。离子交换固定相大多在有机高聚物或硅胶上接上离子交换基团。离子交换剂上的活性离子交换基团决定着其性质和功能，带磺酸基的为强阳离子交换剂；带羧基的为弱阳离子交换剂；带季铵基（—R$_4$H$^+$）的为强阴离子交换剂；带伯胺基、仲胺基、叔胺基的为弱阴离子交换剂。

建立离子交换分离方法选用的色谱柱必须与待分离组分相匹配。例如，对酸性化合物或阴离子，采用强阴离子交换柱；对碱性化合物或阳离子，采用强阳离子交换柱。通常不用离子交换法同时分离阳离子和阴离子。

阴离子交换分离要求流动相的 pH 大于样品的 pK_a，通常采用 pH>6 的水缓冲液作为流动相；而阳离子交换则要求 pH 小于样品的 pK_a，通常采用 pH<6 的水缓冲液。初始条件的流动相中缓冲盐浓度应较低（2～5mmol/L），以避免与样品离子竞争保留。

在流动相中加入有机溶剂可避免样品聚集或疏水作用引起的峰展宽或变形。

高浓度有机溶剂可能会破坏生物样品活性，如无须考虑失活，则可加入较高浓度有机溶剂以改善峰形。对离子交换分离方法进行优化可采用多种途径，如改变梯度程序、缓冲溶液 pH、流动相中盐的种类和浓度、有机调节剂种类和加入量等。

（4）尺寸排阻色谱（SEC）：又称凝胶色谱法，通常用于分离分子量大于 2000 的样品。SEC 法最广泛的用途是测定聚合物的分子量分布，对于某些大分子样品如蛋白质、核酸等，也是一种很有效的分离纯化手段。

SEC 法按其流动相体系通常分为两大类，即适合于分离水溶性样品的凝胶过滤色谱（GFC）和适合于分离油溶性样品的凝胶渗透色谱（GPC），两种方法的分离原理虽然相同，但采用的固定相、分离对象和使用技术完全不同。

尺寸排阻色谱法依据固定相凝胶的孔容及孔径分布、样品分子量大小及其分布，以及相互匹配情况实现样品的分离。在固定相确定的分子量范围内，洗脱顺序按照分子大小分布。当样品分子量较大，以至于被完全排除在固定相微孔之外时（全排阻），其保留体积等于色谱柱内微粒间的空隙体积；而分子量足够小的分子可以完全进入微孔中，其保留体积为空隙体积和固定相中微孔体积之和。固定相的分子量测定范围即为全渗透和全排阻之间的分子量范围。

尺寸排阻色谱法中，试剂的分离效果与样品、流动相之间的相互作用无关，因此改变流动相的组成一般不会改变分离度。当采用示差折光检测器时，为提高检测灵敏度，应使流动相的折射率与被测样品的折射率有尽可能大的差别。若使用紫外吸收检测器，也应采用在检测波长无紫外吸收的溶剂。

尺寸排阻色谱法中流动相的选择原则：①流动相对样品应有足够的溶解能力，黏度小，与检测器匹配；②流动相必须与固定相匹配，能浸润凝胶，如对苯乙烯-二乙烯基苯聚合物固定相应选择非极性流动相，多孔硅胶固定相应选择极性强的流动相；③为增加样品溶解度而采用高温柱操作时，应选用高沸点溶剂；④为消除排阻效应，针对不同固定相，流动相中应保持一定的离子强度，并选择与固定相作用强于样品的溶剂作为流动相。

建立 SEC 方法时，应选用分子量范围能覆盖所有样品组分分子量的色谱柱。除了根据样品分子量选择固定相的孔径大小外，还需根据样品特征选择固定相种类。小颗粒硅胶固定相可以在高流速下使用，分离速度快，是分析型 SEC 首选。

GPC 分离中，通常采用标准曲线法测定高分子物质的分子量。选用与被测样品类型相似的窄分布标样在同一条件下分离，以保留体积对分子量的对数作图，在一定分子量范围内得到分子量的标准曲线。体积较大的溶质分子难以进入固定相的孔内，因此被先洗脱出来，使分子量-洗脱体积曲线的线性范围与待测样品的分子量范围匹配。

（5）亲和色谱（AFC）：亲和色谱作为一种特异性分离技术，基于生物分子的活性特征，以其极高的选择性被应用于复杂生物体系中特定组分的分离。

亲和色谱基于生物分子固有的特异性相互作用进行样品的高选择性分离。特异性相互作用包括酶与底物、抑制物、辅酶等的结合，抗体与抗原的结合，凝集素与细胞表面抗原及某些糖类的结合等。

在亲和色谱分析中，分离、纯化的对象皆为氨基酸、多肽、蛋白质、核苷、核苷酸、寡聚和多聚核苷酸、核糖核酸、脱氧核糖核酸，以及酶、辅酶、寡糖、多糖等生物分子，其中大多数为极性化合物，不少还具有生物活性。因此，当从固定相上将它们洗脱下来时，需使用 pH 接近中性的稀缓冲溶液，以在比较温和的洗脱条件下，保持其生物活性。

进行亲和色谱分离前，需先对固定相进行平衡，平衡缓冲溶液的 pH、离子强度、温度和化学组成均应使配基与溶质之间产生较强的相互作用以利于保留。温度是亲和色谱分离的重要条件，亲和作用强度通常随温度升高而减小，可利用不同的温度吸附和脱附。配基与生物分子间相互作用达到平衡的过程缓慢，样品应以较慢速度加载，流动相流速也不应过快。对于亲和力较强的固定相，样品体积的影响不大；固定相亲和力较弱时，样品体积不宜过大。梯度洗脱时，可采用温度梯度、pH 梯度或离子强度梯度。

3. 定性和定量分析基础

（1）定性分析法：HPLC 的定性分析方法可以分为色谱鉴定法和非色谱鉴定法两类。非色谱鉴定法又可分为化学鉴定法和两谱联用鉴定法。

1）色谱鉴定法：是利用纯物质和样品的保留时间（或保留体积）或相对保留值对组分进行鉴别分析，其原理是同一物质在相同色谱条件下保留时间相同。此法只能对已知的化合物进行定性。

2）两谱联用鉴定法：单纯的两谱联用鉴定法是指把 HPLC 作为分离手段，制备纯组分，而后用光谱仪器鉴定。当相邻组分的分离度足够大时，接收待测组分，用紫外光谱、红外光谱、质谱或核磁共振波谱等分析手段进行定性。高效液相色谱仪与光谱仪（质谱仪）连接成一个完整仪器，实现在线检测，称为两谱联用仪，能同时获得定性、定量信息，是现今成分复杂样品分析、鉴定的最重要手段。最常见的是高效液相色谱-紫外法（HPLC-UV）和高效液相色谱-质谱法（HPLC-MS）。

（2）定量分析法：色谱系统适应性内容包括理论塔板数、分离度、拖尾因子（对称因子）和重复性。HPLC 的定量分析方法与 GC 类似，因很难查到在相同实验条件下的各组分的定量校正因子，而较少用归一化法，常用外标法和内标法进行定量分析。

1）外标法：以待测组分的纯品作为对照物质，对比求试样含量的方法。该方法的优点是只要待测组分出峰、无干扰、保留时间适宜，即可用外标法进行定量分析。缺点是进样量必须准确，否则定量误差大。在 HPLC 中，因进样量较大，且用六通阀定量进样，进样量误差相对较小，所以外标法是常用定量分析方法之一。外标法常用校正曲线法。

2）内标法：以待测组分和内标物的峰高或峰面积比求算试样含量的方法。内标物选择的基本原则：①内标物应是试样中不存在的纯物质；②加入的量应该接近被测组分；③内标物与待测物质化学结构相似、物理性质相近；④内标物色谱峰位于被测组分色谱峰附近或几个被测组分色谱峰之间，并与这些组分完全分离。使用内标法可以抵消仪器稳定性差、进样量不够准确等原因带来的定量分析误差。如在试样预处理前加入内标物，则可抵消方法全过程引起的误差。

内标法通常采用工作曲线法及校正因子法等。内标校正曲线法与外标法相似，只是在各种浓度的标准品溶液中加入相同量（浓度）的内标物。以峰面积比 A_i/A_s 对 C_i 求出回归方程：$A_i/A_s=a+bC_i$。内标校正因子法：用校正因子计算含量。其测定方法是配制含有内标物及被测物纯品的标准品溶液，在完全相同的实验条件下，进样 5～10 次，测定峰面积，以平均值求得各组分的相对重量校正因子。需注意的是，自测的相对重量校正因子只能在相同的实验条件下使用，无通用性。

（二）仪器构造

高效液相色谱仪主要由高压输液系统、进样系统、分离系统、检测系统和数据处理系统等部分组成。高效液相色谱仪的结构示意图如图 3-1 所示。

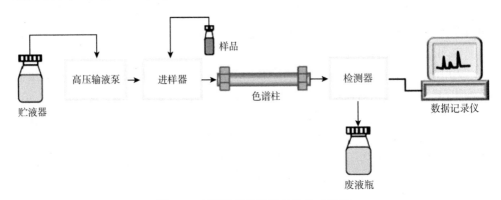

图 3-1　高效液相色谱仪的结构示意图

高效液相色谱仪的工作流程如下：贮液器中的流动相在高压输液泵作用下经由进样器进入色谱柱，然后从检测器流出。待分离样品由进样器注入，流过进样器的流动相将样品带入色谱柱中进行分离，分离后的各组分依次进入检测器，检测器将被分离组分浓度的变化转变为电信号，进而由数据处理系统将数据采集、记录下来，得到色谱图。

1. 高压输液系统

高压输液系统一般由贮液器、脱气装置、高压输液泵、过滤器、压力脉冲阻尼及梯度洗脱装置等组成，其中高压输液泵是核心部件。

（1）贮液器：用来贮存流动相，其材料相对于流动相是化学惰性的。常用材料为玻璃、不锈钢或表面涂聚四氟乙烯的不锈钢等。为防止霉变，贮液器中的流动相要经常更换，并经常清洗贮液器。

（2）过滤器和脱气装置：流动相和样品溶液的过滤非常重要，以免其中的细小颗粒堵塞色谱柱、毛细管以致影响高压输液泵的正常工作。流动相在使用前应根据其性质选用不同材料的滤膜过滤，一般选用市售的 0.45μm 水性和油性滤膜进行过滤，水用水性滤膜过滤，甲醇等有机溶剂用油性滤膜过滤。样品溶液一般用市售的 0.45μm 针型滤器过滤。另外，在流动相入口、泵前、泵和色谱柱间都配置各种各样的滤柱和滤板。

流动相进入高压输液泵前必须进行脱气处理，以除去其中溶解的气体（如 O_2），防止流动相由色谱柱进入检测器时因压力降低而产生气泡，增加基线的噪声，造成灵敏度下降，甚至无法分析。如果用荧光检测器，溶解氧还可能造成荧光猝灭。

常用的脱气方法有低压脱气法、吹氮脱气法、超声波脱气法等。

（3）高压输液泵：输液泵的种类很多，按输液液体的情况可分为恒压泵和恒流泵；恒压泵流量受柱阻影响，流量不恒定。按结构的不同，恒流泵可分为螺旋泵和往复泵两种，螺旋泵的缸体较大，目前，柱塞往复泵较为常用，见图 3-2。

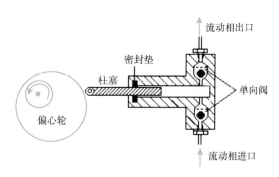

图 3-2 柱塞往复泵示意图

柱塞往复泵的运动模式：泵的柱塞向前运动，液体输出，流向色谱柱；柱塞向后运动，贮液器的液体被吸入往复泵缸体。如此往复运动，将流动相输送到色谱柱中。柱塞往复泵属于恒流泵，流量不受柱阻影响，但输液脉动性较大是其缺点。目前多采用双泵补偿法克服脉动性。

对输液泵的要求：①无脉动，流量恒定，其 RSD 应小于 0.5%，这对定性定量准确性至关重要；②流量范围宽，分析型应在 0.1～10mL/min 范围内连续可调，制备型应能达到 100mL/min；③能在高压下连续工作；④适合进行梯度洗脱；⑤密封性能好，耐腐蚀。

为了延长泵的使用寿命、维持其输液稳定性，有以下注意事项：①避免任何固体颗粒进入泵体；②流动相应避免含有腐蚀性物质；③泵工作时要注意防止溶剂瓶内的流动相被用完；④不应超过规定的泵工作最高压力，否则会使高压密封环变形，进而产生漏液；⑤流动相需脱气，避免带入气体；⑥避免流动相产生盐析。

（4）梯度洗脱装置：按照多元流动相的加压与混合顺序，可分为高压梯度和低压梯度两种。高压梯度洗脱装置（二元）是由两个输液泵各吸一种溶剂，加压后再混合，因此混合比由两个泵的流速决定。低压梯度洗脱装置是用比例阀将各种溶剂按照梯度比例混合后，再加压输送到色谱柱。低压梯度洗脱装置易实现多元梯度洗脱，但重复性不如高压梯度洗脱装置。

液相色谱洗脱技术可分为等度（isocratic）洗脱和梯度（gradient）洗脱两种。等度洗脱指在同一分析周期内，流动相组成保持恒定。这种模式适合于组分数目较少、性质差别不大的试样。梯度洗脱指在一个分析周期内，通过程序控制流动相组成的变化，包括溶剂的极性、离子强度和 pH 等。这种模式适合分析组分数目较多、性质相差较大的复杂试样，使各组分都能在适宜条件下获得分离。梯度洗脱能提高分离度、缩短分析时间、改善峰形、提高检测灵敏度，但是可能引起基线漂移和重现性降低。

2. 进样系统

进样器一般要求进样装置的密封性好，死体积小，重复性好，保证中心进样，进样时对色谱系统的压力、流量影响小。有进样阀和自动进样装置两种，一般高效液相色谱分析常用六通进样阀，大数量试样的常规分析往往需要自动进样装置。

六通进样阀示意图如图 3-3 所示。在状态 a，微量注射器将样品注入定量环。进样后，六通进样阀转至状态 b，定量环内的样品被流动相带入色谱柱。定量环的体积固定，可按需更换。用六通进样阀进样，具有进样量准确、重复性好、可带压进样等优点。

3. 分离系统

色谱柱是色谱仪最重要的部分，由柱管和固定相组成。柱管多用不锈钢制成，管内壁要求有很高的光洁度。高效液相色谱柱按尺寸规格不同分为分析型和制备

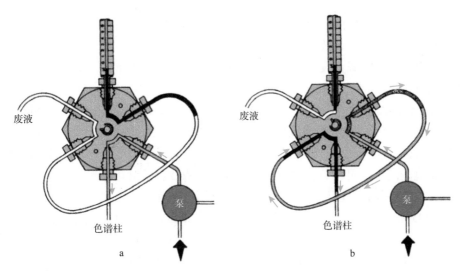

图 3-3 六通进样阀示意图

型两类。常规分析型色谱柱内径 2～5mm，柱长 10～30cm；窄径柱内径 1～2mm，柱长 10～20cm；毛细管柱内径 0.2～0.5mm。实验室制备型色谱柱内径 20～40mm，柱长 10～30cm，生产用的制备型色谱柱内径可达几十厘米。柱内径根据柱长、填料粒径和折合流速来确定，目的是避免管壁效应。色谱柱两端的柱接头内装有烧结不锈钢滤片，其孔隙小于填料粒度，以防止填料漏出。

4. 检测系统

检测器是把色谱洗脱液中组分的量（或浓度）转变成电信号，反映色谱过程中组分浓度随时间变化的部件。检测器要求灵敏度高、噪声低（即对温度、流量等外界环境变化不敏感）、线性范围宽、重复性好、适用化合物种类广。按适用范围，检测器可分为通用型和专属型两大类，通用型检测器检测的是一般物质均具有的性质，如示差折光检测器和蒸发光散射检测器；专属型检测器只能检测某些组分的某一性质，如紫外-可见检测器、荧光检测器，它们只对有紫外吸收或荧光发射的组分有响应。

（1）紫外检测器：是高效液相色谱仪应用最广泛的检测器。该检测器的检测原理是样品组分通过流通池时对特定波长紫外线的吸收，引起透过光强的变化，从而获得浓度-时间曲线。在一定浓度范围内，浓度与吸光度的关系服从 Lambert-Beer 定律。

紫外检测器的特点是灵敏度高、噪声低，最小检测限可达 10^{-12}～10^{-7}g；线性范围宽，基线稳定，重现性好；对流量和温度变化不敏感，适用于梯度洗脱；不破坏样品，能与其他检测器串联，可用于制备；属浓度型检测器。紫外检测器也有其弱点，即只能检测有紫外吸收的样品，流动相的选择有一定限制，检测波长必须大于流动相的截止波长。

常用纯溶剂的截止波长如下：水，190nm；乙腈，190nm；甲醇，205nm；正己烷，210nm；乙醚，220nm；四氢呋喃，225nm；二氯甲烷，245nm；氯仿，254nm。

紫外检测器可分为固定波长型、可调波长型及二极管阵列检测器（diode array detector，DAD）三种。固定波长型检测器因波长不能调节，使用受到限制，已基本被淘汰；可调波长型紫外-可见检测器以钨灯和氘灯作为光源，检测波长在190～800nm范围内连续可调，样品可以选择在最大吸收波长处进行检测。其光学结构与一般的紫外分光光度计一致，主要区别是用流通池替代了比色池。

DAD是最常用的高效液相色谱检测器。色谱法定性困难，紫外吸收光谱的专属性虽然不及红外吸收色谱，但也是较好的定性方法。其采用光电二极管阵列作为检测元件，构成多通道并行工作，同时检测由光栅分光，再入射到阵列式接收器上的全部波长的光信号，然后对二极管阵列快速扫描采集数据，经计算机处理，同时获得定性定量色谱-光谱信息。主要特点如下：一次进样后，可同时采集不同波长下的色谱图，因此可以计算不同波长的相对吸收比；可提供每一个色谱峰的紫外-可见光谱，有利于选择最佳检测波长，用于最终建立高效液相色谱分析方法；检测色谱峰各个位置的光谱，可以评价色谱峰纯度。

紫外检测器的检测灵敏度高，但主要用于检测具有 π-π 或 p-π 共轭结构的化合物，如芳烃与稠环芳烃、芳香基取代物、芳香氨基酸、核酸、甾体激素、羧基与羰基化合物等。

（2）荧光检测器（fluorescence detector，FD）：其检测原理及仪器结构与荧光分光光度计相同，可对能产生荧光或其衍生物能发荧光的样品进行定量检测。其特点是灵敏度比紫外-可见检测器高 1～3 个数量级，检测限可达 10^{-13}～10^{-12}g，是痕量分析的理想检测器；对温度和流动相流速的变化不敏感；可以进行梯度洗脱。

荧光检测器同可调波长紫外-可见检测器一样，也有多通道检测器，具有程序控制多波长检测、自动扫描功能。荧光检测器不如紫外-可见检测器应用广泛，主要原因是能产生荧光的化合物不多。其主要用于多环芳烃、氨基酸、胺类、维生素、甾体化合物、某些药物、代谢物及酶类等的检测，或者有些化合物本身没有荧光，但是可以通过衍生化反应生成荧光衍生物进行测定。衍生法分为柱前与柱后衍生两种方法。常将邻苯二甲醛（OPA）或异硫氰酸苯酯（PITC）作为衍生试剂。

（3）电化学检测器（electrochemical detector，ECD）：种类较多，有电导、库仑、伏安、安培等检测器。最常用的是安培检测器和电导检测器。安培检测器是在一定外加电压下，利用被测物质在电极上发生氧化还原反应引起的电流变化进行检测，是一种选择性检测器。

电化学检测器具有与荧光检测器同样的优点，即高灵敏度和高选择性。缺点是需要高纯度溶剂，流动相具有导电性，对流速、温度、离子强度、pH 等敏感，电极表面可能发生吸附、催化等，从而影响电极的寿命和性能。

近年来，多通道电化学阵列检测器已面世，色谱流出峰的电位-电流数据可在很短的时间窗内产生，其电化学曲线可用于化合物鉴别和纯度测定。

（4）蒸发光散射检测器（evaporative light scattering detector，ELSD）：对任何组分的响应均无歧视。其检测原理是经色谱柱分离的组分随流动相进入雾化室，被高速气流（氦气、氮气或空气）雾化，然后进入蒸发室，在蒸发室中流动相被蒸发除去，不挥发的待测组分在蒸发室内形成气溶胶，然后进入检测室。用一定强度的入射光（白炽灯、卤钨灯或激光光源）照射气溶胶而产生光散射（丁达尔效应），测定散射光强而获得待测成分的浓度信号。蒸发光散射检测器理论上可用于挥发性低于流动相的任何样品组分的检测，但对有紫外吸收的样品组分，检测灵敏度较低，且不能使用含缓冲盐的流动相，主要用于测定糖、高分子化合物、高级脂肪酸、糖苷等几十类化合物，还可用于凝胶色谱及超临界流体色谱的检测。

（5）示差折光检测器（differential refractive index detector，DRID）：利用纯流动相和含有被测组分的流动相之间的折光率的差别进行检测。几乎所有物质对光都有各自不同的折射率，因此这种检测器可检测一定浓度的所有化合物，但是示差折光检测器需严格控制温度、流动相中溶解的气体对信号有影响、灵敏度不高、不能用于梯度洗脱等问题，限制了它的使用。

（三）主要性能指标

根据各组分在固定相及流动相中的吸附能力、分配系数、离子交换作用或分子尺寸大小的差异进行分离。实质是样品分子（溶质）与溶剂（即流动相或洗脱液）及固定相分子间的作用，作用力的大小决定色谱过程的保留行为。

1. 流动相基本要求

色谱法创始初期，人们将碳酸钙装在竖立的玻璃管中，倒入含植物色素的石油醚浸取液，并用石油醚冲洗，进行植物色素的分离分析，因此把管内填充物称为固定相（stationary phase），冲洗剂称为流动相（mobile phase）。高效液相色谱流动相有两个作用，一是携带样品通过色谱柱；二是给被分离组分提供一个分配相，调节选择性，使混合物实现分离。在液相色谱法中，有几十种溶剂可供选择，还可形成多元溶剂系统与不同配比，选择余地很大。在固定相一定时，流动相的种类、配比会严重影响分离效果。

流动相的选择虽有一般的指导原则，但更多的是靠实际经验。溶剂的极性（常用 Snyder 溶剂强度参数 ε^0 来衡量）是重要依据。对于正相分配色谱，一般先选用中等极性溶剂作为流动相，若组分的保留时间太短，说明流动相极性太强，需改用极性较弱的溶剂；若组分的保留时间太长，说明流动相极性太弱，需改用极性较强的溶剂。经过多次实验，才能确定最适宜的流动相溶剂。在反相色谱中，一般采用水为流动相的主体，再加入不同配比的有机溶剂作为调节剂。

实际工作中，除根据溶剂强度参数选择流动相外，还往往通过加入流动相添加剂来改善分离效果，如在流动相中添加手性识别剂以分离手性化合物。在高效液相色谱中，比较典型的例子是离子对色谱法和离子抑制色谱法。

高效液相色谱对流动相的基本要求：①不与固定相发生化学反应，从而使柱效下降或损坏柱子。例如，使固定液溶解流失、酸性溶剂破坏氧化铝固定相等。②对试样有适宜的溶解度。要求 K（被分析目标物在流动相和固定相两相中的分配系数）在 $1\sim10$ 范围内，最好在 $2\sim5$ 的范围内。K 值太小，不利于分离；K 值太大，可能使样品产生沉淀并在柱中沉积。③与检测器必须相适应。例如，用紫外检测器时，不能选用截止波长大于检测波长的溶剂。④流动相要求纯度高，黏度小。低黏度流动相如甲醇、乙腈等可以降低柱压，提高柱效。⑤尽量使用高纯度试剂或者使用前用微孔滤膜过滤，尽量避免带入固体颗粒，防止微量杂质长期累积损坏色谱柱和使检测器噪声增加；必要时进行脱气。

2. 影响色谱峰展宽的因素

高效液相色谱中影响色谱峰展宽的因素可归纳为柱内因素和柱外因素两类。

在研究分离过程中各动力学因素对色谱峰展宽（或柱效）的影响时，Giddings 和 Snyder 等在 Van Deemeter 方程的基础上，根据液体和气体的性质差异，提出了液相色谱速率方程，即 Giddings 方程

$$H = H_e + H_d + H_m + H_{sm} + H_s$$

式中，H_e 为涡流扩散项；H_d 为纵向扩散项；H_m 为动态流动相传质阻力项，H_{sm} 为静态流动相传质阻力项，H_s 为固定相传质阻力项，后三项总称为传质阻力项。

柱外展宽的原因有很多，主要是由低劣的进样技术和组分在进样系统、连接管道、接头和检测池等柱外死体积内的扩散造成的。为了降低柱外效应对峰展宽的影响，必须尽量减少柱外死体积。

从 Giddings 方程可以看出，为了减小柱内展宽，提高柱效，必须选择合适的分离操作条件，以实现最佳分离。

3. 高效液相色谱分离操作条件的选择

分离操作条件的选择包括固定相、流动相、流速和柱温等：

（1）固定相的选择：要求固定相粒度小、筛分范围窄、填充均匀，以减小涡流扩散项和动态流动相的传质阻力。选用浅孔道的表面多孔型载体或粒度小的全

多孔型载体，以减少静态流动相和固定相的传质阻力。

（2）流动相的选择：改善分离效能主要通过采用低黏度的流动相实现。例如，在高效液相色谱法中广泛使用甲醇作为流动相，而不用乙醇，就是因为甲醇的黏度只有乙醇的一半。

（3）流速的选择：流动相的流速直接影响柱效。降低流速可提高柱效，但流速太小会延长分析时间。在实际应用中，要在满足分析效率的前提下，适当提高流速。

（4）柱温的选择：温度对组分的保留值影响较大，对色谱柱的选择性也有一定影响。高效液相色谱大多在室温下进行，对温度不加控制，主要是因为早期的仪器没有柱温箱。实验中，色谱柱甚至进样器与检测器恒温有很多优点，适当提高色谱柱温度，可降低流动相的黏度，降低传质阻力，提高柱效。

三、应 用 领 域

（一）主要应用

HPLC 几乎在所有学科领域均有广泛应用，如环境（可用于绝大多数物质成分的分离分析）、农业、石油、化工、材料、食品、生物和医药。在生活饮用水方面，其分析对象主要是农药、多环芳烃、多氯联苯、微囊藻毒素等。

（二）常见问题及解决方法

液相色谱仪常见问题集中于泵、自动进样器和色谱柱的使用方面。

预防泵故障可采用以下措施：高质量试剂或 HPLC 级溶剂；过滤流动相和溶剂并脱气；每次开始使用时放空排气，工作结束后从泵中洗去缓冲液；不让腐蚀性溶剂滞留于泵中；定期更换密封圈，必要时添加润滑油；流速调节应缓慢渐进，切勿大流速开泵关泵。

预防进样器故障的措施包括：正确安装进样阀，保持清洁样品必须是无固体颗粒的均匀液体，对于特别脏的样品，必要时可经 0.45μm 滤膜过滤，样品应选用合适的溶剂溶解，与流动相互溶；样品瓶应充分洗净后使用，大小匹配样品架，瓶盖隔膜垫密封性能良好，便于针头穿刺数次不渗漏，且无残留样品积聚于隔膜垫处；样品支架安装到位，避免针扎错位；进样针应经常检查维护，必要时更换，注意准确设置针吸液高度，防止针头弯曲；编辑进样器冲洗程序，每次进样前和进样后都应冲洗进样阀，清洗针外壁，防止交叉污染。

色谱的核心是"看图说话"，优秀的色谱工作者必须能根据色谱图的变化分析原因，解决问题。色谱分析的焦点是色谱图。不管分析何种类型的样品，常会遇到色谱峰不对称或峰形变异、宽峰、肩峰甚至出现负峰等问题。根据色谱图的变化可以判断仪器状态是否合适，色谱分析方法是否理想，从而不断改进分析方法，优化仪器条件，进而得到满意的分离分析结果。

1. 分离度差

原因：①色谱柱柱效低或者被污染，排除方法为修复或者更换色谱柱；②保护柱失效，排除方法为更换或重新装填保护柱；③进样体积过大或样品浓度大，排除方法为减小进样体积或稀释样品浓度；④流动相污染或变质，排除方法为重新配流动相。

2. 峰拖尾

原因：①色谱柱选择不当，试样与固定相之间发生作用，排除方法为选用合适的色谱柱；②进样技术差，排除方法为提高进样技术；③样品在流动相中溶解度小，排除方法为换用溶解性强的流动相或者先用强溶剂溶解样品，再用大量流动相稀释；④进样量过大，排除方法为减少进样量，避免样品过载；⑤色谱柱筛板堵塞或脏污，排除方法为超声清洗或更换筛板；⑥色谱柱柱头塌陷，排除方法为重新装填色谱柱头；⑦保护柱失效，排除方法为更换或重新装填保护柱芯；⑧存在未被完全分离的峰，排除方法为优化分析方法，分离未被分离的峰，梯度洗脱或更换长柱分析；⑨流动相选择不当，排除方法为使用添加剂抑制，消除拖尾；⑩色谱柱与阀的连接管连接处出现死区，排除方法为更换连接件后重新安装。

3. 峰展宽

原因：①流动相流速太低，排除方法为调节流速；②漏液（特别是柱子和检测器之间），排除方法为检查接头是否松动、泵是否漏液、是否有盐析出及不正常噪声，如有必要，更换密封；③柱外效应影响，柱子过载，检测器反应时间长或池体积过大，柱子与检测器之间的管路太长或管路内径太大，排除方法为减小进样体积，缩短响应时间或使用更小的流通池，减小管路长度，使用内径合适的短管路；④缓冲液浓度太低，排除方法为增加缓冲液浓度，调整合适的 pH；⑤保护柱污染或失效，排除方法为更换或重新填装保护柱；⑥柱头塌陷，色谱柱污染或失效，塔板数较低，排除方法为重新填装被污染的部分，再生色谱柱或更换新柱；⑦呈现两个或多个未被完全分离的物质的峰，排除方法为优化分离条件，分离未被分离的组分；⑧柱温过低，排除方法为调整适宜的柱温；⑨保留时间过长，排除方法为改变流动相组分，增加洗脱能力或者使用梯度洗脱。

4. 峰分叉

原因：①色谱柱柱效下降或被污染，排除方法为修复或更换色谱柱；②保护柱失效，排除方法为更换或重新装填保护柱芯；③进样体积太大或样品浓度高致使柱过载，排除方法为减小进样体积或稀释样品浓度；④样品溶剂与流动相不互溶，排除方法为选用合适的溶剂，尽量选择流动相作为溶剂。

5. 峰分离度下降

原因：①保护柱柱效低或被污染，排除方法为修复或更换色谱柱；②保护柱失效，排除方法为更换或重新装填保护柱；③进样体积过大或样品浓度大，排除方法为减小进样体积或稀释样品浓度；④流动相污染或变质，排除方法为重新配制流动相。

第二节 方 法 应 用

一、二苯胺的检测分析

（一）指标情况

二苯胺主要用于制造橡胶防老剂、火药安定剂，也用作染料和农药的中间体。

目前我国对饮用水中二苯胺残留量的检测尚无限量标准，文献报道水中二苯胺的检测方法主要有高效液相色谱法、气相色谱法。美国 EPA 方法 620 提供了采用气相色谱法测定废水中二苯胺的测定方法，方法检出限为 1.6μg/L，分别重复测定二苯胺浓度为 5μg/L 和 50μg/L 的标准溶液 7 次，得到的 RSD 分别为 25%和 11%，回收率分别为 120%和 89%。美国 EPA 方法 8270D 提供了采用 GC-MS 法测定环境中的半挥发性有机物的测定方法，其中，N-亚硝基二苯胺在气相色谱进气口即分解产生二苯胺，无法与二苯胺区分，因此，该法用 N-亚硝基二苯胺的结果作为 N-亚硝基二苯胺和二苯胺浓度之和。

（二）样品前处理

使用带磨口塞的玻璃瓶采集水样。采样后尽快分析，如不能立刻测定，水样需置于 0～4℃下冷藏保存。水样使用固相萃取法进行预处理，将固相萃取柱[C_{18} 柱（200mg）或其他等效固相萃取柱]依次用 10mL 甲醇、10mL 超纯水过柱活化，准确量取 100mL 水样，以约 10mL/min 的流速过柱富集，用 10mL 甲醇溶液[φ（CH_3OH）=20%]洗涤小柱，用真空泵抽吸至干，将 4mL 甲醇溶液[φ（CH_3OH）=75%]加入固相萃取柱浸泡吸附剂 10min 左右然后洗脱，洗脱液用流动相定容至

5mL，用于高效液相色谱测定。

（三）仪器参数条件

采用配有二极管阵列检测器的高效液相色谱仪进行定性和定量分析。色谱柱为 C_{18} 柱（250mm×4.6mm，5μm）或其他等效色谱柱。流动相为乙酸铵溶液 $[c(CH_3COONH_4)=0.02mol/L]$+甲醇（$CH_3OH$）（30∶70），高效液相色谱分析前，经 0.45μm 滤膜过滤及脱气处理。流速为 0.8mL/min，检测波长为 280nm，进样量为 100μL。

（四）结果处理

采用外标法进行定量分析，使用纯度≥99.5%的二苯胺配制的标准储备溶液或直接使用有证标准物质，用流动相稀释为标准使用溶液，再取不同体积标准使用溶液用流动相配制成标准系列溶液。可配制二苯胺浓度分别为 0.05mg/L、0.1mg/L、0.5mg/L、2mg/L、5mg/L 和 10mg/L 的标准系列溶液，现用现配。分别取不同浓度的二苯胺标准系列溶液 100μL 上机测定，以测得的峰面积为纵坐标，质量浓度为横坐标，绘制标准曲线。

吸取洗脱液 100μL 进样，进行高效液相色谱分析。根据二苯胺的保留时间定性，当二苯胺色谱峰强度合适时，可用其对应的紫外光谱图进一步确证。根据峰面积从标准曲线上得到二苯胺的质量浓度。二苯胺标准的液相色谱图见图 3-4，紫外光谱图见图 3-5。

（五）应用特点

固相萃取-高效液相色谱法测定水中二苯胺含量的检验方法适用于生活饮用水中二苯胺的检测。经 4 家实验室采用不同型号的仪器进行验证，对二苯胺浓度为 0.002mg/L 和 10mg/L 的人工合成水样进行测定，相对标准偏差范围为 0.3%～6.2%，回收率范围为 85%～105%。

二、双酚 A 的检测分析

（一）指标情况

双酚 A（以下简称 BPA）是常见化工原料，广泛用于生产环氧树脂（epoxide resin，ER）（约占 65%）、聚碳酸酯（polycarbonate，PC）（约占 35%）等高分子材料，这些高分子材料广泛用于食品容器包装等。BPA 是一种环境内分泌干扰物，可通过多种途径进入水环境并造成污染。生产和制造过程中低浓度 BPA 的直

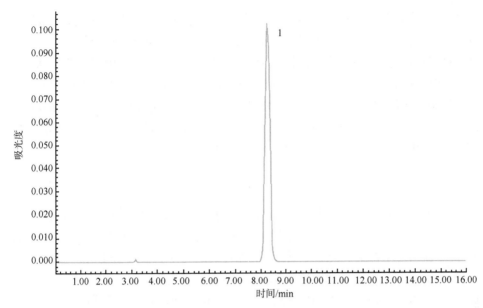

图 3-4　二苯胺标准的液相色谱图

1. 二苯胺，8.238min

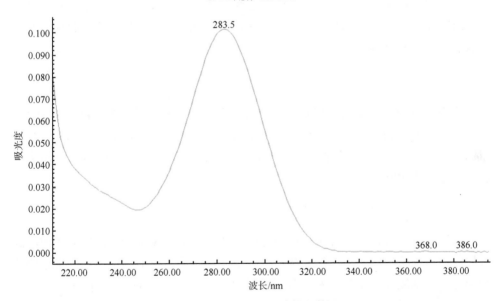

图 3-5　二苯胺标准的紫外光谱图

接排放和在制造或使用过程中的无序排放是水环境中 BPA 的主要来源。受污染的土壤经过雨水冲刷或以地表径流形式将 BPA 释放汇入水环境，也是水环境中 BPA 的一大来源。《生活饮用水卫生标准》（GB 5749—2022）附录 A 中将双酚 A 的限值定为 0.01mg/L。

其他健康相关产品材料中 BPA 的标准检测方法有 4 种，分别是液相、液质、气质、酶联免疫吸附法；检测对象包括 2 种，分别是食品模拟物和化妆品。《食品接触材料 高分子材料 食品模拟物中 2, 2-二（4-羟基苯基）丙烷（双酚 A）的测定 高效液相色谱法》（GB/T 23296.16—2009）适用于水、3%（质量浓度）乙酸溶液、10%（体积分数）乙醇溶液和橄榄油 4 种食品模拟物中 BPA 含量的测定。国外对水环境中双酚类和烷基酚类的检测主要使用气相色谱-质谱法和液相色谱-质谱法，采用液液萃取和固相萃取法来富集净化样品。

（二）样品前处理

使用玻璃瓶或聚丙烯塑料瓶采集水样。对于不含余氯的样品，无须额外添加保存剂。对于含余氯的样品，可采用抗坏血酸溶液去除余氯干扰，每升样品先加 0.1g 抗坏血酸。水样应避光、冷藏保存，保存时间为 7 天。取 2mL 水样经 0.22μm 玻璃纤维针头式过滤器过滤，取续滤液 1mL 到色谱进样小瓶；或取 2mL 水样于一次性离心管中，以 10 000 转/分高速离心 15min，取 1mL 上清样品转入色谱进样小瓶，避光、冷藏保存，待测定。同时用实验纯水代替水样，以相同步骤制备实验室内空白试液，空白试液平行制备 2 份。需要注意除了玻璃纤维滤膜几乎不会吸附双酚 A 外，混合纤维、尼龙、聚醚砜等其他实验室常用水系滤膜均会对双酚 A 造成明显的吸附截留。

（三）仪器参数条件

采用配有荧光检测器的高效液相色谱仪进行定性和定量分析。色谱柱为 C_{18} 柱（250mm×4.6mm，5μm）或其他等效色谱柱。流动相为甲醇+纯水（70∶30），流速为 1.0mL/min。荧光检测器：激发波长 228nm，发射波长 312nm。柱温为室温。进样量为 100μL。

（四）结果处理

采用外标法进行定量分析，使用纯度＞98%的双酚 A 配制的标准储备溶液或直接使用有证标准物质，用纯水稀释为标准使用溶液，再取不同体积标准使用溶液用纯水配制成标准系列溶液。可配制浓度分别为 2μg/L、4μg/L、10μg/L、20μg/L、40μg/L 的标准系列溶液，现用现配。以测得的峰面积为纵坐标，以质量浓度为横坐标，绘制标准曲线。

100μL 进样，进行高效液相色谱分析。根据双酚 A 的保留时间定性。根据峰面积从标准曲线上得到双酚 A 的质量浓度。双酚 A 的标准液相色谱图见图 3-6。

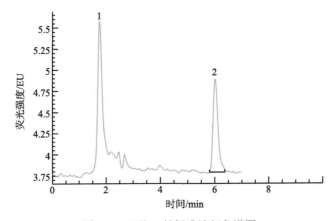

图 3-6 双酚 A 的标准液相色谱图

1. 死体积峰，1.973min；**2.** 双酚 A，6.017min

（五）应用特点

该方法简单快速，灵敏度高，重现性好，适用于生活饮用水中双酚 A 的检测。检验方法经 5 家实验室验证，饮用水加标浓度为 5μg/L、10μg/L、20μg/L 时，相对标准偏差范围分别为 1.0%～3.5%、0.6%～2.9%、0.4%～1.8%，回收率范围分别为 93.7%～108%、94.2%～103%、95.8%～107%。

三、丙烯酸的检测分析

（一）指标情况

丙烯酸是丙烯酸树脂及丙烯酸酯类树脂的主要原料，丙烯酸及其相关产品广泛应用于塑料、纺织、建材、皮革、包装材料等众多行业。丙烯酸具有中等毒性，对皮肤、眼睛和呼吸道黏膜有强烈的刺激性，以丙烯酸为原料的相关产品中可能存在少量的丙烯酸单体残留，可通过材料接触进入水体中。《生活饮用水卫生标准》（GB 5749—2022）附录 A 对丙烯酸提出的限值为 0.5mg/L。

丙烯酸的检测方法主要包括离子色谱法、气相色谱法、高效液相色谱法等，多侧重于工作场所空气和废水、海水。其中，气相色谱法存在检出限高的问题，离子色谱法检出限低，但存在氟离子、氯离子干扰测定的可能性。高效液相色谱法采用大体积进样，不需要对样品进行浓缩富集处理，即可达到生活饮用水检测需求。

（二）样品前处理

使用具塞的磨口玻璃瓶采集水样，将水样置于 0～4℃冷藏保存，可保存 48h。水样经 0.22μm 滤膜过滤后直接进行测定。

同一批样品至少测定一个空白样品，当高、低浓度的样品交替分析时，为避免污染，在测定高浓度样品时，应紧接着分析空白样品，以保证样品没有交叉污染。同一批样品至少测定一个加标样品，样品量大时，适当增加加标样品的数量。

（三）仪器参数条件

采用配有紫外检测器的高效液相色谱仪进行定性和定量分析。色谱柱为十八烷基硅烷键合硅胶色谱柱（250mm×4.6mm，5μm）或其他等效色谱柱。流动相 A 相为 0.2%磷酸溶液，B 相为乙腈，流速为 1.0mL/min，使用梯度洗脱程序，见表 3-1。检测波长为 205nm，柱温为 30℃，进样量为 100μL。

表 3-1　梯度洗脱程序

时间（min）	流速（mL/min）	流动相 A（%）	流动相 B（%）
0.0	1.0	90	10
10.0	1.0	90	10
10.1	1.0	40	60
17.0	1.0	40	60
17.1	1.0	90	10
22.0	1.0	90	10

（四）结果处理

采用外标法进行定量分析，使用纯度>98.0%的丙烯酸配制的标准储备溶液或直接使用有证标准物质，用纯水稀释为标准使用溶液，再取不同体积标准使用溶液用纯水配制成标准系列溶液。可配制浓度分别为 0μg/L、50μg/L、100μg/L、200μg/L、400μg/L、600μg/L、800μg/L 的标准系列溶液，现用现配。以质量浓度为横坐标，以丙烯酸的峰面积为纵坐标，绘制标准曲线。

进样 100μL，进行高效液相色谱分析。根据丙烯酸的保留时间定性。根据峰面积从标准曲线上得到丙烯酸的质量浓度。丙烯酸的标准液相色谱图见图 3-7。

（五）应用特点

该方法简单快速，灵敏度高，方法精密度和准确度良好，适用性强、稳定可靠，适用于生活饮用水中丙烯酸的检测。经 6 家实验室验证，对丙烯酸加标浓度为 50μg/L、200μg/L 和 600μg/L 的水样进行测定，相对标准偏差范围分别为 0.2%～3.3%、0.3%～1.5%和 0.3%～2.6%，回收率范围分别为 93.5%～108%、98.6%～105%和 98.2%～105%。

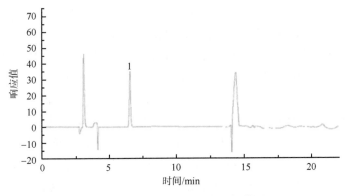

图 3-7　丙烯酸的标准液相色谱图
1. 丙烯酸，6.50min

四、多环芳烃的检测分析

（一）指标情况

多环芳烃（polycyclic aromatic hydrocarbon，PAH）是一类由不完全燃烧或高压过程产生的有机化合物，通常作为一种复杂的混合物存在。PAH 在环境中随处可见，常存在于煤焦油、原油和沥青中，还可通过火山喷发、森林火灾、煤炭燃烧和汽车尾气进入环境。工业点源、造船厂、大气沉降等可能将 PAH 带入水体；为防止船体腐蚀破坏，会定期用煤焦油涂层处理，该涂层的浸出、磨损也是水体中多环芳烃的来源。饮用水中 PAH 的主要来源是铸铁或球墨铸铁输配水管内防腐蚀用的煤焦油涂层。《生活饮用水卫生标准》（GB 5749—2022）附录 A 对多环芳烃总量提出的限值为 0.002mg/L。

多环芳烃的检测方法主要有气相色谱质谱联用法、气相色谱法和液相色谱（紫外/荧光串联检测）法。其中气质联用技术通过检测碎片离子，能够准确定性、定量，但部分多环芳烃化合物，如蒽、菲、萘、苯并[a]蒽等，需要增加浓缩体积的步骤；而液相色谱法（荧光检测器）则具有高灵敏度的特点，结合多环芳烃专用柱（苯乙烯二苯乙烯聚合物柱、分子印迹柱）进行水样净化和富集浓缩后用液相色谱法检测，能够更加快速、稳定、高效地检测水源水和生活饮用水中的多环芳烃。

（二）样品前处理

使用具塞的磨口玻璃瓶采集水样，采集水样时先加抗坏血酸于采样瓶中，每升水样加 0.1g 抗坏血酸，余氯含量高时可增加用量。采 2～4L 水样，加磷酸调至 pH<2，密封；水样置于 0～4℃避光保存，保存时间为 7 天。为降低本底值，试验用玻璃器皿要在马弗炉中于 300℃烧至少 2h，或在盛水样前将玻璃瓶用 5～

10mL 的甲醇润洗两遍，去除瓶中的多环芳烃本底。本底值可能来自溶剂、试剂和玻璃器皿，如使用塑料材料，可选择聚四氟乙烯材质。

水样使用固相萃取法进行预处理，取 500mL 水样于广口玻璃瓶或聚四氟乙烯瓶中，加入 10mL 甲醇，摇匀；向苯乙烯二苯乙烯聚合物柱（填料 250mg，容量 6mL）或其他等效固相萃取柱中依次加入 10mL 二氯甲烷、6mL 甲醇、6mL 水活化；以 3～6mL/min 的流速过柱富集，为减少瓶壁对目标物的吸附，上样结束后用 10mL 50%甲醇水溶液（pH<2）润洗样品瓶，洗涤液同样过柱；用 6mL 80%甲醇水溶液淋洗小柱（流速≤3mL/min），淋洗结束后用洗耳球按压挤干固相萃取柱上液体（不宜负压抽干，否则会造成萘等部分目标物回收率偏低）；用 10mL 二氯甲烷洗脱（流速≤1mL/min）或分次浸泡洗脱（5 次×2mL，浸泡 2min），洗脱液用 10mL 玻璃试管收集；向洗脱液表面滴加 100μL 吐温-20 的甲醇溶液后用小流量氮吹至近干。用 50%乙腈水溶液 1mL 复溶，在漩涡震荡仪上震荡混匀，将浓缩的洗脱液通过滤膜过滤后转移至进样瓶中，进样分析。

氮吹时需控制水浴温度在 40℃以下，用微弱气流氮吹，不要吹干，吹干会导致损失增加。氮气连接管路全部采用不锈钢。氮吹时，采用可拆卸、易清洗的不锈钢出口（尽量避免使用塑料材质的物品）。每批次分析样品前，需进行实验室试剂空白分析以检测背景污染。

（三）仪器参数条件

采用配有荧光检测器和紫外检测器或二极管阵列检测器的高效液相色谱仪进行定性和定量分析。色谱柱为 PAH-C$_{18}$ 色谱柱（250mm×4.6mm，5μm）或其他等效色谱柱。流动相 A 相为纯水，B 相为乙腈，流速为 1.0mL/min，使用梯度洗脱程序，见表 3-2。柱温为 30℃。进样量为 20μL。16 种多环芳烃用紫外与荧光检测器串联检测，不同物质对应的检测器及检测波长见表 3-3，因其中苊烯无荧光响应，采用紫外检测器/二极管阵列检测器测定，其他 15 种化合物用荧光检测器检测。

表 3-2　梯度洗脱程序

时间（min）	流动相 A（%）	流动相 B（%）
0	50	50
5	50	50
20	0	100
28	0	100
32	50	50
36	50	50

表 3-3　16 种多环芳烃参考保留时间和对应检测波长

组分	保留时间（min）	荧光激发波长（nm）	荧光发射波长（nm）	紫外检测波长（nm）
萘	10.494	280	340	—
苊烯	11.734	—	—	228
苊	13.480	280	340	—
芴	13.957	280	340	—
菲	15.028	300	400	—
蒽	16.174	300	400	—
荧蒽	17.189	300	500	—
芘	18.008	300	400	—
苯并[a]蒽	20.576	300	400	—
䓛	21.299	300	400	—
苯并[b]荧蒽	23.017	300	430	—
苯并[k]荧蒽	24.015	300	430	—
苯并[a]芘	24.946	300	430	—
二苯并[a, h]蒽	26.517	300	400	—
苯并[g, h, i]苝	27.499	300	430	—
茚并[1, 2, 3-cd]芘	28.604	300	500	—

（四）结果处理

采用外标法进行定量分析，使用 16 种多环芳烃纯品配制的标准储备溶液或直接使用有证标准物质，用乙腈稀释为标准使用溶液，再取不同体积标准使用溶液用乙腈配制成标准系列溶液。可配制苯并[a]芘标准系列溶液的浓度分别为 0ng/mL、1ng/mL、2ng/mL、5ng/mL、10ng/mL、20ng/mL、50ng/mL、100ng/mL，其余 15 种多环芳烃标准系列溶液的浓度分别为 0ng/ml、10ng/mL、20ng/mL、50ng/mL、100ng/mL、150ng/mL、200ng/mL，现用现配。在仪器参数条件下测定，以标准物质的浓度为横坐标，以对应峰面积为纵坐标，绘制标准曲线。

该方法通过保留时间定性，峰面积定量。在参考的色谱条件下，多环芳烃色谱图见图 3-8、图 3-9。

（五）应用特点

该方法精密度和准确度良好，稳定、易操作，适用于生活饮用水及其水源水中多环芳烃的检测。经 5 家实验室验证，该方法的回收率、精密度、检出限等关键指标均能满足方法学要求。

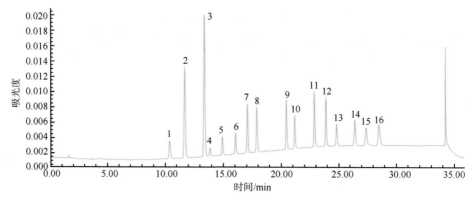

图 3-8　紫外检测器（228nm）下 16 种多环芳烃色谱图

1. 萘，10.400min；**2.** 苊烯，11.636min；**3.** 苊，13.380min；**4.** 芴，13.854min；**5.** 菲，14.939min；**6.** 蒽，16.076min；**7.** 荧蒽，17.090min；**8.** 芘，17.909min；**9.** 苯并[a]蒽，20.477min；**10.** 䓛，21.198min；**11.** 苯并[b]荧蒽，22.919min；**12.** 苯并[k]荧蒽，23.917min；**13.** 苯并[a]芘，24.844min；**14.** 二苯并[a, h]蒽，26.419min；**15.** 苯并[g, h, i]苝，27.412min；**16.** 茚并[1, 2, 3-cd]芘，28.504min

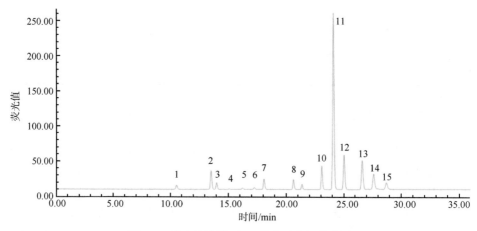

图 3-9　荧光检测器下 15 种多环芳烃色谱图

1. 萘，10.494min；**2.** 苊，13.480min；**3.** 芴，13.957min；**4.** 菲，15.028min；**5.** 蒽，16.174min；**6.** 荧蒽，17.189min；**7.** 芘，18.008min；**8.** 苯并[a]蒽，20.576min；**9.** 䓛，21.299min；**10.** 苯并[b]荧蒽，23.017min；**11.** 苯并[k]荧蒽，24.015min；**12.** 苯并[a]芘，24.946min；**13.** 二苯并[a, h]蒽，26.517min；**14.** 苯并[g, h, i]苝，27.499min；**15.** 茚并[1, 2, 3-cd]芘，28.604min

五、溴氰菊酯的检测分析

（一）指标情况

拟除虫菊酯农药具有低毒、高效、广谱和低残留的特点，是一种广泛应用的农药，这导致其在环境中广泛分布。该类农药的大量使用有可能对环境水体造成影响，并可进入饮用水。《生活饮用水卫生标准》（GB 5749—2022）中对溴氰菊酯提出的限值为 0.02mg/L。

《生活饮用水标准检验方法》（GB/T 5750.9—2006）中采用气相色谱法和高效液相色谱法检测溴氰菊酯，其中高效液相色谱法为正相液相色谱法，前处理方法复杂，需进行溶剂萃取，且只能检测溴氰菊酯，对于其他拟除虫菊酯农药尚无标准检验方法。反相高效液相色谱法，水样经过滤后可以直接进样，使前处理过程更加简便，该方法灵敏度高、重现性好，能够同时检测生活饮用水中 5 种拟除虫菊酯类农药（甲氰菊酯、氯氟氰菊酯、溴氰菊酯、氰戊菊酯和氯菊酯）。

（二）样品前处理

使用具塞的磨口玻璃瓶采集水样。样品应尽快分析，如不能立刻测定，需置于 0～4℃冷藏保存。取水样 10mL 用 0.45μm 水系滤膜过滤，滤液用高效液相色谱法测定。

（三）仪器参数条件

采用配有二极管阵列检测器的高效液相色谱仪进行定性和定量分析。色谱柱为 C_{18} 柱（250mm×4.6mm，5μm）或其他等效色谱柱。检测波长为 205nm。流动相为乙腈+超纯水（78：22），高效液相色谱分析前，经 0.45μm 滤膜过滤及脱气处理。流量为 1.0mL/min。进样量为 100μL。

（四）结果处理

采用外标法进行定量分析，使用纯度≥98.0%的拟除虫菊酯类农药（甲氰菊酯、氯氟氰菊酯、溴氰菊酯、氰戊菊酯和氯菊酯）配制的标准储备溶液或直接使用有证标准物质，用纯水稀释为标准使用溶液，再取不同体积标准使用溶液用纯水配制成标准系列溶液。可配制浓度分别为 0.02mg/L、0.05mg/L、0.10mg/L、0.50mg/L、1.00mg/L、2.50mg/L 和 5.00mg/L 的标准系列溶液，现用现配。以质量浓度为横坐标，以峰面积为纵坐标，绘制标准曲线。

进样 100μL，进行高效液相色谱分析。根据保留时间定性，当拟除虫菊酯色谱峰强度合适时，可用其对应的紫外光谱图进一步确证。根据峰面积，从标准曲线上得到相应物质的质量浓度。标准物质的液相色谱图见图 3-10，紫外光谱图见图 3-11。

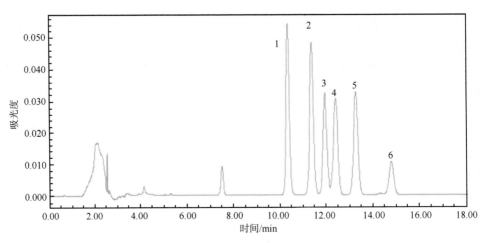

图 3-10　拟除虫菊酯类农药标准物质的液相色谱图

1. 甲氰菊酯；**2.** 氯氟氰菊酯；**3.** 溴氰菊酯；**4.** 氰戊菊酯；**5.** 氯菊酯（顺式）；**6.** 氯菊酯（反式）

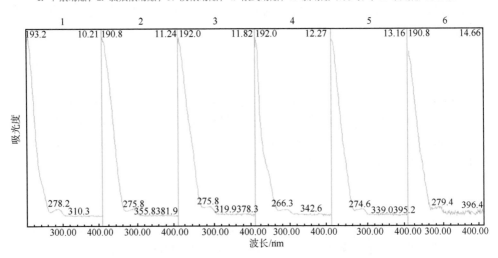

图 3-11　拟除虫菊酯类农药标准物质的紫外光谱图

1. 甲氰菊酯；**2.** 氯氟氰菊酯；**3.** 溴氰菊酯；**4.** 氰戊菊酯；**5.** 氯菊酯（顺式）；**6.** 氯菊酯（反式）

（五）应用特点

该方法简单快速，方法精密度和准确度良好，适用于生活饮用水中拟除虫菊酯类农药的检测。经 4 家实验室验证，对 5 种拟除虫菊酯浓度为 0.05～5mg/L 的人工合成水样进行测定，相对标准偏差范围为 0.2%～0.6%，回收率范围为 95%～105%。

六、氯硝柳胺的检测分析

（一）指标情况

氯硝柳胺是 WHO 推荐的高效灭螺药物，在我国作为灭螺药物应用多年，虽然 WHO《饮用水水质准则》、美国 EPA 及我国《生活饮用水卫生标准》（GB 5749—2022）未将其列入指标范围，但其持续大范围、大剂量地使用对水体、土壤、植被、生物链及非目标生物的毒性影响已逐渐引起人们的关注。

氯硝柳胺的检测分析方法主要有电位滴定法、分光光度计法、高效液相色谱法、液相色谱串联质谱法等。本节介绍的方法根据氯硝柳胺的理化性质，在盐酸酸性条件下，加入氯化钠，以二氯甲烷为萃取剂，萃取浓缩后使用高效液相色谱法进行测定，适用于生活饮用水中氯硝柳胺的检测。

（二）样品前处理

用棕色磨口玻璃瓶采集水样，在每升含氯水样中加入 0.01～0.02g 抗坏血酸或 0.05～0.10g 硫代硫酸钠以消除余氯干扰，样品保存时间为 24h。氯硝柳胺可在含氯消毒剂消毒过的水中降解，样品应尽快用溶剂萃取测定。萃取液于 0～4℃冷藏保存，尽快分析。

取 200mL 水样于 500mL 分液漏斗中，加入 5.0g 氯化钠，振摇溶解，再加入盐酸 2mL，摇匀，用 20mL 二氯甲烷分两次萃取，每次振摇约 2min，静置分层后弃去水层，合并两次萃取液，于 45～50℃水浴，氮吹浓缩至干，用甲醇定容至 1mL，经 0.45μm 滤膜过滤，供高效液相色谱分离测定用。

（三）仪器参数条件

采用配有二极管阵列检测器的高效液相色谱仪进行定性和定量分析。色谱柱为 C$_{18}$ 柱（250mm×4.6mm，5μm）或其他等效色谱柱。检测波长为 330nm。流动相为甲醇+纯水（85：15）。流速为 1.0mL/min。柱温为 30℃。进样量为 10μL。

（四）结果处理

采用外标法进行定量分析，使用纯度≥98.0% 的氯硝柳胺配制的标准储备溶液或直接使用有证标准物质，取不同体积标准使用溶液用甲醇配制成标准系列溶液。可配制浓度分别为 0.2μg/mL、1.0μg/mL、5.0μg/mL 和 25.0μg/mL 的标准系列溶液，现用现配。以质量浓度为横坐标，以峰面积为纵坐标，绘制标准曲线。

进样 10μL，进行高效液相色谱分析。根据保留时间定性。根据峰面积从标准曲线上得到相应物质的质量浓度。标准物质的液相色谱图见图 3-12。

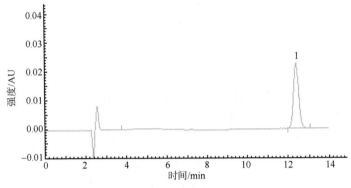

图 3-12　氯硝柳胺标准的液相色谱图
1. 氯硝柳胺

（五）应用特点

该方法选择性强，精密度高，准确度好，适用于生活饮用水中氯硝柳胺的检测。经 4 家实验室对浓度范围为 0.01～1.25mg/L 的加标水样进行测定，相对标准偏差均小于 5%，加标回收率范围为 95%～104%。

参 考 文 献

李发美，2003. 分析化学. 5 版. 北京：人民卫生出版社.

毌福海，2015. 分析化学. 2 版. 北京：人民卫生出版社.

谢孟峡，刘媛，丁雅韵，2001. 现代高效液相色谱技术的发展. 现代仪器与医疗，（1）：30-32.

杨先碧，阮慎康，1998. 高效液相色谱发展史. 化学通报，（11）：56-60.

张玉奎，张维冰，邹汉法，等，2016. 分析化学手册. 第六分册. 液相色谱分析. 3 版. 北京：化学工业出版社.

邹学贤，2006. 分析化学. 北京：人民卫生出版社.

第四章 离子色谱法

第一节 概 述

一、发 展 历 程

（一）技术发展

离子色谱法（ion chromatography，IC）是利用被测物质的离子性进行分离和检测的液相色谱法。离子色谱是高效液相色谱的一种模式，故又称高效离子色谱（HPIC）或现代离子色谱，是分析阴离子和阳离子的一种液相色谱方法。其有别于传统离子交换色谱柱色谱的主要方面是树脂具有很高的交联度和较低的交换容量，进样体积很小，用柱塞泵输送淋洗液通常对淋出液进行在线自动连续电导检测。

离子色谱的诞生主要受现代工业对环境污染引发的水质检测需求的影响。早在 20 世纪 40 年代，离子交换树脂就已开始被应用于分离离子性物质，但那时的填料物颗粒的粒径较大且很不均匀，主要被装填于玻璃柱管中，而且流动相主要是靠重力自然流下，只能进行比较简单的分离，不能对柱流出物进行连续检测，并且分离效果很差、耗时也长。到了 20 世纪 60 年代后期，离子交换树脂的性能有了很大改进，并且流动相的输送采用高压分析泵，显著提高了离子交换树脂的分离性能和分析速度。然而，其所使用的流动相都是强电解质溶液，背景电导值非常高，以至于被测离子洗脱到流动相中引起的电导值变化较小，故无法直接用电导检测器区分流动相中的待测离子和淋洗离子，而紫外或可见分光光度检测器的适用范围有限，又只能对少数离子性物质进行检测。1975 年，美国陶氏（Dow）化学公司的 H. Small 等引进了一种称为抑制柱的技术，以低交换容量的阴离子或阳离子交换柱为分离柱，串联一根称为抑制柱的与分离柱填料相反的离子交换树脂柱，以强电解质作为流动相对无机离子进行分离，成功地解决了用电导检测器连续检测柱流出物的难题。抑制柱后来发展为现在的抑制器概念。

1979 年，美国艾奥瓦州立大学的 Gjerde 等建立了单柱型（非抑制型）离子色谱，以弱电解质作为流动相，首次提出了非抑制型的电导检测离子色谱技术。与此同时，与 Gjerde 同一大学的 Dennis Johnson 教授发明了脉冲安培检测器。之后脉冲安培检测器得到了非常广泛的应用，特别是在生物领域（如糖、氨基酸、抗生素等分析）有非常重要的应用。从此，有了真正意义上的离子色谱法，其也因此作为一门重要的色谱分离技术从液相色谱法中独立出来。由 Dow 公司组建的戴安（Dionex）公司在 1975 年生产出了世界上第一台商品化的离子色谱仪并申请了专利，20 世纪 80 年代得克萨斯大学阿灵顿分校的 Purnendu Dasgupta 建立了连续再生抑制应用技术，并在此基础上产生了新一代的离子色谱。

离子色谱自问世以来，至今已有 40 多年的发展历程，其一直是分析化学领域的快速分析技术之一，目前已发展成为多种离子分离和检测手段。一直以来，针对阴离子的分析，缺乏快速灵敏的方法，通常沿用经典的容量法、重量法和光度法等。这些方法大都操作步骤冗长且费时，需用多种化学试剂，灵敏度低且有干扰。离子色谱具有快速、灵敏、选择性好和同时测定多组分的优点，其中很多是目前难以用其他方法测定的离子，尤其是阴离子。离子色谱对阴离子的分析是分析化学中的一项新突破。如果说高频电感耦合等离子体质谱（ICP-MS）是目前同时测定多元素的快速、灵敏而准确的分析方法，则同时测定多种阴离子的快速、灵敏而准确的分析方法当首推离子色谱法。离子色谱对阳离子分析的突出贡献是对 NH_4^+ 和有机胺的分析，因为这些化合物很难用其他仪器分析方法完成。现在离子色谱的应用已主要从无机阴、阳离子分析扩展到有机化合物分析，特别是其可用于分析难以用气相色谱和液相色谱分析的极性较强的水溶性化合物。离子色谱分析的灵敏度高，可分析的浓度范围为 μg/L 级至数百 mg/L 级。该方法直接进样，电导检测，对常见阴离子的检出限小于 10μg/L。对电厂、核电厂及半导体工业所用高纯水，可通过增加进样量，采用微孔柱（直径 2mm）或在线浓缩等方法检测，检出限可达 pg/L 级或更低。脉冲安培检测器对具有电化学活泼性化合物的检测限低，达 fmol 级。因此，离子色谱是兼具灵敏、快速、选择性佳及能同时测定多种离子优点的先进仪器分析方法。

（二）离子色谱仪的主要部件

离子色谱仪主要部件包括抑制器、淋洗液发生器、检测器、固定相（分离柱的主要组成部分）等。

抑制器是在分离柱和检测器之间降低背景电导值，从而提高检测灵敏度的装置。其发展经历了四个阶段，从最早的树脂填充的抑制器到纤维膜抑制器，再到平板微膜抑制器，再到先进的只加水、高抑制容量、电解和微膜结合、自动连续工作的抑制器。抑制器最初由 H. Small 等提出，树脂填充抑制柱是离子色谱的第一代抑制柱，它使得离子色谱成为一种广泛的商业技术。然而，填充抑制柱抑制容量不高，需定期再生，且死体积比较大，对弱酸弱碱离子不排斥，目前已基本不再使用。为了克服填充抑制柱的缺点，人们对填充抑制柱进行了改进，在其抑制柱中加入指示剂，使抑制柱可以通过颜色的变化指示其再生情况。1981 年，Steven 等发明了中空纤维抑制柱，这是第一种以膜为基础的抑制器装置，其死体积比填充抑制柱要小很多，并且减少了柱外效应和对谱带的扩散作用。随后 1992 年 Dionex 公司对自再生抑制器进行了产业化，不仅使色谱系统能持续操作，无须填充抑制柱脱线再生，而且能够得到更好的峰形和再现性，提高了离子色谱仪的灵敏度、可靠性。人们把使用抑制柱的离子色谱法称为双柱离子色谱法（double column IC）或抑制型离子色谱法（suppressed IC）。

淋洗液发生器能避免基线漂移，增加灵敏度，提高分离度，保证色谱峰积分的良好重复性。最早电解的纯化产生了氢氧根的淋洗，这就是所谓淋洗液发生器的初期。1998 年 Dionex 公司开始研制生产淋洗液发生器，目前主要有氢氧根体系淋洗液发生器、碳酸根体系淋洗液发生器和甲磺酸体系淋洗液发生器等。

离子色谱常用的电化学检测器有三种，即电导、安培、积分安培（包括脉冲安培）。1979 年，Gjerde 等用弱电解质作为流动相。因流动相本身的电导率较低，不必用抑制柱就可以用电导检测器直接检测。人们把不使用抑制柱的离子色谱法称为单柱离子色谱法（single column IC）或非抑制型离子色谱法（non-suppressed IC）。电导检测器是离子色谱的通用型检测器。脉冲安培检测器最早由艾奥瓦州立大学的 Dennis Johnson 建立，20 世纪 80 年代中期，Dionex 公司将其商品化并用金电极测定糖类。积分脉冲安培检测器出现于 20 世纪 90 年代初，后被商业化，其应用范围愈加广泛，可用于胺类、含硫化合物等的分析。20 世纪 90 年代末，在积分脉冲安培检测器的基础上产生了生物液相色谱仪和氨基酸分析系统。

固定相是离子色谱仪的一个关键部件，离子交换剂是目前应用最为广泛的固定相。1975 年，H. Small 建立了乳胶附聚型固定相，该固定相性能相对较好，目前仍在使用，但其也存在一些缺点，如其水负峰和氟离子比较接近，而对一、二价阳离子分离差别较大，且有亲水性差等问题。为了解决这些问题，1980 年，接枝型固定相产生。该类固定相亲水性更好，水负峰和氟离了可较好地分开，且交换容量增加。在此基础上，人们又发明了季铵烷醇类固定相，该类固定相亲水性更好。而马来酸根固定相则不需要梯度或者其他方式就可实现一、二价阳离子的几乎同时分离。20 世纪 90 年代末期，穴状化合物基固定相诞生，该固定相主要是将穴状化合物基团接到色谱柱上，可实现可变交换容量。随着液相色谱的发展，又产生了整体柱，其可应用于离子色谱领域。整体柱的诞生加快了离子色谱的分析速度。

二、基 本 原 理

（一）原理

离子色谱分离是根据离子交换原理，利用离子交换树脂上可离解的离子与流动相中具有相同电荷的溶质离子之间进行的可逆交换和分析物溶质对交换剂亲和力的差别而实现分离。离子色谱的固定相可分为阳离子交换剂和阴离子交换剂，适用于亲水性阴、阳离子的分离。

阳离子色谱普遍采用带有磺酸离子交换官能团的阳离子交换树脂，而阴离子色谱常采用带有季铵盐离子官能团的阴离子交换树脂，流动相携带待测组分离子进入带有离子交换树脂的色谱柱中，待测离子与离子交换树脂固定相上的带电荷基团发生可逆交换反应，根据待测离子和固定相中离子交换树脂亲和力的大小，待测离子先后被洗脱分离，待测离子经抑制器抑制，流入电导检测器以电导率信号值表示。

根据分离机制，离子色谱可分为高效离子交换色谱（HPIC）、离子排斥色谱（HPIEC）和离子对色谱（MPIC）三种类别。高效离子交换色谱的分离机制主要是离子交换，离子排斥色谱的分离机制主要是离子排斥，而离子对色谱的分离机制则主要基于吸附和离子对的形成。目前应用最为广泛的是高效离子交换色谱。

1. 高效离子交换色谱

高效离子交换色谱应用离子交换原理，离子交换分离是流动相与固定相上的离子交换基团之间发生的离子交换过程。离子交换色谱主要用于无机、有机阴离子和阳离子的分离。离子交换色谱是最常用的离子色谱，其主要填料类型为有机离子交换树脂，以苯乙烯二乙烯苯共聚体为骨架，在苯环上引入磺酸基，形成强酸性阳离子交换树脂，引入叔胺基形成季胺型强碱性阴离子交换树脂，此交换树脂具有大孔或薄壳型或多孔表面层型的物理结构，便于快速达到交换平衡，离子交换树脂耐酸碱，易再生处理、使用寿命长，缺点是机械强度差、易溶胀、易受有机物污染。

2. 离子排斥色谱

离子排斥色谱的分离机制包括 Donnon 膜排斥、空间排阻和吸附。根据 Donnon 膜排斥效应，电离组分受排斥不被保留，而弱酸则有一定保留的原理，制成离子排斥色谱。其主要用于有机酸、无机含氧酸根（如硼酸根、碳酸根和硫酸根）和醇类等的分离。离子排斥色谱主要以高交换容量的磺化 H 型阳离子交换树脂为填料，以稀盐酸为淋洗液。固定相主要是高交换容量的总体磺化的聚苯乙烯-二乙烯基苯阳离子交换树脂。离子排斥色谱一个特别的优点是可用于弱无机酸或有机酸与在强酸性介质中完全离解的强酸的分离。强酸不被保留，在死体积被洗脱。

3. 离子对色谱

离子对色谱的主要分离机制是吸附，其固定相为疏水型的中性填料，主要是弱极性和高表面积的中性多孔聚苯乙烯二乙烯基苯树脂及弱极性的辛烷或十八烷基键合硅胶两类。分离的选择性主要由流动相决定。流动相由含有离子对试剂和含适量有机溶剂的水溶液组成。离子对是指其电荷与待测离子相反，并能与之生成疏水性离子对化合物的表面活性剂离子，用于阴离子分离的离子对是烷基胺类如氢氧化四丁基铵、氢氧化十六烷基三甲烷等，用于阳离子分离的离子对是烷基磺酸类，如己烷磺酸钠、庚烷磺酸钠等，此类离子对的非极性端亲脂、极性端亲水，其 CH_2 键越多，则离子对化合物在固定相的保留越强，在极性流动相中，往往加入一些有机溶剂以加快淋洗速度。此法主要用于疏水性阴离子及金属络合物的分离，有机改进剂和离子对试剂的选择取决于待测离子的性质。离子对色谱主要用于表面活性阴离子、阳离子及金属络合物的分离。

4. 其他分离方式

除上述三种主要分离方式之外，反相液相色谱（RPLC）也是一种离子色谱分离方式，反相液相色谱在极性和离子型化合物分离中的应用也越来越普遍。

（二）仪器构造

离子色谱仪的工作过程是输液泵将流动相以稳定的流速（或压力）输送至分析体系，在色谱柱之前通过进样器导入样品，流动相将样品带入色谱柱，在色谱柱中各组分被分离，并依次随流动相流至检测器。抑制型离子色谱则在电导检测器之前增加一个抑制系统，即用另一个高压输液泵将再生液输送到抑制器，在抑制器中，流动相的背景电导被降低，然后将流出物导入电导检测池。检测到的信号被传送至数据系统进行记录、处理或保存。非抑制型离子色谱仪不用抑制器和输送再生液的高压泵，因此仪器的结构相对简单得多，价格也要低很多。

离子色谱系统的构成与 HPLC 相同，仪器由流动相传送部分、分离柱、检测器和数据处理四部分组成，在需要抑制背景电导的情况下通常还配有微膜抑制器或类似抑制器，详见图 4-1。和一般的 HPLC 仪器一样，离子色谱仪一般也是先做成一个个单元组件，然后根据分析要求将各所需单元组件组合起来。其最基本的组件是流动相容器、高压输液泵、进样器、色谱柱、检测器和数据处理系统。此外，可根据需要配置流动相在线脱气装置、自动进样系统、流动相抑制系统、柱后反应系统和全自动控制系统等。离子色谱仪与 HPLC 的主要不同之处是离子色谱的流动相要求耐酸碱腐蚀，以及在可与水互溶的有机溶剂（如乙腈、甲醇和丙酮等）中不溶胀的系统。因此，流动相通过的管道、阀门、泵、柱子及接头等均不宜用不锈钢材料，而是用耐酸碱腐蚀的聚醚醚酮（PEEK）材料的全塑离子色谱系统。离子色谱最重要的部件之一——分离柱，柱管材料应是惰性的，一般均在室温下使用。高效柱和特殊性能分离柱的研制成功是离子色谱迅速发展的关键。

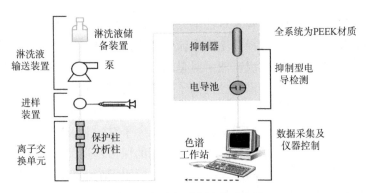

图 4-1 离子色谱仪结构示意图

离子色谱的检测器分为两大类，即电化学检测器和光学检测器。电化学检测器包括电导检测器、安培检测器和积分安培检测器。电导检测器是离子色谱的主要检测器，分为抑制型和非抑制型（也称单柱型）两种。抑制型电导检测器能够显著提高电导检测器的灵敏度和选择性，可用高浓度的淋洗液和高离子交换容量的分离柱，因此，现代离子色谱中主要用抑制型电导检测器。安培检测器也有两种，即单电位安培检测器（或称直流安培检测器）和多电位安培检测器（或称脉冲安培检测器）。多电位安培检测器除工作电位外，另加一个较工作电位为正的清洗电位和一个较工作电位为负的清洗电位，其用于直流安培检测器不能测定的易使电极中毒的化合物，如糖类、醇类和氨基酸等。光学检测器包括紫外-可见光检测器和荧光检测器。紫外-可见光检测器与普通液相色谱中所用者无明显区别，用可见波长区时，常加进柱后衍生反应器，如薄膜反应器或三通。被测离子进入检测器之前在薄膜反应器中与显色剂反应，由于薄膜反应器具有特殊结构，可使显色剂与待测组分充分混合并加速显色反应。其主要用于溴酸盐、碘酸盐、多价阴离子、硅、过渡金属、重金属和稀有元素等的测定。

抑制器是在分离柱和检测器之间降低背景电导值而提高检测灵敏度的装置。抑制器是离子色谱的核心技术元件之一，它可有效降低系统背景与基线噪声，消除水负峰，提高检测组分响应值。当今离子色谱系统最为常见的抑制器除了以膜为基础的抑制器外，就是电化学自再生抑制器。微膜抑制器的突出优点是死体积非常小（<50μL）且抑制容量高，能进行梯度淋洗，并在进行高灵敏度分析时得到稳定的基线。作为抑制方式，自再生抑制器与膜相似的平板膜设计不同的是，它的 H^+ 源和 OH^- 源不是通过再生液得到的，而是通过水的电解产生的，其水源可以外接蒸馏水，也可以是检测器流出的淋洗液。

（三）主要性能指标

离子色谱仪最基本的组件是流动相容器、高压输液泵、进样器、色谱柱、检测器和数据处理系统。此外，可根据需要配置流动相在线脱气装置、自动进样系统、流动相抑制系统、柱后反应系统和全自动控制系统等。由于离子色谱仪是精密仪器，其日常维护与保养对于仪器的使用寿命及监测精度都有重要的影响。

1. 淋洗液

淋洗液作为系统的流动相，其品质对分析结果有重要影响。分析阴离子可选择碳酸根体系和氢氧化物体系两种淋洗液系统。分析阳离子一般采用甲烷磺酸作为淋洗液。流动相的脱气是离子色谱分析过程中的一个重要环节。输液泵的扰动或色谱柱前后的压力变化及抑制过程均可能导致流动相中溶解的气体析出，形成小气泡。这些小气泡会产生很多尖锐的噪声峰，较大的气泡还可能引起输液泵流速的变化，因此要对流动相进行脱气处理。

2. 色谱柱

离子色谱作为一种色谱分析手段，其最核心的技术无疑是分离技术。只有在色谱柱可以保证顺利完成目标应用的前提下，才能进一步寻求改善分离与定量结果的方法。现有的离子色谱柱可以很好地实现含量差别很大样品中不同组分的同时检测。

为保护色谱柱不受外来物质侵害，对分离效率产生影响，对淋洗液、样品进行微孔过滤（0.45μm 过滤器），并通过吸液过滤头吸取淋洗液。色谱柱堵塞会导致系统压力上升，分离能力变差会导致保留时间波动、样品重复测量平行性差。色谱柱接入系统时，需要先冲洗 10min 以上再接检测器，冲洗时出口向上，便于将气泡赶出。色谱柱在淋洗液的环境中密封保存就可以了，尽量避免用水冲洗，因为色谱柱在酸性或者碱性条件下更容易抑制细菌的生长，而且更接近使用环境，如果纯水保存很容易变质。另外，色谱柱最难承受有机物和重金属的干扰，进样时应尽量避免此两种物质进入。如果长时间不使用色谱柱，也要定期使用淋洗液进行清洗，以防止内部干燥和细菌生长。

3. 高压输液泵

高压输液泵是离子色谱仪的动力源，其作用是将流动相输入分离系统，使样品在分离柱中完成分离过程。高压输液泵的性能好坏直接影响仪器结果的可靠性。离子色谱用的高压输液泵应具备流量稳定、耐腐蚀、压力波动小、更换溶剂方便、死体积小、易于清洗和更换溶剂等性能。高压输液泵在工作正常的情况下，系统压力和流量稳定，噪声很小，色谱峰形正常。要经常用去离子水对泵进行清洗，泵头内比较重要的部件就是单向阀、宝石杆、高压密封圈，一般出问题的地方也是这几个部件，使用碱性试剂很容易结晶，容易划伤这些部位，所以要保证完整充分的清洗。如果长期不使用仪器，也要定期进行清洗。

4. 抑制器

抑制器是离子色谱的核心组织之一，它可有效降低系统背景与基线噪声，消除水负峰，提高检测组分响应值。微膜抑制器由 3 个抑制元件组成，这些元件应用于循环回路中的抑制作用，可利用硫酸进行再生及用纯净水进行冲洗，分析流路外再生，可彻底去除有害物质。抑制器要避免在未通液体时空转。淋洗液或再生液流路堵塞、抑制器饱和均会造成系统压力突然上升、背景电导率过高等问题。若经过较长时间后，抑制元件受到污染，平常使用的再生溶液无法再将其彻底清除干净，将导致基线大幅上升。对于抑制器，最重要的是内部要保持湿润，所以如果长期不使用，一定要定期进行冲洗，冲洗完毕后将几个与大气相通的端口封闭保存。另外，如果没有液体经过抑制器，绝对不能开电流，否则内部的交换膜会被电解干裂，造成损坏。

5. 检测器

所有的离子化合物（有机离子、无机离子、强酸和强碱）及可被解离的化合物（弱酸和弱碱）的水溶液都能够导电。电导检测器是以离子色谱流动相中电导的变化作为定量依据的。电导检测器测量双铂电极两端间的电导，离子在该双铂电极两端间迁移：阴离子向阳极迁移，阳离子向阴极迁移，从而测量溶液的电阻。电导与电阻成反比。电导检测器具有极好的温度稳定性，这样便可保证测量条件的重现性。离子色谱检测器的选择应依据被测离子的性质、淋洗液的种类等因素。同一种物质也可选择多种检测器进行检测，只是每种检测器对物质的灵敏度是不一样的。检测器被污染主要是检测池被污染。检测池被污染后可使检测器的基线噪声变大，灵敏度下降。

（四）前处理技术

离子色谱分析洁净的自来水、地下水样品时，不需要样品前处理，有如下几种情况时需要进行预处理：①工业废水，生活污水，含有带色度或浊度的地表水；②待测物含量较高或较低；③含有蓝藻或浊度的水体；④样品类型是气体、固体；⑤待测离子之间的浓度差别大。离子色谱方法前处理技术主要分为以下几种。

1. 膜过滤法

膜过滤法是处理环境水质样品最通用的方法之一。按照滤膜孔径可分为 0.45μm 和 0.22μm 的滤膜或滤头，其主要用途是去除水质样品中的颗粒物，有条件的实验室可配备超滤模块，对成分简单的样品可采用在线过滤分析，可大大提高实验室工作效率，延长色谱柱的使用寿命。

2. 固相萃取法

固相萃取法利用的是选择性保留的原理。固相萃取过程包括平衡、保留、清洗、洗脱、再生。待测水样含有机物及干扰离子时，固相萃取法是首先选择的方法，该方法去除有机污染物的同时也可除去基质的干扰，快速简便。

3. 超声浸出法

当样品的形式是土壤、气体吸收滤膜时，可选择超声浸出法提取待测组分，以淋洗液或实验超纯水作为溶剂，最后样品要通过 0.45μm 或 0.22μm 的滤膜或滤头，以除去溶剂中的颗粒物。

4. 氧化消解法

氧化消解法主要是利用氧化剂将待测离子氧化成稳定离子后再行检测，适用于水体中总氢、氮氧化物、二氧化硫等项目的检测，该前处理方法操作简单、待测样品组分回收率高。

5. 活性炭吸附法

活性炭吸附法是另外一种消除有机物的方法，主要是针对含有胶体或染料的样品而采用的一种前处理技术。

三、应 用 领 域

近年来，离子色谱法正是以其分析速度快、灵敏度高、绿色友好、选择性好、过样体积小、多组分可同时分析、维护成本低、使用寿命长等优势而被广泛应用。离子色谱法应用范围很广，主要应用领域包括环境监测、生物制药、食品加工及化学工业等。

（一）无机阴离子检测

无机阴离子色谱检测是发展最早，也是目前最成熟的离子色谱检测方法，涉及的无机阴离子包括水相样品中的氟、氯、溴等卤素阴离子及硫酸根、硫代硫酸根、氰根等阴离子。无机阴离子色谱检测可广泛应用于饮用水水质检测，啤酒、饮料等食品的安全检测，废水排放达标检测，冶金工艺水样、石油工业样品等工业制品的质量控制。特别是由于卤素离子在电子工业中的残留受到越来越严格的限制，离子色谱被广泛应用到无卤素分析等重要工艺控制部门。

无机阴离子交换柱通常采用带有季铵官能团的交联树脂或其他具有类似性质的物质。常用的淋洗液为 Na_2CO_3 和 $NaHCO_3$ 按一定比例配制成的稀溶液，改变淋洗液的组成比例和浓度可控制不同阴离子的保留时间和出峰顺序。

（二）无机阳离子检测

无机阳离子检测和阴离子检测的原理类似，所不同的是采用了磺酸基阳离子交换柱，常用的淋洗液系统如酒石酸/二甲基吡啶酸系统，可有效分析水相样品中的 Li^+、Na^+、NH_4^+、K^+、Ca^{2+}、Mg^{2+}等离子。

（三）有机阴离子和有机阳离子分析

随着离子色谱技术的发展，新的分析设备和分离方法不断出现，逐渐发展至可分析生物样品中的某些复杂离子，目前较成熟的应用如下。

1）生物胺的检测：可有效分析腐胺、组胺、尸胺等成分，已经成为刑事侦查系统和法医学的重要检测手段。

2）有机酸的检测：可有效分析包括乳酸、甲酸、乙酸、丙酸、丁酸、异丁酸、戊酸、异戊酸、苹果酸、柠檬酸等各种有机酸成分，成为微生物发酵工业、食品工业简便有效的分离方法。

3）糖类分析：目前已经开发出各种糖类（包括葡萄糖、乳糖、木糖、阿拉伯糖、蔗糖等）分析方法，其在食品工业中的应用尤其广泛。

（四）离子色谱联用技术

随着离子色谱的广泛应用，离子色谱检测技术已由单一的化学抑制型电导法发展为电化学、光化学和其他多种分析仪器联用的方法，如与原子吸收、原子发射光谱和电感耦合等离子体原子发射光谱联用等。

离子色谱联用技术是离子色谱发展的一个方向，广泛应用于食品、化学、环境、医药、运动医学、刑事科学技术、生命科学、材料等各个领域。离子色谱可与各品牌的 ICP-MS 联用，更好地实现元素的形态及价态分析要求；可与各品牌的 MS 联用，更好地实现定性及痕量组分分析要求。离子色谱与质谱的联用使灵敏度更高、选择性更强、应用面也更广。

关于离子色谱仪与多种仪器联用的报道已有不少，如离子色谱串联四极杆质谱仪（IC-MS）、离子色谱-电感耦合等离子体质谱联用（IC-ICP-MS）等，解决了形态、价态分析时的几个问题，如砷、溴、碘、铬、铁、硒、汞、锡等形态和价态分析。采用离子色谱串联四极杆质谱法直接进样测定自来水中的 g/L 级有害卤代乙酸离子，省去烦冗的衍生处理及预浓缩处理，大大提高了检测方法的灵敏度和可操作性，结果令人满意。采用离子色谱-质谱法测定生活饮用水中草甘膦和氨甲基磷酸，方法简单、快速、灵敏，值得大范围推广和使用。离子色谱法目前在各领域中已经发挥了不可代替的作用。

近年来又出现了多功能离子色谱，最多可拓展至双系统。它不仅可应用于常规阴阳离子分析，更是一台集生物液相、氨基酸分析、糖分析、反相色谱等功能于一身的多功能色谱仪，还可兼容毛细管系统的离子色谱。

离子色谱联用技术的优点主要有获取定性或定量信息、检测单一分子或原子、检测分子碎片、去除基体干扰、选择性强、灵敏度高；缺点是仪器昂贵、操作成本高，目前还不能大规模普及。

（五）离子色谱在生活饮用水及水源水中的应用

离子色谱在生活饮用水及水源水中经常检测的常见离子有阴离子 F^-、Cl^-、Br^-、NO_2^-、NO_3^-、SO_4^{2-}、PO_4^{3-}、SO_3^{2-}等；阳离子 Li^+、Na^+、NH_4^+、K^+、Mg^{2+}、Ca^{2+}等；消毒副产物 ClO_2^-、BrO_3^-、ClO_3^-、一氯乙酸（MCAA）、二氯乙酸（DCAA）、三氯乙酸（TCAA）、一溴乙酸（MBAA）、二溴乙酸（DBAA）等；有机酸和有机胺如甲酸、乙酸、丙烯酸、草酸、甲胺、二甲胺、三甲胺、乙醇胺等，以及其他化合物如碘化物、铬化合物（六价铬）、氰化物、硫化物、草甘膦、高氯酸盐等，详见表4-1。《生活饮用水卫生标准》（GB 5749—2022）常规指标中涉及用离子色谱法检测的指标有氟化物、硝酸盐、氯化物、硫酸盐、溴酸盐、亚氯酸盐、氯酸盐、二氯乙酸、三氯乙酸；扩展指标中涉及用离子色谱法检测的指标有高氯酸盐、草甘膦、钠；参考指标中涉及用离子色谱法检测的指标有丙烯酸、碘乙酸，可以看出近十年来采用离子色谱法检测的指标越来越多了，随着离子色谱技术和应用的不断发展，其在生活饮用水及水源水中将会有更广泛的应用前景。

表4-1 离子色谱在生活饮用水及水源水中涉及的检测项目

无机非金属		金属和类金属	有机物	消毒副产物			农药
常规阴离子	高氯酸盐	常规阳离子	有机酸	卤氧酸	卤乙酸		
F^-	ClO_4^-	Li^+	丙烯酸	ClO_2^-	一氯乙酸	草甘膦	
Cl^-		Na^+		BrO_3^-	一溴乙酸	氨甲基膦酸	
NO_3^-		K^+		ClO_3^-	二氯乙酸		
SO_4^{2-}		Mg^{2+}			二溴乙酸		
		Ca^{2+}			三氯乙酸		
参考进样量（μL） 25	500	25	100	100/500	500	100	
色谱柱 AS22	AS20	CS12A	AS11-HC	AS9-HC/AS19	AS19	AS19	

第二节 方法应用

一、高氯酸盐的检测分析

（一）指标情况

高氯酸盐是一种有毒的无机化学物质，其在自然界中天然存在，也可人工合成制备。高氯酸盐物理化学性质极其稳定，是高熔点无机盐，可在自然水系中持续迁移。高氯酸盐还是一种强效的氧化剂，在高温下易发生爆炸。高氯酸盐主要的人为来源是高氯酸铵、高氯酸钾等高氯酸盐类的生产。合成的高氯酸盐主要用作火箭燃料、烟火中的氧化剂及安全气囊中的爆炸物，同时，其还广泛应用于火柴、脱水剂、安全报警装置、干燥剂生产等领域，在生产过程中会产生大量含有高氯酸盐的废水，这些废水具有较高的环境污染风险。高氯酸盐是一种持久性污染物，常见的强还原剂很难将其还原，溶解后的高氯酸根离子性质稳定，在自然水环境中可以稳定存在几十年。我国在《生活饮用水卫生标准》（GB 5749—2022）扩展指标中将高氯酸盐限值定为 0.07mg/L。

离子色谱-电导检测法是高氯酸盐的主要检测方法，该方法主要用于 μg/L 级以上浓度高氯酸盐的检测。使用氢氧根系统淋洗液或碳酸盐系统淋洗液均可完成高氯酸盐的检测。

若使用氢氧根系统淋洗液，水样中的 ClO_4^- 和其他阴离子随氢氧化钾（或氢氧化钠）淋洗液进入阴离子交换分离系统（由保护柱和分析柱组成），以分析柱对各离子的不同亲和力进行分离，已分离的阴离子经阴离子抑制系统转化成具有高电导率的强酸，而淋洗液则转化成低电导率的水，由电导检测器测量各种阴离子组分的电导率，以保留时间定性，以峰面积或峰高定量。

采用直接进样法，水样经过滤膜过滤后，直接上机进样进行检测，最低检测质量浓度可达到 5μg/L。该方法适用于生活饮用水中高氯酸盐的测定。

（二）样品前处理

采样容器为螺口高密度聚乙烯瓶或聚丙烯瓶。采样时，为减少储存过程中产生厌氧条件的可能性，不需满瓶采样，容器顶部至少留出 1/3 的空隙。水样采集后于 0~4℃冷藏密封保存，保存时间为 28 天。将水样经 0.22μm 针式微孔滤膜过滤后进行测定。

若水样中硫酸盐的浓度大于 300mg/L，可先经 IC-Ba 预处理柱过滤，降低水样中硫酸盐的浓度，消除基质干扰后测定。

（三）仪器参数条件

1. 氢氧根淋洗液系统

阴离子分析柱为具有烷醇季铵官能团的强亲水性分析柱（250mm×4mm）或其他等效分析柱，填充材料为大孔苯乙烯/二乙烯基苯高聚合物。阴离子保护柱为具有烷醇季铵官能团的强亲水性保护柱（50mm×4mm）或其他等效保护柱，填充材料为大孔苯乙烯/二乙烯基苯高聚合物。阴离子抑制器电流为112mA。淋洗液可使用45mmol/L 的 KOH 溶液，柱温为30℃，池温为35℃。淋洗液流速为 1.0mL/min，进样体积为 500μL。

2. 碳酸氢根淋洗液系统

阴离子保护柱为具有季铵官能团的保护柱或相当的保护柱，填充材料为聚乙烯醇高聚合物。阴离子分析柱为具有季铵官能团的分析柱或相当的分析柱（250mm×4mm），填充材料为聚乙烯醇高聚合物。阴离子抑制器为双抑制系统或相当的抑制器，淋洗液 4.0mmol/L Na_2CO_3 + 1.7mmol/L $NaHCO_3$ 等度淋洗（淋洗液需用超声清洗器脱气后使用），流速1.0mL/min；柱温为50℃，进样体积为250μL。

（四）结果处理

样品测定时将预处理后的水样直接进样，进样体积为 250μL 或 500μL，分析时间一般为 20~25min，若样品基质复杂，含有强保留物质，可适当延长分析时间。采用外标法进行定量分析，标准曲线绘制时分别吸取 10.0mg/L 高氯酸盐标准使用溶液，用纯水配制成 0.005mg/L、0.010mg/L、0.020mg/L、0.030mg/L、0.050mg/L、0.070mg/L、0.090mg/L、0.110mg/L、0.140mg/L（以 ClO_4^- 计）的标准系列溶液，按照浓度由低到高的顺序进样检测，记录保留时间及峰面积，以峰面积-浓度作图，得到标准曲线回归方程。高氯酸盐的质量浓度可以直接在标准曲线上查得。若测得的高氯酸盐浓度大于方法线性范围上限，将水样中高氯酸盐浓度稀释至线性范围内，重新测定。

需要注意空白样品测定，以实验用纯水代替样品，每批做空白样品测定，其他分析步骤与样品测定完全相同。

（五）应用特点

通过对水样中的高氯酸盐稳定性进行研究，发现其较为稳定。制备低、中、高（5μg/L、70μg/L、130μg/L）3 个浓度的自来水加标样品并测定，通过对比不同采样瓶材质、储存温度、储存时长，研究水样中高氯酸盐的稳定性。将加标样品置于聚丙烯瓶（PP 瓶）和聚乙烯瓶（PE 瓶）中储存，分别在室温（20℃）和低温（4℃）条件下放置，于第 1 天、第 2 天、第 3 天、第 4 天、第 5 天、第 14 天、第 21 天、第 28 天测定高氯酸盐。在不同温度的保存条件下，使用聚乙烯瓶保存的样品中的高氯酸盐降解率为-0.58%～11.41%，使用聚丙烯瓶保存的样品中的高氯酸盐降解率为-2.03%～6.94%。由结果可见，在 28 天的保存周期内，高氯酸盐降解程度在可接受范围内。

离子色谱法测定高氯酸盐简单快速，可用于生活饮用水中高氯酸盐的分析检测。用氢氧根淋洗液系统测定饮用水中的高氯酸盐，6 家实验室在 0.005～0.13mg/L 浓度范围选择低、中、高浓度分别对生活饮用水进行 6 次加标，生活饮用水测定的相对标准偏差为 0.19%～9.3%，加标回收率为 84%～118%。用碳酸氢根淋洗液系统测定饮用水中的高氯酸盐，6 家实验室在 0.005～0.13mg/L 浓度范围选择低、中、高浓度分别对生活饮用水进行 6 次加标，生活饮用水测定的相对标准偏差为 0～12%，加标回收率为 84.6%～120%。经多家验证单位对该方法进行验证，表明方法适用性强、稳定可靠，各项技术指标能够满足相关国家标准对生活饮用水中高氯酸盐的检测要求。

二、丙烯酸的检测分析

（一）指标情况

丙烯酸是丙烯酸树脂及丙烯酸酯类树脂的主要原料，是不饱和羧酸，由一个乙烯基和一个羧基组成，是一种极性化合物，易溶于水，可混溶于乙醇、乙醚，有刺激性气味，具有中等毒性，对皮肤、眼睛和呼吸道黏膜有强烈的刺激性。丙烯酸及其相关产品广泛应用于塑料、纺织、建材、皮革、包装材料等众多行业。以丙烯酸为原料的相关产品中可能存在少量的丙烯酸单体残留，可通过材料接触进入水体。目前，WHO 和美国 EPA 均没有关于生活饮用水中丙烯酸的标准，我国《生活饮用水卫生标准》（GB 5749—2022）将丙烯酸作为参考指标，其限值定为 0.5mg/L。

丙烯酸的检测方法主要包括离子色谱法、气相色谱法、高效液相色谱法等，丙烯酸为不饱和羧酸，含有极性强的羧基，是一种极性化合物，一般不溶于有机溶剂，溶于水，为可电离物质，在水溶液中带负电荷，有较低的 pK_a 值，故可用电导检测器检测，从而为离子色谱检测提供了可能。采用离子色谱法进行检测，不需要对水样进行复杂前处理，所需样品量少，可以快速上机测定，也无须使用有机溶剂的前处理，环境友好且检测效率高，适用于生活饮用水及水源水中丙烯酸的测定。

采用离子色谱测定时，水样中的丙烯酸阴离子随氢氧化钾（或氢氧化钠）淋洗液进入阴离子交换分离系统（由保护柱和分离柱组成），根据分离柱对各离子亲和度的差异被分离，经阴离子抑制后，由电导检测器测量，以丙烯酸的相对保留时间进行定性分析，以色谱峰面积或峰高进行定量测定。

（二）样品前处理

使用清洁干燥的 250mL 棕色玻璃瓶采集水样，采集的水样在 0~4℃冷藏避光运输或保存，保存时间为 14 天。样品经 0.22μm 孔径聚偏氟乙烯材质滤膜过滤后进行测定。

（三）仪器参数条件

采用离子色谱仪进行定性和定量分析，离子色谱仪配有电导检测器。阴离子色谱柱填料为聚苯乙烯-二乙烯基苯共聚物（4mm×250mm，5.5μm）或其他等效色谱柱。阴离子保护柱为有机酸阴离子保护柱（4mm×50mm）或其他等效保护柱。抑制器为阴离子抑制器或其他性能等效的抑制器。进样量为 100μL，柱箱温度为 35℃。抑制器电流为 124mA。淋洗液以 1.0mL/min 的流速进行梯度洗脱，0~12min，氢氧化钾浓度为 3mmol/L；12.1~20min，氢氧化钾浓度为 50mmol/L；20.1~25min，氢氧化钾浓度为 3mmol/L。

（四）结果处理

采用外标法进行定量分析，使用经过标定的丙烯酸标准储备溶液或直接使用有证标准物质，采用逐级稀释的方式配制丙烯酸标准系列溶液，可配制浓度为 0mg/L、0.005mg/L、0.010mg/L、0.020mg/L、0.040mg/L、0.080mg/L、0.120mg/L、0.160mg/L、0.200mg/L 的标准系列溶液。按照浓度由低到高的顺序，依次上机测定。以丙烯酸的质量浓度为横坐标，以丙烯酸的峰面积（或峰高）为纵坐标，绘制标准曲线。为确保标准曲线的有效性，标准样品进样完成后，进行一次单点校正。若进样量为 100μL，本方法最低检测质量浓度为 4.68μg/L。

（五）应用特点

采用丙烯酸与水样中常见阴离子氟化物、甲酸、亚氯酸盐、氯酸盐、氯化物、硫酸盐、硝酸盐混合进样，结果表明丙烯酸峰形对称、响应值高，干扰物质与丙烯酸可较好分离，对检测结果无干扰。

采用自来水加标的方法，配制浓度为 20μg/L、80μg/L 和 160μg/L 的模拟样品进行丙烯酸稳定性考察。实验发现样品储存温度对其稳定性影响较大，并应在 4℃冷藏、避光保存。14 天内对样品分别测定，浓度相对偏差为−6.6%~4.8%，均在±10% 范围内，样品较为稳定，因此样品保存时间以不超过 14 天为宜。

离子色谱-电导法测定丙烯酸，可满足检测灵敏度要求，检测时间短，所需样品量和试剂消耗量少，分析效率高。6 家实验室对浓度为 10～180μg/L 的丙烯酸进行精密度和准确度测试，低（20μg/L）、中（100μg/L）、高（180μg/L）浓度的水源水平均精密度（RSD）范围分别为 0.26%～6%、0.56%～5%、0.85%～3.2%，回收率范围分别为 79%～112%、97.8%～101%、94.1%～100%；低（20μg/L）、中（100μg/L）、高（180μg/L）浓度的生活饮用水测定的平均 RSD 范围分别为 0.16%～3.8%、0.14%～4.2%、0.17%～4.6%，回收率范围分别为 74.3%～110%、91.4%～105%、96.3%～117%。

三、草甘膦的检测分析

（一）指标情况

草甘膦是一种广谱除草剂，纯品为非挥发性白色固体，溶于水，不溶于一般的有机溶剂，高效低毒，是农业生产中应用最广泛的除草剂之一，其主要代谢产物为氨甲基膦酸（AMPA）。草甘膦易溶于水，可以通过对水草的利用、喷洒土壤的径流和喷雾的漂移进入地表水。近年来，随着社会对环境保护的日益重视，草甘膦对人类和环境的危害受到普遍关注。我国《生活饮用水卫生标准》（GB 5749—2022）将草甘膦列入水质扩展指标，草甘膦的限值定为 0.7mg/L。

草甘膦常用检测方法有高效液相色谱法、液相色谱-质谱串联法、气相色谱法等，气相色谱法、高效液相色谱法操作烦琐、费时；美国 EPA 方法 1990 和美国《水和废水标准检测方法》（第 20 版）中提供的草甘膦和氨甲基膦酸的检验方法均为高效液相-柱后衍生-荧光检测法。根据草甘膦和氨甲基膦酸溶于水后的离子性质，可使用离子色谱仪对水中草甘膦和氨甲基膦酸进行同时测定，使用此方法时，样品不需要前处理，可直接进行测定，操作简便快捷、结果重现性好、准确度高，相比其他方法能节约大量的人力和物力，便于普及。

水样中的草甘膦、氨甲基膦酸及其他阴离子随氢氧根体系（氢氧化钾或氢氧化钠）淋洗液进入离子交换柱系统（由保护柱和分离柱组成），根据分析柱对各离子的亲和力不同进行分离，已分离的草甘膦和氨甲基膦酸经抑制器系统转换成高电导率的离子型化合物，而淋洗液则转化成低电导率的水，由电导检测器测量各种组分的电导率，以保留时间定性，以峰面积或峰高定量。本方法仅用于生活饮用水的测定。

（二）样品前处理

草甘膦在矿物和玻璃表面有强吸附作用，样品采集使用聚丙烯瓶。草甘膦可在含氯消毒剂消毒过程中降解，采样时向每升含氯水样中加入抗坏血酸 0.02g 去除余氯。水样采集后在 0～4℃冷藏避光保存。为了防止分析柱、保护柱及管路堵塞，样品需经过 0.22μm 滤膜过滤后上机测定。

（三）仪器参数条件

离子色谱仪配有进样系统、阴离子抑制器、电导检测器及色谱工作站。分析柱为具有烷醇季铵官能团的分析柱[填充材料为大孔苯乙烯/二乙烯基苯高聚合物（250mm×4mm）]或其他等效分析柱。保护柱为具有烷醇季铵官能团的保护柱[填充材料为大孔苯乙烯/二乙烯基苯高聚合物（50mm×4mm）]或其他等效保护柱。柱温为 25℃。抑制电流为 75mA。淋洗液以 1.0mL/min 的流速进行梯度洗脱，0～25min，氢氧化钾浓度为 12mmol/L；25～40min，氢氧化钾浓度为 30mmol/L；40.1～50min，氢氧化钾浓度为 3mmol/L。进样体积为 100μL。

（四）结果处理

采用外标法进行定量分析，使用草甘膦和氨甲基膦酸混合标准溶液或直接使用有证标准物质，采用逐级稀释的方式配制草甘膦和氨甲基膦酸混合标准系列溶液，可配制浓度为 0.3mg/L、0.6mg/L、0.9mg/L、1.2mg/L、1.5mg/L 和 2.0mg/L 的草甘膦和氨甲基膦酸混合标准系列溶液，现用现配。按浓度从低到高的顺序，吸取标准系列溶液注入离子色谱仪进样测定，以峰高或峰面积对草甘膦和氨甲基膦酸的浓度绘制标准曲线。进样体积为 100μL 时，最低检测质量浓度为草甘膦，0.15mg/L；氨甲基膦酸，0.18mg/L。

样品测定时，将水样经 0.22μm 一次性水系针头滤器过滤除去浑浊物质后，取滤液注入离子色谱仪测定，以保留时间定性，以峰面积或峰高定量。由于电导检测器本身固有的性质，在测定大批样品时，每 10 个样品需测定 1 个标准样品，以消除检测器的误差。如结果为阳性，需用液相色谱法或质谱法进行验证。

（五）应用特点

饮用水中的余氯对草甘膦的测定有影响，配制含草甘膦 0.78mg/L 的自来水样品，分别加入不同浓度的有效氯，用 3,3′,5,5′-四甲基联苯胺比色法测定样品中的余氯，用离子色谱法测定样品中的草甘膦含量（表 4-2）。数据显示，随着水中余氯浓

表 4-2　不同浓度余氯下测得的草甘膦含量

水样余氯（mg/L）	草甘膦（mg/L）	水样余氯（mg/L）	草甘膦（mg/L）
0	0.778	1.0	<0.10
0.05	0.656	2.0	<0.10
0.1	0.633	3.0	<0.10
0.2	0.57	4.0	<0.10

度的升高，草甘膦的浓度逐渐降低，可见水中余氯对草甘膦的检测具有负干扰，因此在采样时需加入抗坏血酸除去余氯。

用余氯含量 0.3mg/L 的纯水配制草甘膦标准溶液进行测定，放置 1 天后草甘膦含量降低 29%，放置 2 天后草甘膦含量降至 38%。

利用离子色谱法测定饮用水中的草甘膦和氨甲基膦酸，可与水中的常见阴离子 Cl^-、SO_4^{2-}、NO_3^- 实现很好的分离。若水样中同时含有 250mg/L 氯化物和 250mg/L 硫酸盐，则不干扰草甘膦和氨甲基膦酸的测定。若水样中同时含有 Ca^{2+} 200mg/L、Mg^{2+} 20mg/L、Fe^{3+} 0.6mg/L、Mn^{2+} 0.2mg/L、Cu^{2+} 2.0mg/L、Zn^{2+} 2.0mg/L，对草甘膦和氨甲基膦酸加标后进行测定，其回收率良好。此外，一般的非离子有机物在离子电导检测时不会产生信号，也不会影响其测定。

5 家实验室对实际样品进行低、中、高浓度的加标回收试验，草甘膦和氨甲基膦酸的加标浓度为 0.2～1.0mg/L，测得草甘膦低、中、高浓度的回收率分别为 92.5%～101%、86.3%～100%、96.3%～102%，氨甲基膦酸低、中、高浓度的回收率分别为 81.3%～98.9%、96.5%～103%、97.9%～109%。

四、二氯乙酸、三氯乙酸的检测分析

（一）指标情况

二氯乙酸（DCAA）是有机合成反应的中间体，用于生产乙醛酸等。农业生产中，二氯乙酸可用于制备铁螯合物。在纤维制造中，二氯乙酸可作为分析试剂。除了工业使用，二氯乙酸的医学用途也十分重要。二氯乙酸能杀灭病毒和真菌，对几种葡萄球菌有活性，可用于合成氯霉素和尿囊素，是甲醛的替代品。三氯乙酸（TCAA）的主要用途是其钠盐可被用作选择性除草剂，主要对多年生牧草产生除灭作用，还用于甜菜、甘蔗、油菜种植中的除草。三氯乙酸还用作金属表面处理中的蚀刻剂或酸洗剂、塑料工业中的溶胀剂和溶剂、纺织后处理的辅助剂等。水体中的三氯乙酸是在含有腐殖质的水的氯化过程中作为副产物生成的，并且可能在含有天然有机物质的原水氯消毒后出现于饮用水或游泳池中。《生活饮用水卫生标准》（GB 5749—2022）常规指标中将二氯乙酸的限值定为 0.05mg/L，将三氯乙酸的限值定为 0.1mg/L。

卤乙酸的检测方法有气相色谱法、离子色谱法、离子色谱-质谱法。气相色谱法测定卤乙酸时，用有机溶剂配制的标准溶液非常容易挥发，在进行气相顶空分析时如密封不好很容易造成样品的损失，影响实验的准确性。虽然毛细管柱分离灵敏度较高，但分析实际样品时发现有很多杂峰会干扰卤乙酸的测定，且不宜控制，同时电子捕获检测器是一种选择型的检测器，其检测灵敏度取决于被测卤乙酸的电负性大小，对一氯乙酸（MCAA）和一溴乙酸（MBAA）的检测灵敏度明显低于二氯乙酸、三氯乙酸和二溴乙酸（DBAA）等。离子色谱法测定卤乙酸通常使用电导检测器，电导检测器是一种通用型检测器，一氯乙酸和一溴乙酸分离保留时间相对靠前，因此检测灵敏度要大于二氯乙酸和三氯乙酸。离子色谱法可同时分析测定一氯乙酸、一溴乙酸、二氯乙酸、二溴乙酸和三氯乙酸5种卤乙酸。该方法具有如下优点：①离子色谱属于液相色谱的分支，对离子型化合物的检测非常具有优势，且检验方法较为成熟，现已被国内外大量检验标准采用。②离子色谱仪在国内较为普及，基层检验机构配备比例高。③离子色谱法测定卤乙酸避免了液液萃取衍生-气相色谱法中复杂样品的前处理及对人和环境不利的有毒有害试剂的使用。样品只需简单过柱处理即可进行检测分析，从而有利于方法的重复性和准确性。

此外，卤乙酸检测方法中还有离子色谱-质谱法（IC-MS），其优点是定性和定量都更为准确，但是 IC-MS 法对仪器设备要求较高。

（二）样品前处理

采样容器为棕色螺口玻璃瓶，超纯水冲洗后晾干备用。水样采集后于 0～4℃ 冷藏保存，保存时间为 7 天。

为去除水中 Cl^- 和 SO_4^{2-} 对 DCAA 等离子的干扰，可将水样依次通过 Ba/Ag/H 柱和 0.2μm 微孔滤膜进行过滤。具体操作如下：先注入 15mL 纯水活化 Ba/Ag/H 柱，放置 0.5h 后使用。将水样以 2mL/min 的流速依次通过 Ba/Ag/H 柱和 0.2μm 微孔滤膜过滤器，前 6mL 滤液弃掉后，取 2～5mL 的滤液进行色谱分析。此法可去除水中 90% 以上的 Cl^- 和 80% 以上的 SO_4^{2-}。

（三）仪器参数条件

采用离子色谱仪进行定性和定量分析，该色谱仪配有高压泵、自动进样器、电导检测器、色谱工作站。使用在线阴离子捕获器可改善梯度淋洗基线的稳定性。使用二氧化碳去除装置可去除样品中的二氧化碳对三氯乙酸的干扰。分析柱为阴离子分析柱[具有烷醇季铵官能团，填充材料为大孔苯乙烯/二乙烯基苯高聚合物（250mm×4mm）]或其他等效分析柱。保护柱具有烷醇季铵官能团，填充材料为大孔苯乙烯/二乙烯基苯高聚合物（50mm×4mm）或其他等效保护柱。柱温为 25℃，检测器温度为 30℃，抑制器电流为 90mA。淋洗液为氢氧化钾溶液，以 1.0mL/min 流速进行梯度洗脱，0～15min，氢氧化钾浓度为 8mmol/L；15～30min，氢氧化钾浓度由 8mmol/L 升高至 40mmol/L；30.1～35min，氢氧化钾浓度为 8mmol/L。进样体积为 500μL。

（四）结果处理

采用外标法进行定量分析，分别准确配制 5 种卤乙酸标准系列溶液，浓度分别为 0μg/L、10.0μg/L、20.0μg/L、50.0μg/L、100.0μg/L 和 200.0μg/L。标准系列溶液要求现用现配。待仪器基线平稳后，分别吸取相应体积的标准系列溶液注入离子色谱仪测定，记录 5 种卤乙酸的峰面积或峰高。以卤乙酸的峰面积或峰高对应卤乙酸的浓度绘制标准曲线，并计算回归方程。样品处理后，取相应体积的滤液进行色谱分析，记录样品中 5 种卤乙酸的峰高或峰面积，用标准曲线回归方程进行定量计算。

（五）应用特点

考虑到自来水中 Cl^-、NO_3^-、SO_4^{2-} 的含量均较高，会对卤乙酸产生干扰。选择 4 种不同浓度梯度 Cl^-、NO_3^-、SO_4^{2-} 进行干扰试验，Cl^-、NO_3^-、SO_4^{2-} 的添加浓度详见表 4-3。模拟水样中 5 种卤乙酸的浓度分别为 MCAA 0.02mg/L、MBAA 0.02mg/L、DCAA 0.04mg/L、DBAA 0.04mg/L、TCAA 0.05mg/L。测定模拟水样中 5 种卤乙酸的回收率结果见表 4-4。

表 4-3　3 种干扰离子的添加浓度　　　　　　　（单位：mg/L）

浓度水平	Cl^-	NO_3^-	SO_4^{2-}
1	20	5	40
2	50	10	80
3	100	20	150
4	250	40	250

表 4-4　不同浓度的干扰离子对 5 种卤乙酸分析的影响

干扰实验序号	MCAA		MBAA		DCAA		DBAA		TCAA	
	测定值（mg/L）	回收率（%）	测定值（mg/L）	回收率（%）	测定值（mg/L）	回收率（%）	测定值（mg/L）	回收率（%）	测定值（mg/L）	回收率（%）
1	0.021	105	0.02	100	0.038	95	0.041	102	0.052	104
2	0.021	105	0.021	105	0.034	85	0.042	105	0.052	104
3	0.02	100	0.02	100	0.027	68	0.039	98	0.049	98
4	0.02	101	0.02	100	0.017	42	0.036	90	0.047	94

干扰试验证实高浓度 Cl^-（大于 50mg/L）会对 DCAA 产生干扰，可将水样通过 OnGuard Ag/H 柱或 OnGuard Ag 加 OnGuard Na 柱，此方法可去除水中 90% 以上的 Cl^-。

干扰实验证实水中高浓度的 SO_4^{2-} 会对 TCAA 和 TBAA 产生干扰，应用 OnGuard Ba 柱可以去除水中大量的 SO_4^{2-}。为更好地沉淀 SO_4^{2-}，需要向样品中加入 100mg/L 的 $CaCl_2$ 或者 $MgCl_2$，实验中发现如果向纯水中加入 SO_4^{2-} 后直接过柱，过柱后 SO_4^{2-} 的去除效果并不好，原因是配制的样品中缺少其他二价阳离子（如 Ca^{2+}、Mg^{2+} 等），造成 Ba^{2+} 沉淀 SO_4^{2-} 的效果不好，几乎不产生 $BaSO_4$ 沉淀。但如果加入其他二价阳离子后再过柱，SO_4^{2-} 的去除效果就会得到改善，80%～90% 的 SO_4^{2-} 都可以被除掉。在实际水样检测中，自来水中含有一定量的钙镁离子，硫酸钡的沉淀效果优良，但不同地域的水质千差万别，如果在实际样品检测中发现过柱后 SO_4^{2-} 的去除效果不理想，且水样中二价阳离子含量又较少，建议向水样中添加一定浓度的 Ca^{2+} 或 Mg^{2+} 后再过 Ba 柱，以提高 $BaSO_4$ 的沉淀率。在实际检测工作中，由于大体积进样或水体中 SO_4^{2-} 和 Cl^- 浓度高等多种原因，会造成色谱柱的柱容量过载，使被测离子峰形变宽，影响定量的准确性。使用 OnGuard Ba/Ag/H 柱可去除样品中氯离子和硫酸根离子的干扰，样品在过 OnGuard Ba/Ag/H 柱后峰形可以得到明显的改善。

CO_2 对 TCAA 和 TBAA 的测定有干扰，实验证明高浓度的 CO_2 和 SO_4^{2-} 会共同影响 TCAA 和 TBAA 的检测，且 CO_2 的影响占主要地位。通过 CO_2 去除装置可以有效地去除样品中大量的 CO_2，从而解决干扰问题。

NO_3^- 对 TCAA 的干扰可以忽略，水中 NO_3^- 的浓度达到 40mg/L 时，TCAA 的回收率均能达到 90% 以上，因此本方法可以不用考虑 NO_3^- 对 TCAA 的干扰问题。

离子色谱法测定水中卤乙酸简单快速，灵敏度高，重现性好。4 家实验室配制 5 种卤乙酸混合标准溶液，MCAA、MBAA、DCAA、DBAA 和 TCAA 的质量浓度分别为 0.02mg/L、0.02mg/L、0.04mg/L、0.04mg/L 和 0.05mg/L，重复 6 次分析，得到 5 种卤乙酸的相对标准偏差在 1.1%～6.9%。

4 家实验室选择自来水和纯净水，进行低、中、高浓度的加标回收试验，5 种卤乙酸的加标浓度分别为 0.01mg/L、0.1mg/L、0.5mg/L，得到 5 种卤乙酸的回收率为 77%～105%，其中二氯乙酸和三氯乙酸的回收率为 80%～102%。

参 考 文 献

艾红晶，艾立玲，张荣明，2020. 离子色谱-抑制电导检测法同时分析酸雨中的 9 种离子. 广东化工，47（7）：3.

蔡燕燕，于军波，谭卫红，等，2013. 离子色谱技术的发展及其在食品添加剂检测中的应用. 分析仪器，（6）：6.

陈瑞瑞，祖艳红，石丁夫，等，2019. 多花黄精从生粉到九蒸九晒过程中多糖的变化. 安徽农业科学，47（18）：2.

杜黎，皮伟，陈定，等，2022. 离子色谱技术在食品安全检测中的应用进展. 食品安全质量检测学报，13（8）：7.

韩婷婷，崔鹤，宋田，等，2016. 离子色谱-氢化物发生-原子荧光光谱（IC-HG-AFS）联用技术检测胶州湾海产品中硒的赋存形态. 食品工业科技，37（18）：5.

黄朝颜，孟洁，吴艳芬，2014. 活性炭吸附-固相萃取-离子色谱法快速测定垃圾渗滤液中的阴离子. 化学分析计量，23（B12）：3.

蒋园园，2020. 离子色谱技术的应用与发展. 皮革制作与环保科技，1（8）：22，23，26.

颉东姝，魏晗婷，王宁丽，等，2022. 离子色谱法在中药化学成分分析中的应用进展. 分析测试技术与仪器，28（2）：179-187.

柯华南，王桂华，2010. 离子色谱技术的发展及在食糖检验中的应用. 甘蔗糖业，（3）：28，29-33.

李慧新，2015. IC-AFS测定海产品中常见重金属形态的研究. 青岛：青岛科技大学.

李林彬，郭西林，2020. 固相萃取法在离子色谱分析中的应用. 广东化工，47（10）：2.

李林林，朱英存，2013. 离子色谱-电感耦合等离子体质谱联用（IC-ICP-MS）测定水体中的砷形态. 生态毒理学报，8（2）：280-284.

李晓莉，2019. 离子色谱法在文物保护和修复方面的应用——评《离子色谱方法及应用》. 分析化学，47（12）：1.

李盈辰，郭启雷，高丽红，等，2019. 离子色谱质谱联用技术（IC-MS）在食品安全中的解决方案//中国化学会第22届全国色谱学术报告会及仪器展览会论文集（第二卷）. 上海：中国化学会，220.

梁娟，黄建，韩丽娟，等，2019. 碱性过硫酸钾消解-离子色谱法测定印染废水中总氮含量. 印染，45（18）：5.

林灵军，孟珊珊，陆珊珊，2020. 离子色谱法及其在药物分析中的应用. 化工设计通讯，46（8）：76，78.

刘燚，2020. 离子色谱法与火焰原子吸收法测定降水中阳离子的比对研究. 中国资源综合利用，38（9）：21-23.

牟世芬，朱岩，刘克纳，2018. 离子色谱方法及应用. 3版. 北京：化学工业出版社.

沈贤，赵鑫，孙春花，2022. 离子色谱技术在水环境监测中的应用. 中国资源综合利用，40（5）：61，62，66.

滕曼，蔡亚岐，牟世芬，等，2006. 离子色谱-氢化物发生原子荧光光谱联用技术在砷形态分析中的应用//第11届全国离子色谱学术报告会论文集. 杭州：中国仪器仪表学会分析仪器分会.

王慕华，郑云法，2003. 离子色谱抑制器的历史及发展. 丽水师范专科学校学报，25（2）：34.

吴奇藩，周丽华，梁镰銮，等，1991. 离子色谱-火焰原子吸收光谱联用技术及其在分离测定Cr（Ⅲ）和Cr（Ⅵ）的应用. 理化检验. 化学分册，27（4）：195-197，200.

徐万帮，林铁豪，谭昌成，2019. 离子色谱-电感耦合等离子质谱联用技术同时检测沉香化气丸中6种不同形态砷和铬（Ⅵ）. 医药导报，38（3）：6.

严冬，邹振基，宋娟娥，等，2014. 反相离子对色谱-电感耦合等离子体质谱联用技术测定玩具中三价铬和超痕量六价铬. 环境化学，33（6）：4.

翟家骥，2010. 离子色谱技术在污水监测中的应用和发展趋势. 化学分析计量，19（1）：4.

张俊，李文掐，辛玉姣，等，2013. 大气-气溶胶在线装置和离子色谱联用技术对西安市灰霾天气的监测研究. 四川环境，32（4）：2.

张水荣，2022. 分析离子色谱技术在环境监测中的应用. 皮革制作与环保科技，3（12）：59，60，66.

赵原，2022. 离子色谱法在职业卫生检测中的应用. 光源与照明（2）：116-118.

中华人民共和国卫生部，中国国家标准化管理委员会，2006. 生活饮用水标准检验方法（GB/T 5750—2006）.

Small H，Steven TS，Bauman W C，1979. Novel ion exchange chromatography with low-conductivity eluents. J Chromatogr，18（6）：509-519.

Small H，Stevens TS，Baumann WC，1975. Novel ion exchange chromatographic method using conductimetric detection. Anal Chern，47（11）：1801-1809.

Stevens TS，Davis JC，Small H，1981. Hollow fiber ion-exchange suppressor for ion chromatography. Anal Chem，53（9）：1488-1492.

Watanabe H，Sato H，1995. Colour-indication suppressor for anion chromatography. J Chromatogr A，706（1-2）：55-57.

第五章 电感耦合等离子体质谱法

第一节 概　述

一、发 展 历 程

1912 年，J. J. Thomson 在英国剑桥大学 Cavendish 实验室制作了第一台电场偏转类型质谱仪器。同年他发表了世界上第一张离子信号强度与相应质量数的质谱谱图。1953 年，W. Paul 和 H. S. Steinwedel 在德国《自然科学》杂志首次发表了一种新的四极场质谱仪器，并在他们的专利说明书里描述了四极杆质量分析器和离子阱。1964 年，Greenfield 等描述了电感耦合等离子体源的优异特性，并把等离子体光源成功应用于原子发射光谱仪器中。1980 年，R. S. Houk、V. A. Fassel 等首次报道了电感耦合等离子体质谱（ICP-MS）技术的合作研究成果，展示了 ICP 离子源与质谱技术相结合的巨大潜力。

1983 年四极杆等离子体质谱仪器上市，当时的加拿大 SCIEX 公司和英国 VG 公司同时推出各自的第一代商品仪器 Elan250 和 VG Plasma Quad。这两种平行研制的商品仪器系统虽然在细节上有许多不同之处，但基本上是相似的。

从第一台商品仪器问世至今，ICP-MS 发展相当迅速。从最初在地质科学研究的应用迅速发展到环境、冶金、石油、生物、医学、半导体、核材料分析等领域。目前 ICP-MS 已经是比较成熟的技术，ICP-MS 的概念已经不仅仅局限于最早起步的普通四极杆质谱仪（ICP-QMS），也包括后来相继推出的其他类型的等离子体质谱技术，如高分辨扇形磁场等离子体质谱仪（ICP-SFMS）、多接收器等离子体质谱仪（ICP-MCMS）、飞行时间等离子体质谱仪（ICP-TOFMS）及离子阱三维四极等离子体质谱仪（DQMS）等。四极杆 ICP-MS 仪器也不断升级换代，由于诸如动态碰撞反应池（DRC）等技术的引入，其分析性能大大改善。目前水质检测领域主要还是使用四极杆 ICP-MS 仪器。

二、基 本 原 理

（一）原理（理论）

ICP-MS 是以电感耦合等离子体为离子源，以质谱仪检测无机多元素分析技术。被分析样品通常以水溶液的气溶胶形式引入氩气流中，然后进入由射频能量激发的处于大气压下的氩等离子体中心区，等离子体的高温使样品去溶剂化、气化解离和电离。部分等离子体经过不同的压力区进入真空系统，在真空系统内，正离子被拉出并按照其质荷比分离。检测器将离子转换成电子脉冲，然后由积分测量线路计数。电子脉冲的大小与样品中分析离子的浓度有关。通过与已知的标准或参考物质比较，实现未知样品的痕量元素定量分析。自然界出现的每种元素都有一个或几个同位素，每个特定同位素离子给出的信号与该元素在样品中的浓度呈线性关系。

（二）仪器构造

电感耦合等离子体质谱仪由以下几部分组成：①进样系统；②离子源；③接口部分；④离子聚焦系统；⑤质量分析器；⑥离子检测器。此外，仪器中还配置真空系统、供电系统，以及用于仪器控制和数据处理的计算机系统。典型的 ICP-MS 仪器基本结构见图 5-1。

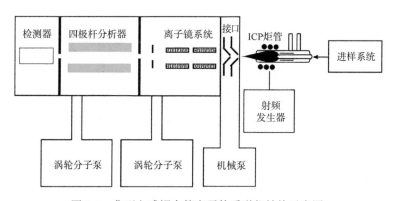

图 5-1　典型电感耦合等离子体质谱仪结构示意图

1. 进样系统

进样系统是 ICP-MS 的重要组成部分，ICP 要求所有样品以气体、蒸气和细雾滴的气溶胶或固体小颗粒的形式引入中心通道气流中。样品导入的方式很多，但主要分为 3 种类型：溶液气溶胶进样系统、气化进样系统、固态粉末进样系统。

无论采用何种样品引入方法，最终在质谱仪入口处形成离子，即通过样品的引入过程，将载流中分散得很细的固体颗粒蒸发、原子化和电离。在样品引入方式中最常用的是溶液气动雾化进样系统。

溶液进样系统：由蠕动泵、雾化器和雾室组成，其主要作用是将样品气溶胶化。

1）蠕动泵：目前溶液进样系统主要采用蠕动泵提升样品。蠕动泵的优点：

保证样品的流速一致，可以克服不同样品、标准及空白溶液之间的黏度差别；采用泵定量提升限制了空气的引入，从而减少了造成等离子体不稳定的因素。

2）雾化器：ICP-MS 最常用的雾化器是气动雾化器，气动雾化器的机理是利用气流的机械力产生气溶胶。较大的雾粒通过雾室除去，仅允许直径小于 8μm 的雾滴进入等离子体。ICP-MS 主要使用三种类型的气动雾化器，即同心雾化器、交叉流雾化器和 Babington 型雾化器。同心雾化器适合于比较干净的样品，而交叉流雾化器或 Babington 型雾化器则适合含盐量较高的样品。图 5-2 为同心雾化器示意图。

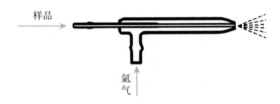

样品

氩气

图 5-2　同心雾化器示意图

3）雾室：主要作用是从气流中除去大雾粒（直径大于 10μm），并将它们排出，从而消除或减缓雾化过程中由蠕动泵引起的脉冲现象。理想的雾室应该具有较高的气溶胶传输效率，雾滴直径应小于 10μm。通常，雾室需要冷却（2～5℃，采用水冷或 Peltier 半导体制冷技术），以保证样品的热稳定性，并减少进入等离子体的溶剂量。ICP-MS 较多使用 Scott 双通道筒形雾化室和撞击球形式的旋流雾室。

2. 离子源——电感耦合等离子体

电感耦合等离子体装置由等离子体炬管和高频发生器组成。通常使用的炬管由 3 个石英同心管组成，即外管、中间管和中心管（或称为样品注入管），分别通入冷却气、辅助气及载气。等离子体炬大都由氩气形成的，也有采用混合气体的。当炬管外通过 RF 线圈加上高频电磁场时，采用点火装置产生电火花，可诱导氩气（Ar）产生氩正离子和电子。

$$Ar \longrightarrow Ar^+ + e^-，\quad Ar + e^- \longrightarrow Ar^+ + 2e^-，\quad Ar^+ + e^- \longrightarrow Ar^* + hv$$

在高频电磁场的作用下，离子与电子高速涡流运行，电子撞击其他氩原子产生雪崩似连锁反应，瞬间形成大量的氩离子和电子。电子与原子的碰撞和解离，电子与离子的碰撞和聚合，使来自高频电源的能量以光和热的形式转化释放，形成等离子体焰炬。

等离子体焰炬在正常射频功率条件下的温度可达 5000～8000K 及以上，电子温度一般在 8000～10 000K，电子密度在（1～3）×10^{15}cm^{-3}。

样品气溶胶一旦进入等离子体焰炬中心通道的高温区域内，即可发生一系列复杂的物理化学反应。中间过程为去溶、蒸发、原子化、激发、离子化等。样品溶液经去溶蒸发后，分子团离解成分子和原子团，进一步离解成单个原子，最终原子失去最外层的电子而成为带正电荷的离子。在特定的等离子体中心通道的高温条件下，原子失去最外层一个电子的机会较多，所以原子电离后的绝大多数状态为一价的正离子（M^+），少数原子电离为二价的正离子状态（M^{2+}）。

氩气的电离势为 15.759eV，而大多数元素的电离势小于 8eV，因此氩等离子体使大多数元素的电离效率几乎接近 100%，所以氩等离子体是个很好的离子源。在氩等离子体中，少数元素原子的二次电离势低于氩的电离势（15.759eV），则可形成二价离子，容易引起干扰。

离子电子在电磁场中的运动与导体中电子的趋肤效应相似，趋肤效应是电子在导体表面挤聚的现象，在等离子体介质中高频电流的传导也主要通过电阻较小的外层结构，因而在等离子体焰炬的外层，离子电子的运动更剧烈，所以等离子体炬的外层温度比中心高。

ICP 环状结构（即中心通道效应）是由高频电流的趋肤效应和内管载气的气体动力学双重作用所致。ICP 离子源是一个流动的、非自由扩散型的光源。放电的环状结构和切线气流所形成的漩涡使轴心部分的气体压力较外围略低，因此携带样品气溶胶的载气可以容易地从 ICP 底部通过形成一个中心通道。分析样品将由载气带进等离子体的中心通道，而在等离子体的环形外区几乎没有样品气溶胶存在。中心通道的气体主要通过辐射和来自环形区域的热传导而被加热。等离子体感应区域的温度可高达 10 000K，而在中心通道中炬管喷射口处的气体动力学温度范围可能在 5000～7000K。在此温度下，周期表中的大多数元素都能产生高度电离。

3. 接口

接口是整个 ICP-MS 系统最关键的部分，接口的功能是将等离子体中的离子有效传输到质谱仪。在质谱仪和等离子体之间存在温度、压力和浓度的巨大差异，质谱仪要求在高真空和常温条件下工作，而等离子体是在常压和高温条件下工作。如何将高温、常压下等离子体中的离子有效地传输到高真空、常温下的质谱仪是接口技术要解决的难题。必须使足够多的等离子体在这两个压力差别非常大的区域之间有效传输，而且在离子传输过程中不产生影响分析结果可靠性的反应，即样品离子在性质和相对比例上无变化。

ICP-MS 的接口是由一个冷却的采样锥和截取锥组成的。

（1）采样锥的作用：把来自等离子体中心通道的载气流，即离子流，大部分吸入锥孔，进入第一级真空室。采样锥通常由 Ni、Al、Cu 和 Pt 等金属制成，其中 Ni 锥用得最多，分析有机材料时最好使用 Pt 锥。不同仪器的采样锥孔径差别不大，一般为 1.0mm 左右。在接口处，等离子体沿着采样锥外锥面呈喇叭状扩张。来自等离子体中心通道的载气流，即离子流大部分被吸入锥孔。

（2）截取锥的作用：选择来自采样锥孔的膨胀射流的中心部分，让其通过截取锥进入下一级真空。截取锥的材料与采样锥相同，锥孔小于采样锥，安装于采样锥后，与采样锥保持在同轴线上。两者相距 6~7mm，通常也用镍材料制成。不同仪器的截取锥孔径差别较大，一般为 0.4~0.9mm。截取锥顶端的状况对于 ICP-MS 仪器的灵敏度和某些多原子离子，特别是在 80m/z 处的双氩 Ar_2^+ 的形成有很大影响。截取锥应该经常清洗，否则重金属基体沉积在其表面会再蒸发电离形成记忆效应。经常清洗截取锥和采样锥可使记忆效应和多原子离子干扰降低。

4. 离子聚焦系统

离子离开截取锥后，需要由离子聚焦系统传输至质量分析器。离子聚焦系统位于截取锥和质谱分离装置之间。它有两个作用：一是聚集并引导待分析离子从接口区域到达质谱分离系统，二是阻止中性粒子和光子通过。离子聚焦系统是整个 ICP 质谱仪设计的关键一环，它决定离子进入质量分析器的数量和仪器的背景噪声水平。

离子聚集系统由一组静电控制的离子透镜组成，其原理是利用离子的带电性质，用电场聚集或偏转牵引离子。透镜将一个定向速度传输给离子，使离子被吸向质量分析器，并将离子保留在真空系统中，而不需要的中性粒子则被泵抽掉。

5. 质量分析器

通过离子聚焦系统的离子束进入质量分析器。质量分析器的作用是将离子按照其质荷比（m/z）分离，四极杆 ICP-MS 仪器应用最早，是一种非常成熟的常规痕量分析仪器。目前绝大多数 ICP 质谱仪是四极杆系统。

ICP-MS 所用的四极杆有多种不同的设计，理论上讲，理想的四极杆质量过滤器应该采用双曲面极棒，在高频率和高真空下操作。

目前 ICP-MS 中用的四极杆一般由 4 根相同长度和直径的圆柱形或双曲面的金属极棒组成。这些金属极棒一般由不锈钢或 Mo 制成，有时镀有一层抗腐蚀的陶瓷膜。

（1）四极杆的工作原理：四极杆的相对两极连接在一起，幅度为 U 和 V 的直流和射频电压分别施加在每根极棒上。一对极棒为正，另一对极棒为负。当加速的离子进入滤质器后，按照 m/z 和 U/V 比值产生复杂形式的振动，在正极棒平面中，较轻的离子有被过分偏转并与极棒相撞的倾向，而感兴趣的离子和较重的离子则有稳定的路径。在此平面中，四极杆的作用相当于一个高质量过滤器。在负极棒平面中，较重的离子有优先被丢失的倾向，而感兴趣的离子和较轻的离子则有较稳定的路径。四极杆在正极杆平面的作用又相当于一个低质量过滤器。正、负平面在物理上是叠合的。因此，在同一离子束上，这两个过滤作用同时发生。这种高、低质量过滤作用的交叉重叠并列产生了这样一个结构，即只允许具有某特定 m/z 的感兴趣的离子被传输（图 5-3）。

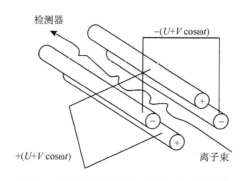

图 5-3　离子运动轨迹和四极杆电压示意图

（2）四极杆质量分析器的重要特性：灵敏度和分辨率是质量分析器的两个重要参数，灵敏度随着分辨率的增大而降低。分辨率取决于多种因素，包括棒的形状、直径和长度，四极杆电源的频率，操作的真空度，附加的射频-直流电压及进出四极杆离子的运动形式和动能。理论上，四极杆质量过滤器的分辨率变化范围为 0.3～3.0amu。实际上，大多数四极杆的分辨率一般设为 0.6～1.0amu。

丰度灵敏度是四极杆质谱仪的另一个重要特性。丰度灵敏度代表一个分析物谱峰的拖尾对相邻质量处的重叠程度。

6. 离子检测器

四极杆系统将离子按质荷比分离后最终引入检测器，检测器将离子转换成电子脉冲，然后由积分线路计数。电子脉冲的大小与样品中分析离子的浓度有关。通过与已知浓度的标准比较，实现未知样品中痕量元素的定量分析。

离子检测器有连续或不连续打拿极电子倍增器、法拉第杯检测器、Daley 检测器等类型。现在的 ICP-MS 系统采用的是一种不连续打拿极电子倍增器，由多个独立的打拿极阵列组成，一般由 12～24 个分立打拿极组成，相应的工作增益是 10^4～10^8。

电子倍增器通常寿命有限，这取决于总的累积放电，即（输入离子）×（增益）。超过这个寿命，内表涂层不再起倍增作用，需更换倍增器。

电子倍增器的运行需要一个低于 5×10^{-5}Torr（1Torr=133Pa）的真空环境。

检测器的线性动态范围在实际应用中非常重要，现在使用的检测器多为双模式检测器。采用脉冲计数和模拟两种方式，可同时测定同一个样品中的低浓度和高浓度元素。线性范围达 8~9 个数量级，当采用全数字电子倍增器，自动切换灵敏度范围，甚至可达到 12 个数量级。

7. 真空系统

质谱技术要求离子具有较长的平均自由程，以便离子在通过仪器的途径中与另外的离子、分子或原子碰撞的概率最低。在一个系统中，离子的平均自由程与该系统的压力（即真空度）有关。因此，质谱仪必须置于一个真空系统中。一般 ICP-MS 仪器的真空度大约为 10^{-6}Torr，离子的平均自由程为 50m。

ICP-MS 采用"差压抽气"技术通过几个分立的真空级使压力逐渐降至要求的值，因此仪器需要三个隔离孔隙将不同的真空区域隔开。每级都有自己的密封真空室和抽气泵。

第一级真空室，即接口处，采用一个机械泵，大量被提取的气体在此级被排出。此级压力可用一个热偶规加以粗略监测，压力一般为 1.5Torr，在装有离子透镜的第二级真空室压力为 10^{-4}~10^{-3}Torr。此级真空的气体实际上全都来自通过截取锥的等离子体。第三级为四极杆和检测器系统，需要真空压力约为 10^{-6}Torr。第二、三级真空室采用涡轮分子泵实现，一般用电离真空规监测其压力。现在有的四极杆 ICP-MS 仪器采用高效二合一涡轮分子泵维持从离子聚焦系统到四极杆和检测器系统的真空。

（1）真空泵：现代 ICP-MS 仪器一般采用机械泵和涡轮分子泵实现所需的真空。

旋转机械油泵用于接口一级真空及作为涡轮分子泵的后援泵。从一个旋转机械泵上可获得的最低压力一般为 10^{-2}Pa。

涡轮分子泵是一个具有很宽入口和很窄出口的大金属圆筒。涡轮以高速（高至约 10^6 转/分）在金属圆筒中旋转。从真空室抽进泵的气体被涡轮机压缩，然后再由机械泵排出。无论使用哪种泵，一定要保证冷却剂（水冷或气冷）不中断。

（2）压力单位：压力是 ICP-MS 真空度的一个重要指标。ICP-MS 仪器中，用得较多的压力单位是托（Torr）或毫巴（mbar）。有时在仪器供气系统中也用磅/平方英寸表示（psi, pounds per square inch, 1psi=6894.7Pa）。我国的法定计量单位是国际标准的帕斯卡（Pa）。在换算中，1mbar=0.75Torr=10^2Pa。

（三）干扰及去除

ICP-MS 中的干扰可分为两大类：质谱干扰和非质谱干扰（或称基体效应）。质谱干扰可进一步分为：①同量异位素干扰；②多原子离子干扰；③难熔氧化物干扰；④双电荷离子干扰。非质谱干扰大体上可分为：①基体对分析物的抑制或增强效应；②由高盐溶液引起的物理效应。

1. 质谱干扰

（1）质谱干扰种类

1）同量异位素干扰：在周期表上可以发现大多数元素拥有多个同位素，有些不同元素的同位素质量相同而在周期表上的位置不同，这些同位素被称为同量异位素。

一般同量异位素的干扰程度可以从它们的丰度来判断，自然界里元素的同位素之间大多数存在着固定的丰度比值，所以根据同位素比值可以采用数学方法来校正干扰。

2）多原子离子干扰：是由两个或更多的原子结合而成的复合离子。广义上，除了同质异位素重叠干扰，其他以氧化物、氩化物、氢化物、氢氧化物等形式出现的干扰离子都应该归类为多原子离子。

3）难熔氧化物干扰：难熔氧化物离子是指难熔元素与氧结合，其氧化物键不一定总是能打开的氧化物离子。其质量体现在离子母体质量（M）的 M^+16、M^+32 或 M^+48 处。难熔氧化物离子是由于样品基体不完全解离或是由于在等离子体尾焰中解离元素再结合而产生的。氧化物离子的产率通常是以其强度对应元素峰强度的比值来表示，及 MO^+/M^+，具有最高氧化物键强度的那些元素通常都有最高的 MO^+ 离子产率，一般仪器用 CeO/Ce 比率来表征仪器的氧化物干扰水平。

4）双电荷离子干扰：双电荷离子即失去两个电子的离子。检测器基于 m/z 进行检测。因此双电荷离子也能被检测到，检测结果只是同位素原来质量数的一半。例如，^{88}Sr 易成为双电荷离子，所测出的质量数为 44，与 ^{44}Ca 相同，造成双电荷离子干扰。

（2）解决质谱干扰的途径：目前，解决质谱干扰除了采用仪器条件最佳化方法外，最常用的方法主要有数学校正法、碰撞/反应池技术、冷等离子体技术、分离干扰元素技术。应用最广的两种技术为数学校正法和碰撞/反应池技术。

1）数学校正法：在实际分析中应用比较多。一般情况下，通过该方法可以得到比较满意的结果，但在干扰元素浓度特别高而分析元素浓度很低的情况下，数学校正法误差较大，甚至无法应用。

通常采用两种干扰校正方法。一种干扰校正方法是通过测定较高含量的干扰元素纯溶液，求出干扰系数，离线对分析结果进行校正。另一种干扰校正方法是在线干扰校正，编制分析方法时，根据分析同位素和干扰同位素的关系，推导出干扰校正公式并将其输入分析程序。计算机通过同时测定的其他相关同位素的数据自动在线校正，目前在线干扰校正应用较多。

2）碰撞/反应池技术：是解决 ICP-MS 多原子离子干扰的一个重要突破。碰撞/反应池技术的原理和应用源于有机质谱分析中混合物的结构分析及离子-分子反应的基础研究。

碰撞/反应池基本上由桶状的池体构成，两端留有小孔让离子进出，池体安装在四极杆质量分析器前，内置多极杆和离子透镜。池体内充入各种碰撞/反应气体，对通过多极杆聚焦的离子进行碰撞与反应。单原子离子可多数通过，而多原子离子干扰等可被大量消除，从而达到消除基体干扰的目的。

目前，商品化的碰撞/反应池有三种类型：四极杆型、六极杆型和八极杆型。不同的技术具有不同的特点，但均对干扰具有好的消除作用。

碰撞/反应池系统有三种主要工作原理或方式，即干扰离子碰撞解离模式、反应模式和干扰离子动能歧视消除模式。碰撞/反应池的物理原理决定了以上三种工作模式在所有的碰撞/反应池系统中均存在，不同的仪器在不同工作模式上各有特点。

碰撞池内的气体，如氦气可以使进入碰撞/反应池的离子束发生碰撞阻尼碰撞聚焦作用，离子从碰撞池出去时离子动能扩散较窄，可增强主四极杆分析器的分辨能力。碰撞/反应池可以减少氩基的多原子离子干扰问题，可测定常规四极杆等离子体质谱仪器难以测定的 ^{56}Fe、^{75}As、^{80}Se 等同位素。

无论哪种类型的碰撞/反应池技术都不是万能的，一种系统并不能解决所有的干扰问题。分析样品的类型不同，分析方法也不同。在具体分析工作中，分析工作者可根据具体的分析要求对这些消除干扰的方法进行选择，根据实际分析选择有效的分析方法。

2. 非质谱干扰（基体效应）

（1）类型：非质谱干扰一般分为高盐溶液引起的物理效应和基体对分析物的抑制或增强效应两类。

1）高盐溶液引起的物理效应：ICP-MS 最主要的局限性是含盐量，即可溶解固体总量（TDS）不能太高，一般要求最好控制在 0.2%以下（<2000μg/mL）。含盐量高会引起锥孔逐渐堵塞，由此导致分析信号的漂移。

2）基体对分析物的抑制或增强效应：空间电荷效应是 ICP-MS 中基体干扰的主要原因，通常表现为分析元素的信号受到抑制。基体产生的抑制或增强效应与仪器的设计及实验条件关系很大。

空间电荷效应与干扰物和被测物的质量关系很大。重基体离子抑制分析物信号的情况较轻离子更为广泛。重分析物离子受基体抑制的程度轻于轻分析物离子，所以在大量重基体元素中测定微量低质量元素时，抑制效应非常严重。

（2）非质谱干扰的校正方法：一般来讲，在用 ICP-MS 进行分析时，任何一种基本元素都会对待测元素有影响，只是程度不同而已。其一般规律如下：待测物的质量数越低，受基体效应影响越严重；基体元素的质量数越大，产生的基体效应亦越大；在等离子体中，电离度接近 1 的基体元素要比电离度远小于 1 的元素具有更大的基体效应；基体效应和仪器的透镜系统有相关性。基体效应主要取决于基体元素的绝对浓度。当使用无机酸和高含盐（Na）量溶液时信号受到抑制；但当有乙酸、柠檬酸和酒石酸之类的有机酸存在时，信号得到增强。

除了通过仪器最佳化来减小基体效应外，也可以通过稀释样品使基体元素浓度低于 500～1000μg/mL，以减轻基体干扰程度，但这样会大大影响检出限。也可使用内标法。另外，校正标准和样品基体匹配也是解决问题的一种方法。需确保所有样品和标准中的酸度与基体元素含量一致，以消除由黏度不同引起的传输效率不同的影响。标准加入法也可用于此目的，然而，对某些基体来讲，最有效的做法是采用离子交换分离或共沉淀分离等技术将被测物与基体分离。这样，既能完全除去基本元素，又能富集被测物，对于痕量元素分析尤其有效。在实际分析过程中，由于上述原因，分析信号受到严重影响。需采取适当措施校正这种基体干扰。常用的方法有外标校正法和内标校正法。

1）外标校正法：若信号的变化与时间或分析顺序呈线性关系，则可使用外标漂移校正法。在一个完整的分析程序中，同一个样品溶液是以周期方式进行分析的。假定在此溶液中记录下的每个元素的信号变化均与时间或分析顺序呈线性关系，可记录这种溶液在两次分析之间信号上的相对变化，对每个中间插入的未知样品进行线性漂移校正。在许多样品基体中进行的外标漂移校正可显著改善精度和准确度。

2）内标校正法：可用于监测和校正信号的短期漂移和长期漂移，校正一般的基体效应。该方法要求被测元素与内标元素在质量数和电离能方面均需尽量相匹配，以一个元素作为参考点对另一个元素进行校准。不过，采用内标法虽然可以补偿基体抑制效应，但并没有解决根本问题，受基体空间电荷抑制的影响依然存在。有效的途径应该是在透镜系统施加一定电压控制空间电荷效应。

（四）主要性能指标

1. ICP-MS 分析技术的特点

ICP-MS 拥有多元素快速分析能力，在 2～3min 内即可对一个样品完成 3 次重复分析。

ICP-MS 的元素定性定量分析范围几乎可以覆盖整个周期表，常规分析的元素大约为 85 种。质谱系统对所有离子均有响应，但部分卤素元素（如 F、Cl）、非金属元素（如 O、N）及惰性气体元素等由于电离势太高，在氩等离子体中电离度低，因此信号太弱，也有的由于背景信号太强（如从水溶液引入的 H、O）等，而没有被包括在常规可分析元素的范围之内。

ICP-MS 对常规元素分析的动态线性范围宽，可跨越 8～9 个数量级，可检测元素的溶液浓度范围为 10^{-1}ng/L 至 10^3mg/L。ICP-MS 拥有高灵敏的元素检出能力，有些重元素的检出限甚至可以达到 10^{-2}ng/L，因此在高纯材料、微电子工业和科研单位得到广泛的应用。而等离子体质谱的常量元素分析主要被应用于食品、环境监测方面（如样品含量在 g/kg 级以上的 K、Na、Ca、Mg、Al、Fe 等），实际使用中可采用特殊结构的锥口适当地抑制环境样品中浓度过高的过渡金属元素信号，也可以通过对高浓度元素采用高分辨率设置来抑制一部分信号，而同时对微量元素采用标准分辨率设置保持原有的检测能力。

ICP 按质荷比分离和检出，具有同位素分析和同位素比值分析功能。该功能可应用于核工业、地质、环境及医药等领域的同位素示踪、定年或污染溯源等。基于同位素比值分析的同位素稀释法则常被用于标准物质定值分析和公认的仲裁分析。

ICP-MS 仪器作为高灵敏的元素检测器，可方便地与多种色谱仪器（如高效液相色谱、离子色谱、凝胶色谱、气相色谱及毛细管电泳等）联用，实现元素形态分析，拓宽了仪器的应用范围。

ICP-MS 也可以与固体进样技术（如激光剥蚀进样系统等）联用，直接进行固体样品的分析，既可以进行固体的成分含量分析，也可以进行一些固体样品的元素分布图像分析，如表面分析、剖面分析、微区分析等。

2. 等离子体质谱仪的常规技术指标

（1）灵敏度：仪器的灵敏度性能一般分别以低质量数、中质量数和高质量数的元素灵敏度来表示，表达中需要注明采用的同位素谱线。中质量数元素常用 ^{89}Y、^{115}In 等，高质量数元素有 ^{205}Tl、^{238}U、^{232}Th 等，这些元素的灵敏度在这些相属的质量数范围里有一定的代表性。低质量数元素有 ^{7}Li、^{9}Be、^{24}Mg、^{59}Co，这些元素彼此的化学性质差异、质量数差异、电离势差异均比较大，所以灵敏度的表现也有很大差异。

灵敏度的单位一般常用 Mcps/（mg·L）[=10^6cps/（mg·L）]来表示。实际检测时常采用 1μg/L 的标准元素溶液，结果乘以 1000 换算成 1mg/L 的信号强度值。

（2）背景噪声：尽管等离子体质谱仪采用了离子偏转或其他离子光路设计，但等离子体产生的分析物离子在传输过程中均不可避免地伴随着一些所谓的背景颗粒，包括光子、中性粒子等。

仪器的背景水平表达有多种命名和方式，如背景、背景信号、背景噪声、随机背景等。常用的仪器背景水平表达单位为信号强度单位（cps）。

实际样品分析时分析物谱线的背景可以包括分析物试剂空白背景、样品基体干扰背景，以及氩基多原子离子或其他多原子离子的背景，同时仪器背景也被叠加在内。分析背景是痕量和微量元素分析中关注的重要因素，分析方法中常涉及的信背比是指一定强度的分析物信号与分析物谱线上的背景信号之比。分析物的信背比（S/B）或信噪比（S/N）直接影响分析方法的检出限，背景等效浓度是一种常用的评估分析方法检出能力的指标，用校准曲线的灵敏度求出的背景信号相当于分析物的浓度值。

（3）信噪比：仪器灵敏度除以仪器背景噪声即为仪器的信噪比，这是分析仪器中常用的术语。评估仪器的信噪比均需要与具体采用的分析谱线联系在一起，一般采用高、中、低不同质量数范围内的谱线进行检测。

（4）仪器稳定性：包括短期稳定性和长期稳定性，一般采用 1～10μg/L 的多元素标准溶液来检测，检测元素为 3～5 种，选用的元素同位素谱线基本均匀分布在高低质量数范围内。短期稳定性检测时间一般为 10～20min，长期稳定性时间一般为 2～4h。仪器稳定性通常以标准工作模式来检验，也有检验有机试剂分析时的稳定性。

（5）氧化物离子比率：严格讲是指某种元素的氧化物离子与该元素离子的总浓度之比[$MO^+/(M^++MO^+)$]，但通常简单定义为 MO^+/M^+，因为与 M^+ 的离子浓度相比，MO^+ 的离子浓度很小，可忽略。检测的元素通常为 Ce，也有采用 Ba 元素的。高的等离子体射频功率，强的动能歧视设置，以及雾化室强的去溶效果均可以改善氧化物离子比率。该指标在检测时一般强调要采用与其他仪器指标检测时相同的工作参数。

（6）双电荷离子比率：指某种元素的双电荷离子与该元素离子的总浓度之比，通常简单定义为 M^{++}/M^+。检测元素通常为 Ba 或 Ce。采用较低的等离子体功率或较大的雾化气流量可以降低双电荷离子比率的水平。

（7）质量范围：常规的分析物质量数范围在 2～240u。一般仪器质量数范围设置为 2～260u，在这一范围内存在一些强背景信号的谱线区域（如 33.40～38.60u、39.40～42.60u 等区域），它们被限定只能在某些工作模式下使用。

ICP-MS 检测同位素时采用的单位是质荷比（m/z），但由于在等离子体焰炬内生成的离子绝大多数是一价离子，故常对同位素谱线简化标明为原子质量单位（u）。

（8）仪器调谐：通过仪器调谐将仪器工作条件最佳化。对于多元素分析，一般采取折中条件。调谐的主要指标是灵敏度、稳定性、氧化物等干扰水平。通常采用含有轻、中、重质量范围的元素的混合溶液（如 Li、Be、Co、In、Rh、Ce、Th、Bi、U，浓度范围一般为 1～10ng/mL）进行最佳化调谐实验。调谐的仪器参数包括透镜组电压、等离子体采样位置、等离子体发生器的入射功率和反射功率、载气流速、检测器电压（需要时）等。现代仪器均有自动调谐功能。

（9）仪器检出限：ICP-MS 中，仪器检出限通常是采用纯水溶液连续 10 次测定值的 3 倍标准偏差所相当的分析物浓度（常用 ng/L 表示）。仪器检出限在比较不同仪器的分析性能时是有用的，但不能代表实际样品分析可测量的最低下限。

值得注意的是，因为背景噪声与数据采集总时间有关，所以比较不同仪器（或方法）的检出限时，应采用相同的采集时间。

（10）方法检出限：是指在特定分析方法中，分析物能够被识别和检测的最低浓度。目前，方法检出限一般是采用样品全流程空白连续 10 次测定值的 3 倍标准偏差所相当的分析物浓度（常用 ng/L 表示），它和仪器检出限的不同之处在于测定溶液不一样，前者是分析方法流程空白，而后者是纯溶液的校准空白。对于流程空白值不高的情况来讲，方法检出限应该和仪器检出限差别不大。

（11）方法定量限：定量限是指特定分析方法中，分析物能够被识别、检测并报出数据的最低浓度，也就是说其置信度要比方法检出限更高。10 倍的 SD 已被提议（美国化学会环境改善委员会，1980）作为一个适宜的定量分析下限的估计值，并被命名为"定量限"（LoQ）。目前文献中的定量限一般是采用实验室全流程试剂空白连续 10 次测定值的 10 倍标准偏差所相当的分析物浓度（计算时考虑其方法稀释因数，常用 μg/g 或 ng/g 表示）。

3. 等离子体质谱分析方法

（1）定性分析：ICP-MS 是一个非常有用、快速且比较可靠的定性手段，采用扫描方式能在很短的时间内获得全质量范围或所选择质量范围内的质谱信息。依据谱图上出现的峰可以判断存在的元素和可能的干扰。当分析前对样品基体缺乏了解时，可以在定量分析前先进行快速的定性检查，可使用商品仪器提供的定性分析软件方便进行定性分析。一些仪器软件可同时显示几个谱图，并可进行谱图间的差减以消除背景。纵坐标（强度）通常可被扩展，也可选择性地显示不同的质量段，以便详细地观察每个谱图。

（2）半定量分析：许多 ICP-MS 仪器都有半定量分析软件。依据元素的电离度和同位素丰度，建立一条较为平滑的质量-灵敏度曲线。该响应曲线通常用适当分布在整个质量范围内的 6～8 个元素来确定。对于每个元素的响应，要进行同位素丰度、浓度和电离度的校正，从校正数据上可得到拟合的二次曲线。未知样品中所有元素的半定量结果均可以根据此响应曲线得出，其准确度为 -59%～+112%，精密度（RSD）为 5%～50%。

（3）定量分析：常用的校准方法有外标法、内标法、标准加入法和同位素稀释法，其中外标法应用最为广泛。

1）外标法：测定未知样品元素浓度时大多采用外标法。对于溶液样品的校准，外标法需要配制一组能覆盖被测物浓度范围的标准溶液。一般采用和样品溶液同样酸度的水溶液标准即可。对于固体样品直接分析，如激光烧蚀法，标准的基体必须与未知样品匹配。

2）内标法：是在样品和校准标准系列溶液中加入一种或几种元素，主要用来监测和校正信号的短期漂移和长期漂移，以及校正一般的基体效应。采用内标法可以补偿基体抑制效应，但并没有解决根本问题。受基体空间电荷抑制的影响依然存在，只是对得到的信号采取了数学方法校正而已。

　　内标元素的选择标准：样品中不含的元素，不受样品基体或分析物的干扰，不会对分析元素产生干扰，不能是环境污染元素，最好与分析元素的质量接近，如对轻、中、重不同质量段采取质量接近的内标元素，内标元素的电离电位最好与分析元素接近。

　　常用的内标元素有 ^9Be、^{45}Sc、^{74}Ge、^{89}Y、^{103}Rh、^{115}In、^{187}Re、^{209}Bi。这些元素中有许多都是经常要分析的，在实际应用中最常用的内标元素一般是 In、Rh 和 Re，内标元素的选择可根据具体分析元素和要求来确定。

　　分析溶液形式的样品时，内标元素可以在样品处理过程中加入，也可在测定时单独采用内标管引入，通过三通接头与样品溶液混合后引入雾化系统。

　　3）标准加入法：当试样组成比较复杂，基体效应、杂质干扰比较严重而又无法配制与试样成分相似的标准溶液时，标准加入法就成为首选。标准加入法是将一份样品溶液平均分为几份，在每份溶液中分别加入不同浓度的被测元素的溶液。由这些加入标准溶液的样品和一份未加标的原始样品溶液组成校准系列，分析这组校准系列。用被测同位素的积分数据对加入的被测元素的浓度作图，校准曲线在 X 轴上的截距（一个负值）即为未加标的待测样品的浓度。现在的仪器分析软件一般都有标准加入法程序，测定和计算比较方便简单。

　　4）同位素稀释法（ID）：是准确度非常高的一种校准方法。同位素稀释法和 ICP-MS 技术相结合非常适于痕量和超痕量元素分析。与外标校准的 ICP-MS 方法相比，ID-ICP-MS 具有许多优点，如分析结果很少受到有关信号漂移或基体效应的影响，样品制备期间元素的部分损失也不会影响结果的可靠性。但 ID-ICP-MS 成本较高，在各种标准物质定值分析中用得最多。

三、应 用 领 域

　　电感耦合等离子体质谱法（ICP-MS）因其强大的分析能力与卓越的分析性能，已迅速发展为无机元素分析领域最强有力的分析技术，被广泛应用于环境、地质、食品、半导体、药品等样品中的元素分析。其中，已作为标准方法应用于公共卫生方面的方法如下。

　　2006 年 12 月 29 日发布、2007 年 7 月 1 日实施的《生活饮用水标准检验方法》（GB/T 5750—2006）首次将电感耦合等离子体质谱法纳入水质检测标准方法中。2023 年 3 月 17 日发布、2023 年 10 月 1 日实施的 GB/T 5750—2023 规定了采用 ICP-MS 测定生活饮用水及其水源水中的银、铝、砷、硼、钡、铍、钙、镉、钴、铬、铜、铁、钾、锂、镁、锰、钼、钠、镍、铅、锑、硒、锶、锡、钍、铊、钛、铀、钒、锌、汞等31种元素的方法，为饮用水安全提供有效支持。

2016年12月23日发布、2017年6月23日实施的《食品安全国家标准 饮用天然矿泉水检验方法》（GB 8538—2016）规定了采用ICP-MS测定饮用天然矿泉水中多种元素的方法。

2014年5月16日发布、2014年7月1日实施的《水质65种元素的测定 电感耦合等离子体质谱法》（HJ 700—2014）适用于地表水、地下水、生活污水、低浓度工业废水中银、铝、砷、金、硼、钡、铍、铋、钙、镉、铈、钴、铬、铯、铜、镝、铒、铕、铁、镓、钆、锗、铪、钬、铟、铱、钾、镧、锂、镥、镁、锰、钼、钠、铌、钕、镍、磷、铅、钯、镨、铂、铷、铼、铑、钌、锑、钪、硒、钐、锡、锶、铽、碲、钍、钛、铊、铥、铀、钒、钨、钇、镱、锌、锆等的测定。

2012年5月17日发布、2012年7月17日实施的《食品安全国家标准 植物性食品中稀土元素的测定》（GB 5009.94—2012）为植物性食物中稀土元素的测定提供了有效的方法。该标准适用于谷类粮食、豆类、蔬菜、水果、茶叶等植物性食品中钪、钇、镧、铈、镨、钕、钐、铕、钆、铽、镝、钬、铒、铥、镱、镥等的测定。ICP-MS因灵敏度高、精密度好、线性范围宽、干扰少等优点，在稀土元素痕量分析方面最具优势。

2016年12月23日发布、2017年6月23日实施的《食品安全国家标准 食品中多元素的测定》（GB 5009.268—2016）第一法为电感耦合等离子体质谱法（ICP-MS），适用于食品中硼、钠、镁、铝、钾、钙、钛、钒、铬、锰、铁、钴、镍、铜、锌、砷、硒、锶、钼、镉、锡、锑、钡、汞、铊、铅共计26种元素的测定。利用ICP-MS技术的高灵敏度、高精密度、高抗干扰能力、多种元素同时测定的特点，为食品安全与营养健康提供了有效支持。

2020年12月23日发布、2021年3月11日实施的《食品安全国家标准 食品中碘的测定》（GB 5009.267—2020），为食品中碘的测定提供了便捷、灵敏、有效的测定方法。

《化妆品安全技术规范（2015年版）》收录了化妆品中钕等15种稀土元素的检测方法，规定了测定化妆品中钕、镧、铈、镨、镝、铒、铕、钆、钬、镥、钐、铽、铥、钇、镱等15种稀土元素的电感耦合等离子体质谱法。

《化妆品安全技术规范（2015年版）》中规定了化妆品中锂、铍、钪、钒、铬、锰、钴、镍、铜、砷、镓、锶、银、镉、铟、铯、钡、汞、铊、铅、铋、钍、镧、铈、镨、钕、镝、铒、铕、钆、钬、镥、钐、铽、铥、钇、镱等37种元素的测定方法。

2018年8月16日发布、2019年1月1日实施的《尿中多种金属同时测定 电感耦合等离子体质谱法》（GBZ/T 308—2018）采用电感耦合等离子体质谱仪测定尿液样品中钒、铬、钴、镉、铊、铅的浓度。

第二节　方法应用

一、碘化物的检测分析

（一）指标情况

碘是无机基本原料之一，碘化物是指含碘元素的化合物，广泛应用于医药卫生、化学分析、试纸、照相、人工降雨等领域，如消毒剂、特定疾病的治疗药物、放射性标记、激光、饲料添加剂、灭火剂等制造的原材料。饮用水中的碘主要来自环境化学本底。我国的《生活饮用水卫生标准》（GB 5749—2022）附录 A 中将碘化物的限值定为 0.1mg/L。

碘化物测定方法主要有硫酸铈催化分光光度法、高浓度碘化物比色法、高浓度碘化物容量法、气相色谱法、离子色谱法，但催化分光光度法中，温度及反应时间对结果影响极大，银、汞离子会产生干扰，且为剧毒试剂，给环境和人体健康带来危害；气相色谱法操作烦琐；离子色谱法线性范围较窄；高浓度碘化物比色法存在灵敏度低等问题。

近年来，电感耦合等离子体质谱技术发展迅速，该方法具有灵敏度高、分析速度快、准确度和精密度高、测定范围广等特点，在水质检测领域逐渐被广泛使用。电感耦合等离子体质谱法适用于水源水及生活饮用水中碘化物的分析检测，原理为样品溶液经过雾化由载气（氩气）送入 ICP 焰炬中，经过蒸发、解离、原子化、电离等过程，转化为带正电荷的正离子，经离子采集系统进入质谱仪，质谱仪根据其质荷比进行分离，并由检测器进行检测，离子计数率与样品中碘化物元素含量成正比，实现样品中碘化物浓度的定量分析。该方法可作为饮用水中碘化物检测的有益补充，为不同层次的实验室提供准确、可靠、便捷、环保的检测技术。

（二）样品前处理

在进行水质分析时，为了增加元素的稳定性，一般选用酸性介质。实验表明，测定碘元素时采用碱性介质稳定性更好，经优化选择，采用电感耦合等离子体质谱技术测定碘化物含量时选用四甲基氢氧化铵（TMAH）为测定介质。在采集水样时加入少量的碱，与基质匹配，碘化物标准溶液采用 TMAH 配制；若采样时不加碱保护，碘化物标准溶液可采用纯水配制，并选择锗、铼为内标元素，使用前用纯水稀释配制，但此样品要尽快测定，测定时采用一定浓度的 TMAH 或氨水清洗系统，以消除记忆效应。

一般情况下，对于 ICP-MS 而言，干扰分为质谱干扰和非质谱干扰。质谱干扰主要有同量异位素、多原子、双电荷离子等，^{127}I 不存在同量异位素。本实验采用最优化仪器条件消除多原子、双电荷离子干扰。非质谱干扰主要源于样品基体，克服基体效应最有效的方法是稀释样品、校正内标、加入标准、消除基体等，用内标法校正，可监测和校正信号的短期和长期漂移，校正一般样品的基体影响，从而保证测量的准确性；饮用水样品基质较简单，采用内标法校正即可。实验结果表明在碱性介质中，选用碲作为内标元素，在纯水介质中选用铑（^{103}Rh）、铼（^{185}Re）作为内标元素，测定结果稳定，重现性好。可根据选择的碱性介质或纯水介质，相应地选择用碲（^{128}Te）或铑（^{103}Rh）、铼（^{185}Re）作为内标元素。

（三）仪器参数条件

采用电感耦合等离子体质谱仪进行定性和定量分析。仪器主要参考条件：射频（RF）功率 1220～1550W，载气流速 1.10L/min，采样深度 7mm，雾化室温度 2℃，采样锥、截取锥类型为镍锥，雾化器选 Babington 型或同心雾化器。碘为 ^{127}I，内标元素为碲（^{128}Te）、铼（^{185}Re）或铑（^{103}Rh）。

（四）结果处理

采用外标法和内标法进行定量分析，使用经过标定的碘化物标准储备溶液或直接使用有证标准物质，采用逐级稀释的方式配制碘化物标准系列溶液，可配制浓度为 0.0μg/L、0.6μg/L、1.0μg/L、5.0μg/L、10.0μg/L、50.0μg/L、100.0μg/L、200.0μg/L、300.0μg/L 的碘化物标准系列溶液。当仪器真空度达到要求时，用质谱调谐液调整仪器各项指标，使仪器灵敏度、氧化物、双电荷、分辨率等各项指标达到测定要求后，编辑测定方法及选择测定元素，引入在线内标溶液，内标灵敏度等各项指标符合要求后，将试剂空白溶液、标准系列溶液、样品溶液分别引入仪器测定。根据测定结果，绘制标准曲线，计算回归方程 $Y = bX + a$。根据回归方程计算出样品中碘化物的质量浓度（μg/L）。

（五）应用特点

该方法操作简便，灵敏度高，线性范围宽，便于推广，适用于生活饮用水及水源水中碘含量的测定。检测方法经 6 家实验室验证，其相对标准偏差均小于 5.0%；不同地区自来水、水源水中不同浓度碘化物的加标回收率均在 85%～117%，测定国家碘缺乏病参照实验室研制的水中碘成分分析标准物质，测定值均在标准值范围之内。

二、金属及类金属的检测分析

（一）指标情况

随着我国社会经济的快速发展，水环境和饮用水卫生状况发生较大变化，很多重金属及类金属在水体中屡屡被检出，这些物质不能被分解，且具有高毒性、持久性、难降解性等特点。

铝用途广泛，可作为建筑材料、汽车和飞机中的结构材料，也可用于金属合金的生产。铝化合物和材料也有多种用途，包括生产玻璃、陶瓷、橡胶、木材防腐剂、药品和防水纺织品。铝盐作为混凝剂在水处理中广泛应用，以降低有机物、色度、浊度和微生物水平。饮用水中的铝含量随水源水中的水平而变化，并与铝混凝剂是否在水处理过程中使用有关。我国《生活饮用水卫生标准》（GB 5749—2022）将铝的限值定为 0.2mg/L。

铁作为一种常用的金属，广泛应用于建筑、材料等相关工业，在供水行业主要作为饮用水管的原材料，各种铁盐可作为水处理中的混凝剂。我国《生活饮用水卫生标准》（GB 5749—2022）将铁的限值定为 0.3mg/L。

锰广泛存在于自然界中，是地壳中最丰富的金属之一，主要用于制造钢铁合金和锰化合物，浓度超过 0.1mg/L 时，锰离子会使水产生异味，并使洁具和衣物染色。锰存在于许多地表水和地下水中，在某些地区，人类活动也可能造成大量锰污染。我国《生活饮用水卫生标准》（GB 5749—2022）将锰的限值定为 0.1mg/L。

铜金属延展性好，导热性和导电性高，被广泛应用于制造电缆、管件、阀门、钱币、餐具和建筑材料等。饮用水中铜的浓度范围很广，大多数情况下主要来自铜制水管内部的腐蚀。我国《生活饮用水卫生标准》（GB 5749—2022）将铜的限值定为 1.0mg/L。

锌主要用于镀锌、炼铜、电池制造等相关工业。在天然水体中，锌浓度较低，由于管道和接口的锌浸出，自来水中锌浓度会相对较高。我国《生活饮用水卫生标准》（GB 5749—2022）将锌的限值定为 1.0mg/L。

砷与其化合物主要应用于农药、玻璃制造、合金冶炼、半导体电子元件、防腐剂、医用消炎药等，还常常以杂质形式存在于原料、废渣、半成品及成品中，饮用水砷污染的来源主要有人为活动来源和天然来源两方面。我国《生活饮用水卫生标准》（GB 5749—2022）将砷的限值定为 0.01mg/L。

硒是稀散非金属元素之一，用途非常广泛，可应用于冶金、玻璃、陶瓷、电子、太阳能、饲料等众多领域，工业冶金是其主要污染途径。我国《生活饮用水卫生标准》（GB 5749—2022）将硒的限值定为 0.01mg/L。

汞是在常温、常压下唯一以液态存在的金属，可用于氯碱、牙科、电子和荧光灯制造业。水体中的汞主要存在于沉积物中，工业生产排放的废水是水体中汞的主要污染来源。我国《生活饮用水卫生标准》（GB 5749—2022）将汞的限值定为 0.001mg/L。

镉及其化合物主要用作电镀工艺中的防腐蚀剂，也用于电池、电子元件和核反应堆的制造等。饮用水的镉污染可能来源于配件、热水器、水冷却器和水龙头等所使用的镀锌管或焊料中的镉杂质。我国《生活饮用水卫生标准》（GB 5749—2022）将镉的限值定为 0.005mg/L。

铅是一种金属元素，主要用于电缆、蓄电池、铸字合金、巴氏合金的生产，也用于防 X 线、β 射线等。水环境中的铅少部分来源于天然含铅矿物的溶出，自来水中的铅基本上来源于家用饮用水管道系统。我国《生活饮用水卫生标准》（GB 5749—2022）将铅的限值定为 0.01mg/L。

银为过渡金属的一种，因其具有稳定的理化特性、较好的导热导电性能，广泛应用于首饰、器皿、制币、电镀、焊接制造、照相加工、镜面生产和牙科合金等行业。饮用水中的银可能来自地下水中天然存在的银。我国《生活饮用水卫生标准》（GB 5749—2022）将银的限值定为 0.05mg/L。

钼主要用于耐热和耐酸腐蚀合金的制造、电热器材的发热体、玻璃熔炉的电极、线切割的电极、陶瓷的制造等。工业活动所生成的含钼废水可能是地下水和地表水污染的来源。我国《生活饮用水卫生标准》（GB 5749—2022）将钼的限值定为 0.07mg/L。

镍主要用于制造不锈钢和抗腐蚀合金，此外还被用于陶瓷制品、特种化学器皿、电子线路及镍化合物制备等领域。饮用水中的镍主要来自与饮用水接触的金属管道和配件中镍的溶出。我国《生活饮用水卫生标准》（GB 5749—2022）将镍的限值定为 0.02mg/L。

钡广泛用于合金制造，其化合物用于制造钡盐、合金、焰火、核反应堆等，也是精炼铜时的优良除氧剂。钡的自然沉积物的淋溶和侵蚀会污染地下水资源。我国《生活饮用水卫生标准》（GB 5749—2022）将钡的限值定为 0.7mg/L。

钒主要用于生产防锈钢、弹簧钢和高速工具钢，是制造钢的重要碳化物稳定剂。水体中的钒主要是天然来源，少部分来自人为排放。我国《生活饮用水卫生标准》（GB 5749—2022）将钒的限值定为 0.01mg/L。

锑的用途广泛，被誉为"灭火防火的功臣""战略金属""金属硬化剂""荧光管""电子管的保护剂"，在医学上还用作催吐剂和抗原虫剂。水环境中的锑主要来自锑矿矿区土壤流失、岩石风化、采矿业、制造业污水的排放。我国《生活饮用水卫生标准》（GB 5749—2022）将锑的限值定为 0.005mg/L。

铍是一种熔点很高的轻金属，主要应用于计算机和电信产品，以及航空航天、国防、家电、汽车电子、工业部件的制造。饮用水中的铍主要来源于金属精炼厂和燃煤工厂，以及电气、航天和国防工业的排放。我国《生活饮用水卫生标准》（GB 5749—2022）将铍的限值定为 0.002mg/L。

铊被广泛用于颜料、耐腐蚀合金、催化剂、低温温度计、光电管、计数器和其他电子设备的生产。饮用水中铊的主要污染源来自采矿区的工业活动或排放的污染物。我国《生活饮用水卫生标准》（GB 5749—2022）将铊的限值定为 0.002mg/L。

钠用于四乙基铅、氢化钠和钛的生产，还可用作合成橡胶的催化剂、实验室药剂、核反应堆的冷却剂、电缆、路面防反光、太阳能发电的传热媒介。通常钠盐的水溶性很好，可以从陆地渗入地下水和地表水中。我国《生活饮用水卫生标准》（GB 5749—2022）将钠的限值定为 200mg/L。

目前国内外测量水体中多种重金属元素含量的方法主要有分光光度法、电感耦合等离子体发射光谱法（ICP-AES）和电感耦合等离子体质谱法（ICP-MS）。虽然 ICP-AES 的基体效应小、精密度高且分析速度快，但对个别指标的检测具有方法灵敏度不足的缺点。分光光度法易受其他元素干扰，因此这几种分析方法均要求对待测样品进行复杂的富集和化学分离，其处理过程烦琐耗时。

近年来，电感耦合等离子体质谱技术发展迅速，该方法具有线性范围宽、精密度高、准确性好、快速、灵敏等优点，在水质检测领域逐渐被广泛使用。经过发展的电感耦合等离子体质谱技术提高了部分元素的最低检测质量浓度，明确了干扰方程、碰撞/反应模式、内标法校正干扰，适用于生活饮用水及水源水中 31 种元素的测定。

（二）样品前处理

使用聚乙烯瓶采集水样，加入硝酸溶液调整 pH 至 2 以下。检测过程中可能存在干扰，主要包括质谱干扰和非质谱干扰。质谱干扰中，同量异位素干扰是指具有相同原子质量、不同原子序数的离子不能被单四极杆质量过滤器分辨和识别而引起的干扰，可选择对待测物没有干扰的同位素进行分析；多原子离子干扰是指由 2 个或 3 个原子组成的多原子离子，并且具有和某待测元素相同的质荷比所引起的干扰，可通过优化等离子体条件、使用动态碰撞/反应池技术和干扰方程降低或消除干扰，常见的分子离子干扰见表 5-1。双电荷干扰是指失去 2 个电子的原子形成的双电荷离子与待测物离子具有相同的质荷比造成的干扰，可通过调谐等离子体条件降低，也可以用干扰方程来校正。

表 5-1 常见的分子离子干扰

		分子离子	质量	受干扰元素
本底离子干扰		NH^+	15	—
		OH^+	17	—
		OH_2^+	18	—
		C_2^+	24	Mg
		CN^+	26	Mg
		CO^+	28	Si
		N_2^+	28	Si
		N_2H^+	29	Si
		NO^+	30	—
		NOH^+	31	P
		O_2^+	32	S
		O_2H^+	33	—
		$^{36}ArH^+$	37	Cl
		$^{38}ArH^+$	39	K
		$^{40}ArH^+$	41	—
		CO_2^+	44	Ca
		CO_2H^+	45	Sc
		ArC^+，ArO^+	52	Cr
		ArN^+	54	Cr
		$ArNH^+$	55	Mn
		ArO^+	56	Fe
		$ArOH^+$	57	Fe
		$^{40}Ar^{36}Ar$	76	Se
		$^{40}Ar^{38}Ar$	78	Se
		$^{40}Ar_2^+$	80	Se
基体分子离子	溴化物	$^{81}BrH^+$	82	Se
		$^{79}BrO^+$	95	Mo
		$^{81}BrO^+$	97	Mo
		$^{81}BrOH^+$	98	Mo
		$^{40}Ar^{81}Br$	121	Sb
	氯化物	$^{35}ClO^+$	51	V
		$^{35}ClOH^+$	52	Cr
		$^{37}ClO^+$	53	Cr
		$^{37}ClOH^+$	54	Cr
		$Ar^{35}Cl^+$	75	As
		$Ar^{37}Cl^+$	77	Se

续表

		分子离子	质量	受干扰元素
基体分子离子	硫酸盐	$^{32}SO^+$	48	Ti
		$^{32}SOH^+$	49	—
		$^{34}SO^+$	50	V, Cr
		$^{34}SOH^+$	51	V
		SO_2^+, S_2^+	64	Zn
		$Ar^{32}S^+$	72	Ge
		$Ar^{34}S^+$	74	Ge
	磷酸盐	PO^+	47	Ti
		POH^+	48	Ti
		PO_2^+	63	Cu
		ArP^+	71	Ga
	第Ⅰ主族和第Ⅱ	$ArNa^+$	63	Cu
	主族金属	ArK^+	79	Br
		$ArCa^+$	80	Se
	基体氧化物	TiO	62~66	Ni, Cu, Zn
		ZrO	106~112	Ag, Cd
		MoO	108~116	Cd
		NbO	109	Ag

非质谱干扰包括物理干扰、易电离干扰和重质量元素干扰。物理干扰包括检测样品与标准溶液的黏度、表面张力和总溶解固体量的差异所引起的干扰。易电离干扰指高浓度的易电离元素在等离子体中优先电离，并释放出大量电子，抑制不易电离元素的电离，使不易电离元素的含量测定值偏低。重质量元素干扰指由于空间电荷效应，样品中重质量元素浓度过高引起质量歧视现象，会影响轻质量元素的信号。以上非质谱干扰可通过稀释样品（包括溶液稀释和气溶胶稀释）、选择合适的内标元素、使用标准加入法、分离基体（如色谱分离、电热蒸发、膜去溶等）等方法校正。

（三）仪器参数条件

采用电感耦合等离子体质谱仪进行定性和定量分析。使用质谱调谐液调整仪器各项指标，使仪器灵敏度、氧化物、双电荷、分辨率等各项指标达到测定要求，质谱调谐液推荐选用锂（Li）、钇（Y）、铈（Ce）、铊（Tl）、钴（Co），混合溶液中 Li、Y、Ce、Tl、Co 的浓度为1μg/L（或根据不同厂家的仪器情况，采用适宜的调谐液及浓度）。仪器参考条件是 RF 功率为 1200~1550W，载气流速为 1.10L/min，采样深度为 7mm，碰撞气（He）流速为 4.8mL/min，采样锥和截取锥类型为镍锥。

（四）结果处理

采用内标法进行定量分析，推荐的分析元素质量及内标元素见表 5-2。使用经过标定的各种元素标准储备溶液或直接使用有证标准物质，采用逐级稀释的方式配制各种元素标准系列溶液，可用硝酸溶液（1∶99）配制成铝、锰、铜、锌、钡、硼、铁、钛浓度分别为 0μg/L、5.0μg/L、10.0μg/L、50.0μg/L、100.0μg/L、500.0μg/L 的标准系列溶液；银、砷、铍、铬、镉、钼、镍、铅、硒、钴、锑、锡、铊、铀、钍、钒浓度分别为 0μg/L、0.1μg/L、0.5μg/L、1.0μg/L、10.0μg/L、50.0μg/L、100.0μg/L 的标准系列溶液；钾、钠、钙、镁浓度分别为 0mg/L、0.5mg/L、5.0mg/L、10.0mg/L、50.0mg/L、100.0mg/L 的标准系列溶液；锂、锶浓度分别为 0mg/L、0.05mg/L、0.1mg/L、0.5mg/L、1.0mg/L、5.0mg/L 的标准系列溶液（根据不同地区的水质测量需要，可适当调整校准曲线的浓度范围）。可用硝酸（1∶99）溶液配制汞标准系列溶液浓度为 0μg/L、0.1μg/L、0.5μg/L、1.0μg/L、1.5μg/L、2.0μg/L 的标准系列溶液，现用现配。当仪器真空度达到要求时，用质谱调谐液调整仪器各项指标，仪器灵敏度、氧化物、双电荷、分辨率等各项指标达到测定要求后，编辑测定方法，选择动态碰撞/反应池模式或仪器自带的干扰方程，选择各测定元素，引入在线内标溶液，观测内标灵敏度、调 P/A 指标或自动交叉校正，符合要求后，分别测定试剂空白溶液、标准系列溶液、样品溶液。选择各元素内标，选择各标准，输入各参数，绘制标准曲线，计算回归方程。

表 5-2　推荐的分析元素质量及内标元素

元素	分析元素质量	内标元素
银	107	[115]In
铝	27	[45]Sc
砷	75	[72]Ge
硼	11	[45]Sc
钡	137	[115]In
铍	9	[6]Li
钙	43[a]、44	[45]Sc
镉	111	[115]In
钴	59	[45]Sc
铬	52、53[a]	[45]Sc
铜	63	[45]Sc
铁	56、57[a]	[45]Sc
钾	39	[45]Sc

续表

元素	分析元素质量	内标元素
锂	7	⁴⁵Sc
镁	24	⁴⁵Sc
锰	55	⁴⁵Sc
钼	95	¹¹⁵In
钠	23	⁴⁵Sc
镍	60	⁴⁵Sc
铅	208	²⁰⁹Bi
锑	121	¹¹⁵In
硒	78、82[a]	⁷²Ge
锶	88	⁸⁹Y
锡	118	¹¹⁵In
钍	232	²⁰⁹Bi
铊	205	²⁰⁹Bi
钛	48	⁴⁵Sc
铀	238	²⁰⁹Bi
钒	51	⁴⁵Sc
锌	66	⁷²Ge
汞	202	²⁰⁹Bi

a. 标准模式下，钙选择 43，铬选择 53，铁选择 57，硒选择 82。

（五）应用特点

该方法线性范围宽、精密度高、准确性好、快速、灵敏，适用于水源水及生活饮用水中 31 种金属及类金属元素的分析检测。检测方法经 6 家实验室验证，饮用水中加入 0.5μg/L、10μg/L、100μg/L 混合溶液时，平均精密度（RSD）和回收率的范围分别为 0.2%～4.8% 和 80%～120%。水源水中加入 0.5μg/L、10μg/L、100μg/L 混合溶液时，平均精密度和回收率的范围分别为 0.2%～5.0% 和 80%～120%。

参 考 文 献

国家食品药品监督管理总局，2016. 化妆品安全技术规范（2015 版）.
环境保护部，2014. 水质 65 种元素的测定 电感耦合等离子体质谱法（HJ 700—2014）.
李冰，陆文伟，2017. ATC 017 电感耦合等离子体质谱分析技术. 北京：中国质检出版社/中国标准出版社.
杨红霞，李冰，2005. 电感耦合等离子体质谱原理和应用. 北京：地质出版社.
中华人民共和国国家卫生和计划生育委员会，国家食品药品监督管理总局，2016. 食品安全国

家标准 食品中多元素的测定（GB 5009.268—2016）.

中华人民共和国国家卫生健康委员会，2018. 尿中多种金属同时的测定 电感耦合等离子体质谱法（GBZ/T 308—2018）.

中华人民共和国国家卫生健康委员会，国家市场监督管理总局，2020. 食品安全国家标准 食品中碘的测定（GB 5009.267—2020）.

中华人民共和国卫生部，2012. 食品安全国家标准 植物性食品中稀土元素的测定（GB 5009.94—2012）.

中华人民共和国卫生部，中国国家标准化管理委员会，2006. 生活饮用水标准检验方法（GB/T 5750—2006）.

中华人民共和国卫生和计划生育委员会，国家食品药品监督管理总局，2016. 食品安全国家标准 饮用天然矿泉水检验方法（GB 8538—2016）.

第六章 气相色谱与质谱联用法

第一节 概 述

一、发展历史

自 1952 年英国生物化学家、诺贝尔奖获得者 Archer J. P. Martin 等成功建立气相色谱法以来，其因快速、高分离效能、高灵敏度等特点，迅速发展成为分析化学中极为重要的分离分析方法之一。而 1906 年英国物理学家 J. J. Thomson 发明的质谱，起初只是作为无机化学中研究同位素的分析工具。20 世纪 40 年代以后，质谱开始用于有机化学分析，发展为有机质谱。直至 20 世纪 60 年代出现了气相色谱-质谱联用仪，使质谱仪的应用领域发生了巨大变化，开始成为有机物分析的重要仪器。最近 40 年质谱学在各个方面都获得了极大的发展，新的离子化方法如场致电离（FI）、场解吸电离（FD）、化学电离（CI）、激光离子化、等离子体法（ICP）、快原子轰击法（FAB）和电喷雾电离（ESI）等不断出现。复杂的、高性能的商品仪器不断推出，如离子探针质谱仪、三重四极杆串联质谱仪、四极杆飞行时间串联质谱仪、磁场四极杆串联质谱仪、磁场飞行时间串联质谱仪、磁场型的串联质谱仪、离子回旋共振-傅里叶变换质谱仪等。色谱与质谱联用在近 30 年来有突破性进展，已进入成熟阶段，是现代理化分析中不可或缺的重要设备。

二、质谱分析法的内容

质谱分析是先将物质离子化，按离子的质荷比分离，然后测量各种离子在质谱仪中的强度而实现分析目的一种分析方法。不同物质有不同的质量数，利用这一性质，可以进行定性分析；信号强度与它代表的化合物含量有关，利用这一性质可以进行定量分析。

质谱分析法发展到今天，已在许多科学研究及生产领域中起着十分重要的作用。按研究对象来划分，质谱分析大致可分为以下几个分支。

1. 同位素质谱分析

质谱分析是以同位素分析作为起点的。这方面的工作包括发现元素的新的同位素及测定同位素含量两个方面，既能分析元素的稳定同位素，也能分析某些放射性同位素，既可测定相对含量，也可测定绝对含量。被分析的样品可以是气体，也可以是液体或固体。早期的质谱分析工作集中于发现元素的天然同位素及测定其丰度，目前这方面的分析、研究工作已基本结束，同位素分析集中到特定环境下的同位素含量测定上。例如，用有机质谱仪分析同位素标记化合物是研究有机反应历程及生物体的新陈代谢机制，特别是人体内代谢过程的有效方法。

2. 无机质谱分析

质谱在无机分析中的工作主要包括无机物的定性、定量及材料的表面分析等。用火花源质谱分析法，原则上可测定周期表中从氢到铀的全部元素，也可以分析无机材料中的痕量杂质。质谱与电感应耦合等离子体（ICP）联用可同时测定多种元素，使检测更加方便有效，结果更加准确。对固体样品进行"立体"分析（包括微区分析、表面分析、纵深分析、逐层分析等）是无机质谱分析的另一个重要领域。专门进行这种分析的设备也越来越完善。

3. 有机质谱分析

有机质谱学是一门鉴定和测定有机化合物分子结构的科学，有机质谱仪中各种新技术的研发无不围绕这项工作开展。有机质谱分析虽起步较晚，但发展十分迅速，它已成为当前质谱学研究中的主要分支，是有机化合物结构和成分分析的主要工具。它与核磁共振波谱、红外吸收光谱、紫外吸收光谱一起被称为有机结构分析的"四大谱"。有机质谱分析可提供有机化合物最直观的特征信息，即分子量及官能团碎片的结构信息。在某些条件下，这些信息足以确定一个有机化合物的结构。在高分辨条件下，将质谱信号通过计算机运算，可以获知其元素组成，因此有机质谱仪还具有元素分析功能。目前，有机质谱已被广泛应用于各种有机化合物的结构分析。

有机质谱分析在生物化学、生物医学领域的应用已成为当前质谱学发展的热点，质谱分析糖、核酸、多肽、蛋白质方面的许多成功研究均标志着它作为一种生化分析方法已占据重要地位。其他方面的进展包括大分子量生物样品的直接质谱分析及微量甚至痕量样品的质谱分析，它们在法医鉴定分析中起着重要作用。用质谱进行临床医学研究也取得了丰富的成果。

三、有机质谱基本原理

（一）原理

有机质谱是将气态的样品分子置于高真空中，在高速电子流或电场的作用下，失去外层电子而生成分子离子或化学键断裂生成不同质量的碎片离子。分子离子是指失去一个电子而带正电荷的分子；碎片离子是指分子中某些化学键断裂而生成的质量较小的带正电荷的离子。这些离子在质量分析器中按质荷比的大小顺序分开，经检测器检测，可得到化合物的质谱图。根据质谱中峰的位置进行定性分析，根据峰的强度进行定量分析，以此获得化合物的分子量及其他有关结构信息。常见的质谱图是经计算机处理的棒图，图中每一个棒（每一条线段）代表一种质量的离子。图 6-1 为 37 种挥发性有机物的色谱分离图，横坐标表示保留时间（tr, min），纵坐标表示离子的相对丰度。

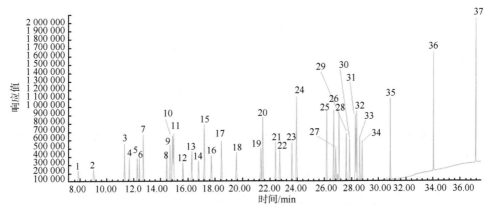

图 6-1 色谱分离参考图

1. 丙酮 tr=7.810min；**2.** 乙酸甲酯 tr=8.963min；**3.** 己烷 tr=11.187min；**4.** 丁酮 tr=11.565min；**5.** 乙酸乙酯 tr=12.175min；**6.** 丙烯酸甲酯 tr=12.335min；**7.** 三氯甲烷 tr=12.624min；**8.** 1, 2-二氯乙烷 tr=14.367min；**9.** 环己烷 tr=14.610min；**10.** 四氯化碳 tr=14.786min；**11.** 苯 tr=14.868min；**12.** 氟苯 tr=15.568min；**13.** 庚烷 tr=16.226min；**14.** 丙烯酸乙酯 tr=16.724min；**15.** 三氯乙烯 tr=17.143min；**16.** 乙酸丙酯 tr=17.667min；**17.** 甲基环己烷 tr=18.392min；**18.** 甲基异丁基甲酮 tr=19.500min；**19.** 乙酸异丁酯 tr=21.288min；**20.** 甲苯 tr=21.423min；**21.** 辛烷 tr=22.369min；**22.** 丙烯酸丙酯 tr=22.683min；**23.** 乙酸丁酯 tr=23.577min；**24.** 四氯乙烯 tr=23.925min；**25.** 氯苯 tr=26.159min；**26.** 乙苯 tr=26.671min；**27.** 乙酸异戊酯 tr=26.828min；**28.** 对二甲苯（间二甲苯）tr=27.068min；**29.** 壬烷 tr=27.599min；**30.** 丙烯酸丁酯 tr=27.838min；**31.** 苯乙烯 tr=28.265min；**32.** 邻二甲苯 tr=28.366min；**33.** 乙酸戊酯 tr=28.583min；**34.** 环己酮 tr=28.766min；**35.** 二异丁基甲酮 tr=30.861min；**36.** 异佛尔酮 tr=34.034min；**37.** 苯醚 tr=37.142min

（二）仪器构造

质谱仪的分析系统一般由四个部分组成——进样系统、离子源、质量分析器、检测器，如图 6-2 所示。质谱的仪器类型有所差别，但仪器的组成基本相同，为获得良好的分析质量，必须避免离子的损失，因此凡是样品分子及离子存在和通过的地方，必须是真空状态。

1. 真空系统

高真空系统是质谱仪正常工作的保障系统。质谱仪的进样系统、离子源、质量分析器、检测器等主要部件均需在真空状态下工作，电力源真空度达到 $1.3×10^{-5}～1.3×10^{-4}Pa$，质量分析器中真空度达到 $1.3×10^{-6}Pa$。

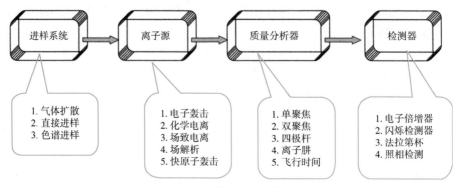

图 6-2 质谱仪分析系统组成

2. 进样系统

完成样品进样的部件称为进样系统，样品进入系统的方法可分为直接法和间接法。

（1）直接法：适合热稳定性好、挥发性较低的样品。将挥发性低的单组分样品（液体或固体）直接装到探针上，将探针送入真空腔，进入离子源内部，然后给探针通入大电流加热，使探针的温度急剧上升（一般不超过 400℃）。样品分子受热后挥发形成蒸气，被电力源离子化。

（2）间接法：目前质谱样品导入系统发展较快的是色谱-质谱联用的接口技术，用于将色谱流出物导入质谱仪中，经离子化后供质谱分析。接口技术是色质联用进样系统的研究热点。仪器接口：理想的 GC-MS 联用仪的接口是能够去除全部的载气，又能把待测物质无损失地从气相色谱仪传输到质谱仪的装置。常用的接口有直接导入型、开口分流型和喷射式分子分离器接口。①直接导入型接口：内径 0.25～0.32mm 的毛细管色谱柱插入一根金属毛细管中（深入 1～2mm），金属毛细管直接引入质谱仪的离子源，载气和待测物一起从气相色谱柱流出，立即进入离子源的作用场。待测物成为带电粒子在电场作用下加速向质量分析器运动，而载气被真空泵抽走。这是最常用的一种进样技术。②开口分流型接口：气相色谱柱的一端插入接口，其出口正对着另一毛细管，该毛细管称为限流毛细管，将色谱柱洗脱物的一部分定量引入质谱仪的离子源。这种接口结构简单，但不适用于填充柱。③喷射式分子分离器接口：气体在喷射过程中，不同质量的分子具有不同的动量，动量大的分子沿喷射方向运动，进入质谱仪，动量小的分子偏离喷射方向，被真空泵抽走。这种接口适用于各种流量的气相色谱柱。

3. 离子源

离子源是质谱仪最重要的组成部件之一，其作用是使被分析的物质电离为离子，并将离子汇聚成有一定能量和一定几何形状的离子束。由于被分析物质的多样性和分析要求的差异，物质电离的方法和原理也各不相同。各种电离方法是通过对应的各种离子源来实现的，不同离子源的工作原理、组成结构各不相同。作为质谱仪的一个重要部分，离子源的性能直接影响质谱仪的主要技术指标。因此，不论何种离子源均必须满足以下要求：①产生的离子流稳定性高，强度能满足测量精度；②离子束的能量和方向分散小；③记忆效应小；④质量歧视效应小；⑤工作压强范围宽；⑥样品和离子的利用率高。目前，在质谱技术中使用较多的离子源有电子轰击源、化学电离源、电喷雾电离源、大气压化学电离源、大气压光电离源、电感耦合等离子体电离源、基质辅助激光解析电离源等。气质联用中使用的主要是电子轰击源（electron impact ion source，EI）和化学电离源（chemical ionization source，CI）。

（1）电子轰击源：利用具有一定能量的电子束使气态的样品分子或原子电离的离子源称为电子轰击离子源，简称电子轰击源。电子轰击源能电离气体、挥发性化合物和金属蒸气。其结构简单、电离效率高、通用性强、性能稳定、操作方便，是质谱仪器中广泛采用的电离源。尽管为了适应不同样品电离的需要，各种新型离子源不断产生，但电子轰击源仍作为一个基本装置广泛配置在商品有机质谱、气体质谱和同位素质谱仪中。应该特别指出的是，电子轰击源是最早用于有机质谱仪的一种离子源。电子轰击质谱能提供有机化合物最丰富的结构信息，有较好的重复性。通过对单分子裂解规律的研究，已总结了较完整的谱图解析方法，并积累了数万个化合物的标准谱图。因此，电子轰击源是有机化合物结构分析的常规工具之一，常用于气相色谱-质谱联用中。

（2）化学电离源：其通过样品分子和反应气（或反应试剂）离子之间的分子-离子反应使样品分子电离。在有机化合物结构测定中，质谱法由于能提供分子量的信息而具有特殊的地位。但常规的电子轰击源通过电子直接传递给样品分子的能量较多，带有过高剩余能量的分子离子易解离生成大量碎片离子，使得相当一部分化合物的分子离子峰强度过低，无法辨认或分子离子峰根本不出现，这给分子量的确定和谱图解析带来困难。化学电离通过分子-离子反应传递的能量很少，大部分化合物能得到一个强的与分子量有关的准分子离子峰，碎片离子较少，因而是电子轰击质谱的有效补充。化学电离源的工作气压比较高，因此较电子轰击源更适于和气相色谱或液相色谱联用，色谱流动相可直接用作反应试剂。化学电离因能生成强的准分子离子峰，在质谱-质谱联用时也极为有用。除上述特点之外，化学电离还有灵敏度高（比电子轰击源高1~2个数量级）、可以通过改变反应气实现较高的选择性等优点。因此，在有机质谱中，化学电离源作为电子轰击源的重要辅助发展很快。但是，化学电离源和电子轰击源一样，必须首先使样品气化，然后再电离，所以不能解决热不稳定和难挥发化合物的分子量测定等问题，常用于气相色谱-质谱联用中。

4. 质量分析器

质量分析器是质谱仪的主体部分。各类质谱仪的主要差别在于质量分析器，常用的有四极杆质量分析器、磁分析器、离子阱质量分析器及飞行时间质量分析器等。

（1）四极杆质量分析器：是目前质谱仪中最常用的质量分析器，可单独使用，亦可串联使用。它的特点是体积小、结构简单、造价低廉、通用性强，对于一般用途而言，其价值、性能均具有优势。早期的四极质谱仪的限制是质量范围小，一般在几百以内，质量分辨率较低，新一代仪器的质量范围已达 2000 以上，质量分辨率也有所提高。

四极杆质量分析器由 4 根相互平行并均匀安置的金属杆构成。金属杆的截面大多是双曲线，但也可简单地做成圆形或其他形状。相对的 2 根极杆连接在一起。在两组极杆上分别施加极性相反的电压，电压由直流分量和交流分量叠加而成，形成特定电场分布。离子束进入电场后，在交变电场作用下产生了振荡，在一定的电场强度和频率下，只有某种质量的离子能通过电场到达检测器，其他离子则由于振幅增大而最后撞到极杆上，进而完成特定质荷比的离子筛选。四极杆质量分析器串接使用可进一步增强定性和定量分析能力，其优点是分析速度极快，最适合与色谱仪联用，且结构简单、自动化程度高，是理化检验中使用最为频繁的质量分析器。

（2）磁分析器：可使用磁场对离子进行分离，分为单聚焦质量分析器和双聚焦质量分析器。

1）单聚焦质量分析器的主要部件为一个一定半径的圆形管道，在其垂直方向上装有扇形磁铁，产生均匀、稳定的磁场，从离子源射入的离子束在磁场作用下，由直线运动变成弧形运动。不同质荷比的离子，其运动曲线半径不同，从而被质量分析器分开。单聚焦质量分析器结构简单，操作方便，但分辨率低。

2）双聚焦质量分析器是在磁分析器之前加一个扇形电场。离子垂直进入扇形电场，受到与速度垂直方向的作用，改作圆周运动，当离子所受到的电场力与离子运动的离心力相平衡时，离子运动发生偏转的半径与其质荷比、运动速度和静电场的电场强度相关。当电场强度一定时，偏转半径取决于离子的速度或质荷比。因此，扇形电场是将质量相同而速度不同的离子分离聚焦，使得速度不合适的离子无法进入磁场的狭缝中，即具有速度分离聚焦的作用。然后，待测离子经过狭缝进入磁分析器，再进行聚焦。通过调节磁场强度，使不同的离子束按质荷比顺序通过出口狭缝进入检测器。这种同时实现速度和方向双聚焦的分析器称为双聚焦质量分析器。双聚焦质量分析器结构相对复杂，但分辨率高。

5. 检测器

检测器通常为光电倍增器或电子倍增器，由质量分析器来的离子流打到电子倍增器上产生电信号，采集的信号经放大并转化为数字信号，经计算机进行处理后得到质谱图。

（三）主要性能指标

1. 质谱仪性能指标

分辨率、质量范围、灵敏度、精密度和准确度为主要的性能指标。其他指标，如扫描速度等，对某些应用具有特殊的意义。一台质谱仪的性能还可以通过仪器所具有的功能多少来衡量，质谱仪的进样方法、电离方式、质量分析器的功能、计算机功能等均是仪器性能指标。

（1）分辨率（resolution）：是仪器对不同质量离子分离和对相同质量离子聚焦两种能力的综合表征，是衡量仪器性能的一个极其重要的指标。高的分辨率不仅可以保证高质量数离子以整数质量分开，而且当测量的质量精度足够高时，如达到 $0.001 \sim 0.0001$ amu 时，可以借助计算机计算，获得待测物的元素组成，为解析质谱数据提供极为有用的信息。在分辨率方面，磁场型质谱仪可达到很高的分辨率，这是双聚焦离子光学理论研究的成果。飞行时间质谱仪也可达到较高的分辨率。

质量精度的高低既与仪器本身有关，也与待测离子的质荷比有关。一般而言，在相同的分辨率下，测量高质荷比离子的质量精度低，而测量低质荷比离子的质量精度高。换而言之，在相同的质量精度要求下，测定较高质量的离子要求仪器有较高的分辨率。

（2）质量范围（mass range）：是一台质谱仪能够测量的离子质量下限与上限之间的范围。实际上，质谱质量范围的下限都为 0，所以一台仪器的质量范围就是这台仪器所能达到的最大值。这是一个非常重要的参数，因为它决定了可测量物质的分子量。特别是在质谱应用进入生物大分子分析时代，质量范围已成为质谱学工作者最感兴趣的焦点。在大部分商品仪器的质量上限不超过 2000 的情况下，人们已将研究目标物分子量设在几万以上。理论上，很多种类的质量分析器都能测量质荷比为无穷大的离子，但在实践中这是不可能的，因此每台仪器都存在一个质量上限。随着仪器制造技术的进步，质谱仪也在不断地突破质量上限，如飞行时间质谱仪已被证明能达到较高的质量上限（大于 10 000）。质量范围的提高在很大程度上还要归功于新电离方法的出现，如采用 ESI 和基质辅助激光解吸电离（MALDI）等软电离技术可将大分子有效地离子化而不分解。但是受技术限制，高质量区测量的一个困难是质量误差较大，这与仪器及计算机技术发展受限有关，也与缺乏标准样品而无法准确校正质量标尺相关。

（3）灵敏度（sensitivity）：标志着仪器在样品定量方面的检测能力，是一台仪器电离效率、离子传输率、质量分辨率和检测器效率的综合指标。根据不同的测试条件，灵敏度可用不同的方法来描述，但总的来说，可分为绝对灵敏度和相对灵敏度两个概念。前者指分析样品时在记录器上得到可检测的质谱信号所需要的样品量；后者指可探测到的微量杂质的最小相对浓度。有机质谱常用某种标准样品的最小检测量来衡量灵敏度。例如，用邻苯二甲酸乙酯作为标样，检测其分子离子峰信号，同时给出信噪比，当测试条件相同时，所用的样品量越小，表明仪器的灵敏度越高，这种方法就是绝对灵敏度法。

仪器的灵敏度与许多参数和条件有关，如离子化手段、检测器类型、样品种类等。因此，在讨论灵敏度时，必须先明确具体的测试条件，否则将无法准确反映仪器的真实性能。

（4）精密度和准确度：是衡量仪器测量所得数据可靠程度的两个参数。精密度指的是重复测量时所得各值之间的接近程度，反映了测量过程的重复性；准确度指的是测量值与真值的逼近程度，反映了测量的准确性。

1）精密度是由测量过程中产生的偶然误差（随机误差）决定的，这种误差主要是由系统本身或引入方法的不稳定性引起的。一般而言，精密度差就难以获得较好的准确度，但好的精密度并不能保证好的准确度。质谱仪安装时对环境的要求较高，要保证环境温度、湿度、振动、电源等高度稳定，从而避免或降低某些误差。

2）准确度主要由测量过程中存在的系统误差决定。这种误差主要是由仪器和方法本身的内在因素引起的。准确度的计算方法是测量值与真值之差。准确度不仅要求方法重复性好，而且要求测量值与真值接近。准确度参数中包含了对精密度的要求，是一台仪器或一个方法的重要指标。提高准确度的途径是减小系统误差，这必须从系统本身考虑。例如，从本质上讲，四极杆质量分析器无法达到磁场型双聚焦质量分析器所能达到的准确度。使用外标法所能获得的准确度一般没有使用内标法获得的准确度高。

2. 质谱法定性和定量

（1）定性定量信息获取：利用色谱-质谱联用技术可获得定性定量信息，如总离子流色谱图（total ion current chromatogram，TIC）、选择离子监测（selected ion monitoring，SIM）、质量色谱图（mass chromatogram，MC）和质谱图等，其中主要应用的是 TIC 和 SIM。

TIC 是总离子流强度随时间变化的色谱图，其纵坐标为总离子流的强度（每个质谱的所有离子强度加和），横坐标为时间，以色谱保留时间和质谱图双重因素对待测物质定性后定量。此图的外形和由一般的色谱仪得到的色谱图是一样的，只是以质谱仪为检测器，同样给出保留值、峰高和峰面积。

SIM 指选择质谱图中能表征待测成分的一个或几个质谱峰进行测定的方法。选择一个质谱峰称为单离子检测（SID），选择几个质谱峰称为多离子检测（MID）。SID 适用于复杂混合物某一痕量组分的测定，MID 即全扫描工作方式，适用于未知化合物的定性和定量分析，而对目标化合物的寻找应采用多离子检测。MC 是先用全扫描方式进行离子流检测，得到总离子流色谱图，然后对某个特征离子进行计算处理得到的色谱图。

（2）定性分析：首先确定分子式，由质谱图确认分子离子峰即可获得分子的分子量，进一步推断出化合物的分子式。然后在合适的实验条件下寻找准分子离子峰，根据有机化合物分子结构中含有的特征官能团在特定质谱离子化方式下产生的具有特征质荷比的碎片离子峰，解析这些特征离子有助于确定有机化合物的分子结构。掌握有机化合物分子的裂解方式和规律，熟悉碎片离子和碎片游离基的结构，了解有机化合物的断裂过程，对确定分子的结构非常重要。很多时候需进一步联合其他定性方式最终鉴定出化合物的分子结构。

（3）定量分析：定量分析的依据是组分的量（m_i）与检测器的相应信号（峰面积 A_i 或峰高 h_i）成比例，即 $m_i = f_i A_i$，因此必须求得峰面积和定量校正因子 f_i（简称校正因子）。

（4）定量方法：分为归一化法和内标法。归一化法简便、准确，且操作条件的波动对结果影响较小，当样品中所有组分经色谱分离后均能产生测量的色谱峰时才能使用。内标法是选择一种与样品性质相近的物质或相应的同位素标记物作为内标物，加入已知质量的样品中，进行色谱分离，测量样品中被测组分和内标物的峰面积，是经典的色谱-质谱定量分析方法，广泛应用于食品安全、医学、环境等领域。

3. 样品测定时的常见问题及解决方法

（1）基质干扰：GC-MS 抗干扰能力很强，但在分析复杂样品时仍然会受到基质干扰的影响。基质干扰问题可能导致基线变高，杂峰增多，色谱峰峰形变差甚至淹没在杂峰中，使得测定灵敏度降低。

解决方法一般如下：①优化前处理操作，可采用更换提取溶剂或增加固相萃取柱净化步骤等方法。②通过配制工作曲线减少干扰，准确定量。③换用更加精密的仪器如 GC-MS-MS。

（2）信号强度变低：实验过程中有时会出现仪器信号强度突然变低的情况，

如同样浓度的标准溶液峰面积比之前进样时大幅度降低。这时可以进行自动调谐，根据调谐情况采取以下措施：①更换灯丝。②如有漏气，检查进样口和质谱端螺丝是否拧紧，再抽一段时间真空等。③对仪器进行清洗和维护。④重新配标准溶液。

（3）灵敏度达不到要求：一些可同时检测多种目标化合物的检测方法，如吹脱捕集-气相色谱-质谱法测定水中挥发性有机物，或是使用年限较长的仪器，对于每种目标化合物的灵敏度可能达不到所需要求。

通常采用以下方法提高灵敏度：①选择离子监测（SIM）模式。②不分流进样，或是加电压不分流进样。③清洗离子源，维护进样系统如进样针、衬管、隔垫、进样口等使仪器保持良好的工作状态。

（4）离子干扰：常选择丰度比最高的碎片离子作为目标化合物检测的定量离子，有时会受到其他化合物碎片离子的干扰，如该化合物的异构体可能具有与之相同的特征离子，从而无法定性。

解决方法一般如下：①选用与干扰化合物不同的碎片离子作为定量离子。②进一针目标化合物的标准溶液，确定它的色谱峰所在位置。③换用更加精密的仪器如 GC-MS-MS。

（四）样品的前处理

样品前处理的目的：①将样品中的被测物转变成适于测定的形式（一般为溶液），以便进行分析。②除去样品中对测定有干扰的物质，必要时对被测物进行浓缩富集，以提高测定的精密度和准确度。需要注意的是：在样品处理过程中不能引入被测物，尽可能减少被测组分的损失，而且所用试剂和反应产物对后续测定应无干扰。样品前处理包括对样品进行溶解、分解、分离、提取、浓缩等，所需时间一般占整个分析时间的 60%以上。因此样品处理方法与技术的研究一直是分析工作的重中之重。样品处理主要包括两个步骤：一是样品分析液的制备；二是干扰成分的分离和被测物的富集。水质检测中的前处理部分主要侧重于干扰成分的分离和被测物的富集。

常用的前处理方法有溶剂萃取法、沉淀法、共沉淀法、挥发法、蒸馏法、固相萃取法、巯基棉分离法和超临界流体萃取法等。①溶剂萃取法：又称液液萃取法，是常用的分离和富集方法。其原理是将试样溶液（水相）与另一种不相容的有机溶剂（有机相）一起振摇，静置分层后，使溶液中某种或几种组分转移到有机溶剂中，从而与试样溶液中的干扰组分分离。该方法多用于低含量组分的分离和富集。它的优点是设备简单，易操作，分离和富集效果好，应用广泛。缺点是手工操作，烦琐，工作量大，有机溶剂易挥发、易燃、有毒。②沉淀法和共沉淀法：在卫生分析中，沉淀法多用于分离金属离子和蛋白质；共沉淀法主要用于分离金属离子。③挥发法和蒸馏法：是利用共存组分挥发性的不同（沸点差异）进行分离的方法。④固相萃取法：是基于液相色谱分离原理的一种快速有效的分离方法，也是水质分析中常用的一种方法。用于大体积样品中目标物的提取和富集。⑤巯基棉分离法：巯基棉中的巯基对许多元素有强结合力，且选择性强，对痕量和超痕量组分的富集效果显著，可分离富集多种元素，并能用于某些元素的形态分析。⑥超临界流体萃取法：是用超临界流体作为萃取溶剂的一种萃取技术，其原理与传统液液萃取相似，是根据物质在两相中分配情况的不同将被测物与共存组分分离。

四、应用领域

气相色谱-质谱（GC-MS）联用分析是两种或两种以上的分析技术在线结合，重新组合成一种可实现更快速、更有效分离和分析的技术。质谱与分离型仪器（气相色谱仪、液相色谱仪、毛细管电泳）联用，已成为复杂混合物成分分析的最有效工具。这些混合物包括天然产物、食品、药物、代谢产物、污染物等，它们的组分可多达数百个甚至上千个，含量也千差万别。用其他方法分析这类样品耗费时间较长，甚至根本不可能进行。色谱-质谱联用在分析检测和其他许多研究领域发挥着越来越重要的作用。

在水质检测中，色谱-质谱能够适应水质待测有机化合物种类繁多与多样化的特点，尤其适用于水质中多种微量有机污染物的分析检测工作，实现多组分同时定性定量分析。例如，挥发性有机物是最广泛存在于水体中的，具有沸点低、挥发能力强的特点，最常用的技术方法是顶空或吹扫捕集-质谱法，吹扫捕集-质谱法一次可以同时测定 55 种挥发性有机物。值得注意的是，在测定过程中，要同时测定全程空白、实验室空白、试剂空白、样品空白和仪器空白，这些空白的测定是实验的关键，也是质量控制的重点。对于半挥发性物质，如有机磷农药等，这类物质的检测一般采用液液萃取或固相萃取-质谱分析。液液萃取技术主要是利用化合物的酸碱性，经萃取、脱水、浓缩后，通过质谱分离检测。固相萃取技术是通过固相萃取的方式，将需要富集的物质吸附到固定相上，再用一定的化学溶剂将吸附物吸取下来，从而进行浓缩和富集，然后进行质谱分析。固相萃取-质谱分析可以同时测定 208 种或更多的农药残留。色谱-质谱联用技术可以准确、高效、快速地完成对未知物的定性定量，在很大程度上提高了水源水污染中有机物的分析灵敏度和准确度。

色谱-质谱联用分析还在其他许多分析检测和研究领域起着越来越重要的作用，如致癌物的分析、工厂污水分析、农作物中农药残留量的分析、兽药残留量的分析、食品添加剂分析及保健食品功效成分分析，以及司法鉴定中复杂化合物的定性定量分析等。对于许多色谱仪难以完成的分析课题，质谱分析也可发挥独特的优势作用。色谱-质谱联用技术为许多有机化合物常规检测提供了强有力的支持，是检测工作中一种必备的工具。

第二节 方法应用

一、四氯化碳等 55 项有机物指标的检测分析

（一）指标情况

挥发性有机物（volatile organic compound，VOC）是指在常温下，沸点为 50～260℃的各种有机化合物。在我国，VOC 是指常温下饱和蒸气压＞70Pa、常压下沸点在 260℃以下的有机化合物，或在 20℃条件下，蒸气压≥10Pa 且具有挥发性的全部有机化合物。VOC 可以存在于大气、水体、沉积物等环境介质中，水中 VOC 的主要来源：①各种化工厂的工业污染；②有机氯代类农药的使用；③石油及其化工产品的意外泄漏；④人们日常生活产生的生活垃圾，如洗涤剂中的常见物质四氯乙烯等。VOC 广泛存在于空气、水、食品中，大多具有致癌性、致突变性、致畸性，危害中枢神经系统，可引发皮肤病，增加肝、肾的毒性效应。

我国在《生活饮用水卫生标准》（GB 5749—2022）常规指标中将三氯甲烷的限值定为 0.06mg/L，三溴甲烷的限值定为 0.1mg/L，二氯一溴甲烷的限值定为 0.06mg/L，一氯二溴甲烷的限值定为 0.1mg/L。扩展指标中将四氯化碳的限值定为 0.002mg/L，1, 2-二氯乙烷的限值定为 0.03mg/L，氯乙烯的限值定为 0.001mg/L，1, 1-二氯乙烯的限值定为 0.03mg/L，1, 2-二氯乙烯（总量）的限值定为 0.05mg/L，三氯乙烯的限值定为 0.02mg/L，四氯乙烯的限值定为 0.04mg/L，苯的限值定为 0.01mg/L，甲苯的限值定为 0.7mg/L，二甲苯（总量）的限值定为 0.5mg/L，氯苯的限值定为 0.3mg/L，1, 4-二氯苯的限值定为 0.3mg/L，三氯苯（总量）的限值定为 0.02mg/L，苯乙烯的限值定为 0.02mg/L，六氯丁二烯的限值定为 0.0006mg/L，二氯甲烷的限值定为 0.02mg/L。参考指标中将 1, 1, 1-三氯乙烷的限值定为 2mg/L，乙苯的限值定为 0.3mg/L，1, 2-二氯苯的限值定为 1mg/L，1, 2-二溴乙烷的限值定为 0.000 05mg/L。

VOC 在环境水体中含量低、易挥发、定量分析困难，因此采样保存及前处理过程决定了分析结果的准确性和可靠性。目前采用的前处理方法有直接进样法、吹扫捕集法、顶空固相微萃取法、液相微萃取法等。自 1974 年 Bellar 和 Lichtenberg 提出吹扫捕集法后，由于该方法具有快速、简单、可消除一些干扰因素和不使用有机溶剂等优点，故得到了较快的发展。与气相质谱联用可以测定地表水中 μg/L 级甚至 ng/L 级的挥发性有机物。分析测试技术常用的是气相色谱法（GC）和气相色谱-质谱法（GC-MS），随着仪器设备的不断完善与发展，质子转移反应质谱

法（PTR-MS）也逐渐被用于测定水中 VOC。美国 EPA 方法中测定挥发性有机物的方法有很多种，如方法 5021 为样品中挥发性有机物的顶空法、方法 5030 为水样中挥发性有机物的吹扫捕集法、方法 5031 为样品中挥发、不溶的不可吹脱有机物的共沸蒸馏法、方法 5032 为水及固体样品中挥发性有机物的真空蒸馏法，方法 8015 为测定非卤代挥发性有机物的填充柱/毛细柱 GC-FID 法、方法 8021 为测定挥发性有机物的毛细柱 GC-PID/ELCD 法、方法 8260 为测定挥发性有机物的毛细柱 GC-MSD 法。这些方法具有较高的灵敏度及较好的准确度，一次分析可完成上百种有机物的测定，具有较高的工作效率。2023 年 3 月 17 日发布的《生活饮用水标准检验方法 第 8 部分：有机物指标》（GB/T 5750.8—2023）提供了水源水及生活饮用水中 55 种挥发性有机物指标的吹扫捕集-气相色谱-质谱法方法。

（二）样品前处理

用水样将样品瓶与瓶盖润洗至少 3 次后方可采集样品。采样时，使水样在瓶中溢流出一部分而不留气泡。所有样品均采集平行样。若从水龙头采样，应先打开水龙头至水温稳定，从流水中采集平行样；若从开放的水体中采样，先用 1L 的广口瓶或烧杯从有代表性的区域中采样，再小心地把水样从广口瓶或烧杯中倒入样品瓶中。每批样品要进行空白样品的采集。

对于不含余氯的样品和全程序空白，每 40mL 水样中加入 4 滴 4mol/L 的盐酸溶液作固定剂，以防水样中发生生物降解。要确保盐酸中不含痕量有机杂质。对于含余氯的样品和全程序空白，在样品瓶中先加入抗坏血酸（每 40mL 水样加 25mg），待样品瓶中充满水样并溢流后，每 20mL 样品中加入 1 滴 4mol/L 盐酸溶液调节样品 pH<2，再密封样品瓶。注意垫片的聚四氟乙烯（PTFE）面朝下。

采样后需将样品于 0~4℃冷藏保存，样品存放区域不得存在有机物干扰，保存时间为 12h。

（三）仪器参数条件

采用气相色谱质谱联用仪对饮用水进行定性和定量分析，气相色谱仪可以分流或不分流进样，具有程序升温功能；顶空进样系统可以用自动顶空进样器（定量环模式），也可用手动顶空进样器；色谱柱为 HP-VOC（60m×0.20mm，1.12μm）弹性石英毛细管柱，或其他等效色谱柱；质谱仪使用 EI 方式离子化，标准电子能量为 70eV。能在 1s 或更短的扫描周期内，从 35amu 扫描至 300amu；化学工作站和数据处理系统带质谱图库。

吹扫捕集的吹脱气体为高纯氦气[φ（He）≥99.999%]，吹脱温度为室温，吹脱气体的流速为 40mL/min，吹脱时间为 10min，吹脱体积为 5mL 或 25mL，解吸温度为 225℃，解吸反吹气体流速为 15mL/min，解吸时间为 4min，烘烤温度为

250℃，烘烤时间为 5min。

色谱的进样口温度为 180℃；初始温度 35℃，保持 5min，再以 6℃/min 速率升温至 150℃，保持 4min，再以 20℃/min 的速率升温至 235℃，保持 2min；载气为高纯氦气[φ（He）≥99.999%]；柱流速为 1.0mL/min，分流比 20∶1。

质谱的扫描范围为 35～300amu，离子源温度为 230℃，界面传输温度为 280℃，扫描时间≤0.45s[全扫描模式（Scan 模式）]，定量离子参考表 6-1。

表 6-1　55 种挥发性有机物与内标物及回收率指示物的分子量和定量离子

序号	组分	分子式	分子量[a]	定量离子（m/z）	特征离子（m/z）
1	氯乙烯	C_2H_3Cl	62	62	64
2	苯	C_6H_6	78	78	77
3	溴苯	C_6H_5Br	156	156	77，158
4	一氯二溴甲烷	$CHBr_2Cl$	206	129	48
5	二氯一溴甲烷	$CHBrCl_2$	162	83	85，127
6	三溴甲烷	$CHBr_3$	250	173	175，252
7	丁苯	$C_{10}H_{14}$	134	91	134
8	仲丁基苯	$C_{10}H_{14}$	134	105	134
9	叔丁基苯	$C_{10}H_{14}$	134	119	91
10	四氯化碳	CCl_4	152	117	119
11	氯苯	C_6H_5Cl	112	112	77，114
12	三氯甲烷	$CHCl_3$	118	83	85
13	氯溴甲烷	CH_2BrCl	128	128	49，130
14	2-氯甲苯	C_7H_7Cl	126	91	126
15	4-氯甲苯	C_7H_7Cl	126	91	126
16	1，4-二氯苯	$C_6H_4Cl_2$	146	146	111，148
17	1，2-二溴-3-氯丙烷	$C_3H_5Br_2Cl$	234	75	155，157
18	1，2-二溴乙烷	$C_2H_4Br_2$	186	107	109，188
19	二溴甲烷	CH_2Br_2	172	93	95，174
20	1，2-二氯苯	$C_6H_4Cl_2$	146	146	111，148
21	1，3-二氯苯	$C_6H_4Cl_2$	146	146	111，148
22	1，1-二氯乙烷	$C_2H_4Cl_2$	98	63	65，83
23	1，2-二氯乙烷	$C_2H_4Cl_2$	98	62	98
24	1，1-二氯乙烯	$C_2H_2Cl_2$	96	96	61，63
25	顺-1，2-二氯乙烯	$C_2H_2Cl_2$	96	96	61，98
26	反-1，2-二氯乙烯	$C_2H_2Cl_2$	96	96	61，98
27	1，2-二氯丙烷	$C_3H_6Cl_2$	112	63	112

续表

序号	组分	分子式	分子量 a	定量离子（m/z）	特征离子（m/z）
28	1, 3-二氯丙烷	$C_3H_6Cl_2$	112	76	78
29	2, 2-二氯丙烷	$C_3H_6Cl_2$	112	77	97
30	1, 1-二氯丙烯	$C_3H_4Cl_2$	110	75	110, 77
31	顺-1, 3-二氯丙烯	$C_3H_4Cl_2$	110	75	110
32	反-1, 3-二氯丙烯	$C_3H_4Cl_2$	110	75	110
33	乙苯	C_8H_{10}	106	91	106
34	六氯丁二烯	C_4Cl_6	258	225	260
35	异丙苯	C_9H_{12}	120	105	120
36	4-甲基异丙苯	$C_{10}H_{14}$	134	119	134, 91
37	二氯甲烷	CH_2Cl_2	84	84	86, 49
38	萘	$C_{10}H_8$	128	128	—
39	丙苯	C_9H_{12}	120	91	120
40	苯乙烯	C_8H_8	104	104	78
41	1, 1, 1, 2-四氯乙烷	$C_2H_2Cl_4$	166	131	133, 119
42	1, 1, 2, 2-四氯乙烷	$C_2H_2Cl_4$	166	83	131, 85
43	四氯乙烯	C_2Cl_4	164	166	168, 129
44	甲苯	C_7H_8	92	92	91
45	1, 2, 3-三氯苯	$C_6H_3Cl_3$	180	180	182
46	1, 2, 4-三氯苯	$C_6H_3Cl_3$	180	180	182
47	1, 1, 1-三氯乙烷	$C_2H_3Cl_3$	132	97	99, 61
48	1, 1, 2-三氯乙烷	$C_2H_3Cl_3$	132	83	97, 85
49	三氯乙烯	C_2HCl_3	130	95	130, 132
50	1, 2, 3-三氯丙烷	$C_3H_5Cl_3$	146	75	77
51	1, 2, 4-三甲苯	C_9H_{12}	120	105	120
52	1, 3, 5-三甲苯	C_9H_{12}	120	105	120
53	邻二甲苯	C_8H_{10}	106	106	91
54	间二甲苯	C_8H_{10}	106	106	91
55	对二甲苯	C_8H_{10}	106	106	91
56	氟苯（内标物）	C_6H_5F	96	96	77
57	4-溴氟苯（内标物）	C_6H_4BrF	174	95	174, 176
58	1, 2-二氯苯-D_4（回收率指示物）	$C_6Cl_2D_4$	150	152	115, 150

a 化合物的最小质量数。

（四）结果处理

采用内标法进行定量分析，配制含有 55 个目标分析物和 3 个内标物的混合标准溶液，采用逐级稀释法配制系列标准溶液，标准系列溶液中 55 种挥发性有机物的质量浓度分别为 0.4μg/L、2.0μg/L、5.0μg/L、10.0μg/L、20.0μg/L 和 40.0μg/L，内标物的质量浓度为 5μg/L，回收率指示物的质量浓度为 5μg/L。标准系列溶液放在容量瓶中不稳定，应储存于标准储备瓶中，且上部不留空隙，于 0～4℃避光保存，可保存 24h。将标准系列溶液依次倒入 40mL 样品瓶中至满瓶，可溢流出一部分而不留气泡。置于吹扫捕集自动进样装置，在室温下进行吹脱、捕集、脱附、自动导入气相色谱质谱仪测定。用 Scan 模式获取不同浓度标准溶液的总离子流图。以测得的峰面积比值对相应的浓度绘制工作曲线。挥发性有机物的总离子流图见图 6-3。

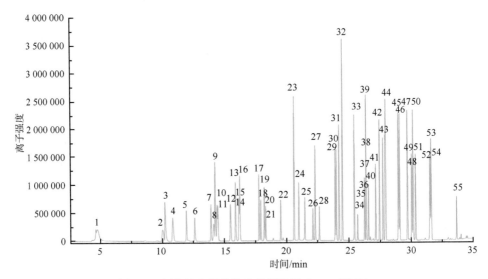

图 6-3　挥发性有机物的总离子流图（Scan 模式）

1. 氯乙烯；**2.** 1,1-二氯乙烯；**3.** 二氯甲烷；**4.** 顺-1,2-二氯乙烯；**5.** 反-1,2-二氯乙烯；**6.** 1,1-二氯乙烷；**7.** 2,2-二氯丙烷；**8.** 三氯甲烷；**9.** 氯溴甲烷；**10.** 1,1,1-三氯乙烷；**11.** 1,2-二氯乙烷；**12.** 1,1-二氯丙烯；**13.** 四氯化碳；**14.** 苯；**15.** 三氯乙烯；**16.** 1,2-二氯丙烷；**17.** 二溴甲烷；**18.** 二氯一溴甲烷；**19.** 顺-1,3-二氯丙烯；**20.** 甲苯；**21.** 反-1,3-二氯丙烯；**22.** 1,1,2-三氯乙烷；**23.** 1,3-二氯丙烷；**24.** 一溴二氯甲烷；**25.** 四氯乙烯；**26.** 1,2-二溴乙烷；**27.** 氯苯；**28.** 1,1,1,2-四氯乙烷；**29.** 邻二甲苯；**30.** 乙苯；**31.** 对二甲苯；**32.** 苯乙烯；**33.** 间二甲苯；**34.** 三溴甲烷；**35.** 1,1,2,2-四氯乙烷；**36.** 异丙苯；**37.** 1,2,3-三氯丙烷；**38.** 溴苯；**39.** 丙苯；**40.** 2-氯甲苯；**41.** 4-氯甲苯；**42.** 叔丁基苯；**43.** 1,3,5-三甲苯；**44.** 1,2,4-三甲苯；**45.** 仲丁基苯；**46.** 1,4-二氯苯；**47.** 4-甲基异丙苯；**48.** 1,3-二氯苯；**49.** 1,2-二氯苯；**50.** 丁苯；**51.** 1,2-二溴-3-氯丙烷；**52.** 1,2,4-三氯苯；**53.** 萘；**54.** 六氯丁二烯；**55.** 1,2,3-三氯苯

用全扫描方式获得的总离子流图对样品组分进行定性分析，各组分的出峰顺序和时间分别如下：氯乙烯，4.872min；1,1-二氯乙烷，9.993min；二氯甲烷，10.085min；顺-1,2-二氯乙烯，10.835min；反-1,2-二氯乙烯，11.927min；1,1-二氯乙烷，12.587min；2,2-二氯丙烷，13.800min；三氯甲烷，13.921min；氯溴甲

烷，14.105min；1，1，1-三氯乙烷，14.410min；1，2-二氯乙烷，14.511min；1，1-二氯丙烯，15.632min；四氯化碳，15.967min；苯，16.203min；三氯乙烯，16.239min；1，2-二氯丙烷，16.671min；二溴甲烷，17.592min；二氯一溴甲烷，17.613min；顺-1，3-二氯丙烯，18.699min；甲苯，18.707min；反-1，3-二氯丙烯，18.716min；1，1，2-三氯乙烷，19.87min；1，3-二氯丙烷，20.993min；一氯二溴甲烷，21.200min；四氯乙烯，21.299min；1，2-二溴乙烷，21.872min；氯苯，22.118min；1，1，1，2-四氯乙烷，22.586min；邻二甲苯，23.791min；乙苯，23.802min；对二甲苯，23.911min；苯乙烯，24.017min；间二甲苯，25.512min；三溴甲烷，25.938min；1，1，2，2-四氯乙烷，26.201min；异丙苯，26.244min；1，2，3-三氯丙烷，26.300min；溴苯，26.321min；丙苯，26.422min；2-氯甲苯，26.842min；4-氯甲苯，26.988min；叔丁基苯，27.307min；1，3，5-三甲苯，27.589min；1，2，4-三甲苯，27.611min；仲丁基苯，28.821min；1，4-二氯苯，28.891min；4-甲基异丙苯，29.180min；1，3-二氯苯，30.027min；1，2-二氯苯，30.082min；丁苯，30.835min；1，2-二溴-3-氯丙烷，31.102min；1，2，4-三氯苯，31.520min；萘，31.547min；六氯丁二烯，31.991min；1，2，3-三氯苯，33.755min。

用选择离子图对组分进行定量分析，本方法中用内标定量法。待测组分的质量浓度按式（6-1）进行计算。

$$\rho_x = \frac{A_x \times \rho_{IS}}{A_{IS} \times \overline{RF}} \tag{6-1}$$

式中，ρ_x 为水样中待测组分的质量浓度，单位为微克每升（µg/L）；A_x 为待测组分定量离子的峰面积或峰高；ρ_{IS} 为内标物的质量浓度，单位为微克每升（µg/L）；A_{IS} 为内标定量离子的峰面积或峰高；$\overline{RF}$ 为待测组分的平均响应因子。

（五）应用特点

本方法优点为检测限低，分析精度高，准确度好，易于操作，无溶剂污染且可同时分析水中多种挥发性有机污染物，不受水中其他有机物的干扰等。检测方法经4家实验室验证，饮用水中加入0.4µg/L、2.0µg/L、10.0µg/L 三个浓度的挥发性有机物的标准溶液，平均精密度（RSD）范围为 1.3%～7.1%，回收率范围为85.1%～119%。

二、邻苯二甲酸二（2-乙基己基）酯等15项指标的检测分析

（一）指标情况

半挥发性有机污染物（SVOC）是指沸点一般在170～350℃、蒸气压在（10^{-7}～

0.1）×133.32Pa 的有机物，主要包含多环芳烃类、酞酸酯类、有机农药类等。在工农业生产发展的同时，伴随的环境污染使得这类有机污染物在环境样品中广泛存在。即使环境水体中痕量存在 SVOC，且部分化合物水溶性极低，但长期接触仍会造成人体慢性中毒，引发癌症，甚至直接影响生殖系统和神经系统。因为很多 SVOC 和人体内多种激素结构相似，所以很多 SVOC 被视为内分泌干扰物质。这类有机物数量众多，绝大部分对人体有致毒作用，能对人体组织产生致癌变、致畸变和致突变的"三致"作用，可通过各种途径影响动植物的正常生长，干扰或破坏生态平衡。我国《生活饮用水卫生标准》（GB 5749—2022）扩展指标中将马拉硫磷的限值定为 0.25mg/L，乐果的限值定为 0.006mg/L，百菌清的限值定为 0.01mg/L，溴氰菊酯的限值定为 0.02mg/L，敌敌畏的限值定为 0.001mg/L，毒死蜱的限值定为 0.03mg/L，七氯的限值定为 0.0004mg/L，六氯苯的限值定为 0.001mg/L，五氯酚的限值定为 0.009mg/L，2, 4, 6-三氯酚的限值定为 0.2mg/L。附录 A 中将滴滴涕的限值定为 0.001mg/L，林丹的限值定为 0.002mg/L，对硫磷的限值定为 0.003mg/L，甲基对硫磷的限值定为 0.009mg/L。

半挥发性有机物在环境介质中的残留浓度一般比较低，种类繁多，包含多种极性和非极性、性质稳定和不稳定物质。同时，环境样品基质复杂，存在多种物质的干扰，因此对环境样品的预处理技术要求较高，在前处理过程中既要消除复杂环境基体中的干扰，又要保证目标物的有效提取，以达到提高灵敏度、降低检测限的目的。对于水体中 SVOC 分析的前处理技术，美国 EPA 推荐传统的液液萃取技术，但是这种萃取技术有机溶剂消耗量较大，在操作过程中易对人体造成危害，且易对环境产生二次污染，因此在样品前处理过程中逐渐被取代。近些年来用于检测水体中半挥发性有机物的主要富集和净化手段有液液萃取（LLE）、固相萃取（SPE）、固相微萃取（SPME）及新兴的固相膜萃取（SPME）四种方法。固相萃取是建立在传统液液萃取基础之上，结合物质相互作用的相似相溶原理和色谱分析中的固定相基本知识逐渐发展起来的前处理技术，用途非常广泛。SPE 具有有机溶剂用量少、便捷、安全、高效等特点，2023 年 3 月 17 日发布的《生活饮用水标准检验方法 第 8 部分：有机物指标》（GB/T 5750.8—2023）提供了生活饮用水中 15 种半挥发性有机物指标的固相萃取气相色谱-质谱法方法。

（二）样品前处理

用 2.5L 棕色螺口样品瓶采集水样，每升水样中加入约 100mg 抗坏血酸，混合摇匀，以去除余氯。封好样品瓶，0～4℃冷藏保存，保存时间为 24h。

水样若较为浑浊，其中的颗粒物会堵塞萃取柱，降低萃取速率，可使用 0.45μm 的玻璃纤维滤膜预先过滤水样，以缩短萃取时间。水样送到实验室后，用盐酸溶液[c（HCl）=6mol/L]将水样的 pH 调至小于 2，过柱富集，萃取液装于密闭玻璃瓶中，0～4℃冷藏、密封、避光保存，2 天内完成分析。吸附水样后的小柱，若不能及时洗脱，可在室温下短期保存，一般不超过 10 天，最好在 0℃以下低温保存，以减少因吸附滞留而造成的有机物损失。固相萃取柱依次用 5mL 二氯甲烷、5mL 乙酸乙酯以大约 3mL/min 的流速缓慢过柱，加压或抽真空尽量让溶剂流干（约30s）；然后再依次用 10mL 甲醇、10mL 纯水过柱活化，此过程不能让吸附剂暴露在空气中。

量取 1L 水样，加入 4.0μL 浓度为 500μg/mL 的内标物和回收率指示物，立刻混匀，使其在水样中的浓度均为 2.0μg/L，然后水样以约 15mL/min 的流速过固相萃取柱。用氮吹或真空抽吸固相萃取柱至干，以去除水分。依次用 3mL 乙酸乙酯、3mL 二氯甲烷、1.5mL 甲醇通过固相萃取柱洗脱，每种溶剂洗脱时浸泡吸附剂 10～15min，所有洗脱液收集在同一收集瓶中。若洗脱液中有水分，需过无水硫酸钠干燥柱除水。在室温下用氮气将洗脱液吹至近干，再用乙酸乙酯定容至 1mL，待测。

（三）仪器参数条件

采用气相色谱质谱联用仪进行饮用水定性和定量分析，气相色谱仪可以分流或不分流进样，具程序升温功能；色谱柱为 DB-5MS（30m×0.25mm，0.25μm）弹性石英毛细管柱，或其他等效色谱柱；质谱仪使用 EI 方式离子化，标准电子能量为 70eV；配有工作站和数据处理系统。固相萃取柱的萃取相为高交联的聚甲基丙烯酸酯-苯乙烯，或相当性能的固相萃取柱（填充量为 200mg，容量为 6mL），适合于非极性至极性化合物的萃取。

色谱的气化室温度为 250℃，柱温初始温度 50℃保持 4min，以每分钟 10℃升温至 280℃，保持 8min，载气为高纯氦气[φ（He）≥99.999%]，柱流量为 1.0mL/min，不分流进样。质谱的扫描范围为 45～450amu，离子源温度为 230℃，界面传输温度为 280℃，扫描时间≤1s（Scan 模式），定量特征离子参考信息见表 6-2。15种（4,4′-滴滴涕和 2,4-滴滴涕为 2 个峰，归为一种目标分析物的同分异构体）半挥发性有机物的总离子流图见图 6-4。

（四）结果处理

用 Scan 模式获得的总离子流图对样品组分进行定性分析，在总离子流图中，将相对强度最大的 3 个离子称为特征离子，定性分析的方法是将水样组分的保留时间与标准样品组分的保留时间进行比较，同时将样品组分的质谱与数据库内的标准质谱进行比较，要符合下列条件：计算各组分保留时间的标准偏差，样品组分的保留时间漂移应在该组分标准偏差的 3 倍范围以内；样品组分特征离子的相对强度与标准组分特征离子强度的相对误差在 30%以内。

表 6-2　15 种半挥发性有机物、内标物及回收率指示物定量特征离子信息

序号	组分	分子式	选择离子	定量离子
1	敌敌畏	$C_4H_7Cl_2O_4P$	109，185，79，220	109
2	2, 4, 6-三氯酚	$C_6H_3Cl_3O$	196，198，97，132	196
3	苊-D_{10}（内标物）	$C_{12}D_{10}$	164，162，160，80	164
4	六氯苯	C_6Cl_6	284，286，142	284
5	乐果	$C_5H_{12}NO_3PS_2$	87，93，125	87
6	五氯酚	C_6HCl_5O	266，264，268，167	266
7	林丹（γ-六六六）	$C_6H_6Cl_6$	181，219，109，111	181
8	菲-D_{10}（内标物）	$C_{14}D_{10}$	188，187，94，184	188
9	百菌清	$C_8Cl_4N_2$	266，264，268	266
10	甲基对硫磷	$C_8H_{10}NO_5PS$	109，125，263	109
11	七氯	$C_{10}H_5Cl_7$	100，272，274，237	100
12	马拉硫磷	$C_{10}H_{19}O_6PS_2$	127，173，99，125	127
13	毒死蜱	$C_9H_{11}Cl_3NO_3PS$	197，97，199，125	197
14	对硫磷	$C_{10}H_{14}NO_5PS$	291，97，109，137	291
15	芘-D_{10}（回收率指示物）	$C_{16}D_{10}$	212，106，211，213	212
16	滴滴涕	$C_{14}H_9Cl_5$	235，237，165，282	235
17	邻苯二甲酸二（2-乙基己基）酯	$C_{24}H_{38}O_4$	149，167，150	149
18	䓛-D_{12}（内标物）	$C_{18}D_{12}$	240，236，239，241，120	240
19	溴氰菊酯	$C_{22}H_{19}Br_2NO_3$	181，253，77，93	181

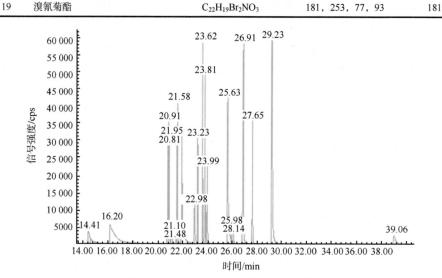

图 6-4　半挥发性有机物的总离子流图

14.41min，敌敌畏；16.20min，2, 4, 6-三氯酚；20.91min，六氯苯；21.10min，乐果；21.48min，五氯酚；21.58min，林丹；21.95min，百菌清；22.98min，甲基对硫磷；23.23min，七氯；23.62min，马拉硫磷；23.81min，毒死蜱；23.99min，对硫磷；26.91min，4, 4'-滴滴涕；27.65min，2, 4-滴滴涕；29.23min，邻苯二甲酸二（2-乙基己基）酯；39.06min，溴氰菊酯

用选择离子流图对组分进行定量分析，本方法用内标定量。敌敌畏、2, 4, 6-三氯酚以苊-D_{10}为内标，六氯苯、乐果、五氯酚和林丹以菲-D_{10}为内标，百菌清、甲基对硫磷、七氯、马拉硫磷、毒死蜱、对硫磷、滴滴涕、邻苯二甲酸二（2-乙基己基）酯和溴氰菊酯以䓛-D_{12}为内标。配制含有 15 种目标分析物和 3 种内标物的混合标准溶液，采用逐级稀释法配制系列标准溶液，标准系列溶液中 15 种半挥发性有机物的质量浓度分别为 0μg/mL、0.4μg/mL、0.8μg/mL、1.0μg/mL、2.0μg/mL 和 4.0μg/mL（乐果、五氯酚和溴氰菊酯三种物质则配制成 0μg/mL、1.0μg/mL、2.0μg/mL、4.0μg/mL、5.0μg/mL、10.0μg/mL 6 个浓度），内标的质量浓度为 2μg/L。将标准系列按浓度从低到高的顺序依次上机测定。以各组分质量浓度为横坐标，以峰面积比值为纵坐标，绘制标准曲线。待测物的质量浓度按式（6-1）计算。

（五）应用特点

本方法具有有机溶剂用量少、灵敏度高、多组分定性准确、操作简便快速等优点，且可同时分析水中多种 SVOC，方法的检出限、线性关系、回收率和重现性等方法学指标均满足水体中 SVOC 类残留的检测要求。检测方法经 4 家实验室验证，饮用水中加入 0.4μg/L、2.0μg/L 两个浓度的敌敌畏、2, 4, 6-三氯酚、六氯苯、林丹、百菌清、甲基对硫磷、七氯、马拉硫磷、毒死蜱、对硫磷、滴滴涕、邻苯二甲酸二（2-乙基己基）酯，1.0μg/L、5.0μg/L 两个浓度的乐果、五氯酚、溴氰菊酯，平均精密度范围为 1.0%～9.1%，回收率范围为 72.4%～119%。

三、环氧氯丙烷的检测分析

（一）指标情况

环氧氯丙烷（epichlorohydrin，ECH）是一种具有类似氯仿气味的无色透明液体。作为一种重要的化工医药原料与中间体，环氧氯丙烷可用于生产环氧树脂及用作环氧树脂的稀释剂；也被应用于制造甘油、橡胶、表面活性剂、电绝缘制品等方面；同时其可作为医药、农药、食品、增塑剂及离子交换树脂等领域的常用原料及溶剂。我国《生活饮用水卫生标准》（GB 5749—2022）扩展指标中将环氧氯丙烷的限值定为 0.0004mg/L。

环氧氯丙烷属于有毒化学品，毒性中等，具有潜在致癌作用。2017 年 10 月，WHO 国际癌症研究机构公布的致癌物清单中将其定为 2A 类致癌物。环氧氯丙烷可以通过使用残留环氧氯丙烷的絮凝剂，以及从管道的环氧树脂涂料中浸出的途径进入饮用水中。我国住房和城乡建设部、卫生健康委员会、北京市自来水集团、深圳市水务集团等多部门多年饮用水水质监测结果显示，我国饮用水中可能存在环氧氯丙烷污染的风险。环氧氯丙烷经口、吸入和皮肤接触暴露后，可以迅速吸收进入人体。环氧氯丙烷经皮肤暴露主要产生局部刺激效应，吸入暴露会产生显著的全身性效应，包括肝脏和肾脏的毒性反应等。

目前测定环氧氯丙烷的方法有气相色谱法、乙酰丙酮比色法和变色酸比色法。乙酰丙酮比色法灵敏度不高，变色酸比色法灵敏度高于乙酰丙酮比色法，但重现性较差，且有酚的干扰。而填充柱气相色谱法虽然灵敏度提高了，但它难以满足《生活饮用水卫生标准》（GB 5749—2022）环氧氯丙烷<0.0004mg/L 的要求。环氧氯丙烷的分析方法包括气相色谱-电子捕获检测器（GC-ECD）、气相色谱-火焰离子化检测器（GC-FID）、吹扫补集气相色谱-质谱法（PT-GC-MS），GC-ECD和 GC-FID 方法的检出限低于准则值的 1/100，PT-GC-MS 方法的检出限范围为准则值的 1/10 到准则值。2023 年 3 月 17 日发布的《生活饮用水标准检验方法 第 8部分：有机物指标》（GB/T 5750.8—2023）提供了饮用水中环氧氯丙烷的气相色谱-质谱法方法。该方法将水样中环氧氯丙烷经过椰壳活性炭小柱吸附富集，用二氯甲烷洗脱，洗脱液旋转蒸发浓缩后，用气相色谱质谱法测定，该方法提高了检出限，满足《生活饮用水卫生标准》（GB 5749—2022）的要求，且具有操作简单、准确和易行等优点，适用于生活饮用水中环氧氯丙烷的分析检测。

（二）样品前处理

将水样采集于 1L 棕色磨口塞玻璃瓶中，加 3 滴甲基橙指示剂（0.5g/L），用氢氧化钠溶液（50g/L）或盐酸溶液（1∶9）调至中性，供气相色谱-质谱测定。水样采集后应该尽快进行萃取处理，当天不能处理时，要置于 0～4℃冷藏保存。

将水样依次用 6mL 甲醇和 6mL 纯水对椰壳活性炭小柱进行活化，共活化 3次。再取水样 1L，以 20mL/min 的流速进行水样富集，再用高纯氮气对椰壳活性炭小柱进行干燥，时间为 6min，最后用 6mL 二氯甲烷洗脱两次，合并洗脱液（当水样混浊时，可以先用定性滤纸对水样进行过滤，然后再按照上述方法操作）。将洗脱液置于旋转蒸发器中，用少量二氯甲烷洗涤用于接收的 10mL 具塞刻度离心管 2 次，洗液合并倒入浓缩器中，将洗脱液于 40℃水浴浓缩至 1.0mL。

（三）仪器参数条件

采用配有 EI 的气相色谱-质谱联用仪进行定性和定量分析。色谱柱为HP-INNOWAX 高弹石英毛细管柱（30m×0.250mm，0.25μm）或其他等效色谱柱。气相色谱-质谱联用仪需配有 EI，气化室温度为 200℃，离子源温度为 230℃，MS四极杆温度为 150℃，载气压力为 52.76kPa（7.6522psi），进样方式为分流进样或者无分流进样，分流比为 3∶1（可以根据仪器响应信号适当调整分流比）。升温程序为初始温度 50℃，保持 1min，以 10℃/min 的速率升温至 130℃，保持 1min.

采样方式为选择离子监测（SIM），定性离子（m/z）为 57, 49, 62；定量离子（m/z）为 57。溶剂延迟 4min。环氧氯丙烷选择离子（m/z，57）质谱图见图 6-5。

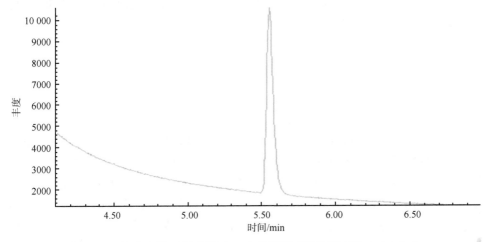

图 6-5　环氧氯丙烷选择离子（m/z）质谱图（环氧氯丙烷 5.548min）

（四）结果处理

采用外标法进行定量分析，使用经过标定的环氧氯丙烷标准储备溶液或直接使用有证标准物质，采用逐级稀释的方式配制环氧氯丙烷标准系列溶液，配制浓度为 0mg/L、0.10mg/L、0.20mg/L、0.40mg/L、0.60mg/L 和 0.80mg/L 的环氧氯丙烷标准系列溶液，各取标准系列溶液 1μL 注入气相色谱-质谱联用仪，测定各浓度的峰面积（或峰高），以标准系列溶液中环氧氯丙烷的浓度为横坐标，以峰面积（或峰高）为纵坐标，绘制标准曲线。根据标准选择离子质谱图（见图 6-5）组分的保留时间和选择离子确定组分名称进行定性分析。待测试样中待测物的保留时间与标准溶液中待测物的保留时间一致，同时试样中待测物的相应选择离子丰度比与标准溶液中待测物的离子丰度比符合要求。根据样品的峰面积（或峰高）响应值，通过标准曲线查得样品中环氧氯丙烷的质量浓度，按式（6-2）进行计算。

$$\rho(\mathrm{C_3H_5ClO}) = \frac{\rho_1 \times V_1}{V} \tag{6-2}$$

式中，$\rho(\mathrm{C_3H_5ClO})$ 为水样中环氧氯丙烷的质量浓度，单位为毫克每升（mg/L）；ρ_1 为从标准曲线上查出的环氧氯丙烷质量浓度，单位为毫克每升（mg/L）；V_1 为浓缩后萃取液的体积，单位为毫升（mL）；V 为水样体积，单位为毫升（mL）。

（五）应用特点

该方法操作简单、准确和易行，且方法检出限满足要求，其他技术参数也符合检测方法的要求，适用于生活饮用水中环氧氯丙烷的分析检测。检测方法经 4 家实验室验证，测定含环氧氯丙烷 0.10～1.0μg/L 的生活饮用水，相对标准偏差为 1.9%～5.6%，回收率为 90.5%～103%，并计算批内相对标准偏差（低于 5%）。

四、1,2-二溴乙烯、1,2-二溴乙烷的检测分析

（一）指标情况

1,2-二溴乙烷是有效的土壤熏蒸剂、杀虫剂和杀线虫剂，常用作含铅汽油的抗暴剂（特别是在航空燃油中），也作为熏蒸消毒剂用于土壤、粮食和水果。有资料显示，1987 年美国生产制造过程中约有 149 854 磅（1 磅=0.45 千克）、1034 磅和 1702 磅的 1,2-二溴乙烷分别排入空气、水和土壤中；在我国 1,2-二溴乙烷曾作为农药、土壤、粮食和水果熏蒸剂使用。不过，随着许多国家含铅汽油及农业上 1,2-二溴乙烷的逐步停用，目前 1,2-二溴乙烷主要作为有机溶剂和化学工业的中间产品。在合适的土壤和气候条件下，1,2-二溴乙烷可能经由生产废水、农田污水或含铅汽油泄漏等进入地表水或渗透到地下水中，进而污染生活饮用水。1,2-二溴乙烷可经呼吸道、消化道和皮肤被吸收。长期饮用 1,2-二溴乙烷浓度超过最大浓度限值（MCL）饮用水的人群，可能面临肝脏、胃部、生殖系统或肾脏的疾患，也可能增加罹患肿瘤的风险。IARC 评估认为 1,2-二溴乙烷的人体致癌性证据尚不充分，实验动物致癌性证据充分。总体评级：1,2-二溴乙烷对人类很可能是致癌物（2A）。我国在《生活饮用水卫生标准》（GB 5749—2022）附录 A 中将 1,2-二溴乙烷的限值定为 0.000 05mg/L。

WHO《饮用水水质准则》（第四版）中列出的检测方法如下：微萃取技术配气相色谱-质谱联用法，方法检出限 0.01μg/L；吹扫捕集-气相色谱配卤素选择性检测器，方法检出限 0.03μg/L；吹扫捕集毛细管柱气相色谱配串联的光电离和电导检测器，方法检出限 0.8μg/L。水中二溴乙烯和二溴乙烷是美国 EPA 标准中的规定检测项目，其容许限值为 ≤0.05μg/L，美国 EPA 的检测方法有 502.2 "吹扫捕集-气相色谱光离子检测器法"、504.1 "正己烷萃取气相色谱电子捕获检测器法" 和 524.3 "吹扫捕集-气相色谱-质谱法"。我国于 2023 年 3 月 17 日发布的《生活饮用水标准检验方法 第 8 部分：有机物指标》（GB/T 5750.8—2023）提供了饮用水中 1,2-二溴乙烯、1,2-二溴乙烷的吹扫捕集-气相色谱-质谱方法。该方法将被测水样经吹扫捕集进样器取样于吹扫管中，在室温下通以惰性气体（氦气或氮气），把水样中低水溶性的挥发性有机化合物二溴乙烷、二溴乙烯及内标物氟苯吹脱出来，捕集在装有 1/3 Tenax+1/3 硅胶+1/3 活性炭混合吸附剂的捕集管内，吹脱程序完成后

捕集管被瞬间加热并以氦气（或氮气）反吹，将所吸附组分脱附并导入气相色谱仪中，组分经毛细管色谱柱程序升温分离后，用质谱仪检测。

（二）样品前处理

水样采集于 100mL 棕色玻璃瓶中，瓶中不留顶上空间和气泡，加盖密封，尽快运回实验室分析。若不能及时分析，样品于 0～4℃冷藏保存，保存时间为 24h。

（三）仪器参数条件

采用气相色谱-质谱联用仪进行饮用水中 1, 2-二溴乙烯、1, 2-二溴乙烷的定性和定量分析。吹扫捕集仪需配 25mL 吹扫样品管，捕集阱填料为 1/3 Tenax（2, 6-二苯基呋喃多孔聚合物树脂）+1/3 硅胶+1/3 活性炭混合吸附剂，或其他等效吸附剂。色谱柱为石英毛细管柱（30m×0.25mm，1.4μm），固定相为 6%氰丙基苯基-甲基聚硅氧烷，或其他等效色谱柱。

吹扫捕集时以氦气作为吹扫气体，吹扫流速 40mL/min，吹扫时间 11min；解吸温度为 250℃，解吸时间 2min；烘烤温度为 275℃，烘烤时间 2min；进样体积 25mL，内标体积 2μL。进样口温度 200℃，不分流；柱流速 1.0mL/min，恒流模式；柱箱起始温度 50℃，保持 1min，以 5℃/min 的速率升至 80℃，再以 10℃/min 的速率升至 180℃，保持 0min。质谱仪配有 EI，离子源温度为 230℃，电子能量为 70eV，采用 Scan 模式，扫描范围为 60～200amu，传输线温度为 200℃。标准物质总离子流图见图 6-6。

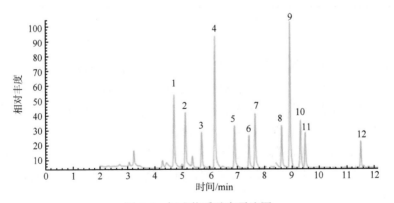

图 6-6 标准物质总离子流图

1. 三氯甲烷，4.72min；2. 四氯化碳，5.13min；3. 氟苯，5.71min；4. 三氯乙烯，6.2min；5. 一溴二氯甲烷，6.91min；6. 反-1, 2-二溴乙烯，7.37min；7. 1, 1-二溴乙烷，7.67min；8. 顺-1, 2-二溴乙烯，8.58min；9. 四氯乙烯，8.95min；10. 二溴一氯甲烷，9.34min；11. 1, 2-二溴乙烷，9.51min；12. 三溴甲烷，11.54min

（四）结果处理

采用内标法进行定量分析，配制 1, 1-二溴乙烷、1, 2-二溴乙烷、1, 2-二溴乙烯的混合标准使用溶液，采用逐级稀释法配制系列标准溶液，可配制浓度为 0.02μg/L、0.05μg/L、0.10μg/L、0.20μg/L、0.40μg/L、0.60μg/L 的混合标准系列溶液。将待测水样和标准系列溶液加满进样瓶，不留顶上空间和气泡，加盖密封，放入自动进样器中，自动进水样 25.0mL 和 5.0μg/mL 内标物氟苯 2μL 于吹扫捕集装置中，吹脱、捕集、加热解吸脱附后，自动导入气相色谱质谱仪中，绘制工作曲线，进行定性和定量分析，同时做空白试验和标准系列试验。根据标准物质总离子流图（见图 6-6）中的保留时间和特征离子对进行定性分析。定性、定量离子见表 6-3。以标准溶液浓度为横坐标，以组分的定量离子峰面积与内标物氟苯的定量离子峰面积之比为纵坐标，绘制工作曲线。实际样品在测定前加入等量的内标物，根据样品的定量离子峰面积与内标物氟苯的定量离子峰面积之比，通过工作曲线直接测得样品中待测组分的浓度。

表 6-3　待测组分的分子量和定性、定量离子

组分	分子量	定量离子（m/z）	定性离子（m/z）
反-1, 2-二溴乙烯	184	186	105, 107
1, 1-二溴乙烷	186	107	109, 188
顺-1, 2-二溴乙烯	184	186	105, 107
1, 2-二溴乙烷	186	107	109, 188
氟苯（内标物）	96	96	77

（五）应用特点

该方法具有灵敏度高、定性能力强的优点，方法的准确度和精密度及线性范围和相关系数也满足制定水质标准检验方法的要求，同时，其操作简单、分析速度快、毒性低、易普及推广。该方法经 4 家实验室验证，各项指标的最低检测质量浓度在 0.05～5ng/L，在方法检测范围内具有良好的线性关系，相关系数可达到 0.999 以上。生活饮用水水样测定的低、中、高浓度的加标回收率范围分别为 61%～124%、60%～123%、63.2%～124%，相对标准偏差范围分别为 0.6%～27%、1.4%～27%、0.4%～20%。

五、土臭素、2-甲基异莰醇的检测分析

（一）指标情况

土臭素（GSM）和 2-甲基异莰醇（2-MIB）是造成水中出现臭味的主要原因

之一，不同浓度表现出不同的气味，高浓度时表现为刺激性粪便臭味，低浓度时则散发出土臭味。土臭素和 2-甲基异莰醇的形成主要来源于两方面，一方面是由于人类活动，如工农业生产生活；另一方面是由异养型微生物产生，如蓝藻细菌、藻类和放线菌产生的次生代谢产物。到目前为止，已有 200 多种藻类被发现其代谢产物能够分离出土臭素和 2-甲基异莰醇，主要有颤藻属、束丝藻属、席藻、鞘丝藻和鱼腥藻属的部分藻类。除了藻类等低等植物外，部分霉菌、阿米巴虫、极少数植物及倍足纲节动物在特定环境中也能产生土臭素和 2-甲基异莰醇。综合文献报道，我国饮用水中出现臭味问题的一个重要原因也是水华藻类代谢产生的臭味物质，蓝藻水华中出现的颤藻、鱼腥藻和微囊藻等的大量生长，导致土臭素、2-甲基异莰醇等臭味物质产生，我国各种环境水体中均存在土臭素和 2-甲基异莰醇。臭味物质对人体的健康危害风险很低，更多地表现为对人嗅觉感官的影响。我国在《生活饮用水卫生标准》（GB 5749—2022）扩展指标中将土臭素的限值定为 0.000 01mg/L，2-甲基异莰醇的限值定为 0.000 01mg/L。

土臭素和 2-甲基异莰醇的检测方法如下：顶空固相微萃取-气相色谱-质谱法，土臭素和 2-甲基异莰醇的最低检测质量浓度分别为 3.8ng/L 和 2.2ng/L；吹扫捕集-气相色谱-质谱法，当浓度范围为 2.5～500ng/L 时，最低检测质量浓度为 2.5ng/L；闭环捕集-气相色谱-质谱法，土臭素和 2-甲基异莰醇的最低检测质量浓度分别为 0.5ng/L 和 0.2ng/L。2023 年 3 月 17 日发布的《生活饮用水标准检验方法 第 8 部分：有机物指标》（GB/T 5750.8—2023）提供了水源水和饮用水中土臭素和 2-甲基异莰醇的顶空固相微萃取-气相色谱-质谱方法。本方法利用固相微萃取纤维吸附样品中的土臭素和 2-甲基异莰醇，顶空富集后用气相色谱质谱联用仪分离测定。

（二）样品前处理

样品采集使用具有聚四氟乙烯瓶垫的棕色玻璃瓶。采样时，取水至满瓶，瓶中不可有气泡。采集后冷藏、密封保存，保存时间为 24h。

检测前需将水样放置于室温下，测定水源水的土臭素和 2-甲基异莰醇时，需经 0.45μm 滤膜过滤；在 60mL 采样瓶中置入磁力搅拌子（图 6-7），加氯化钠（NaCl）10g；加入水样 40mL 后再加入 10μL 内标使用溶液（浓度 40μg/L），旋紧瓶盖；将采样瓶置于采样台，60℃水浴加热；经 15s 加热搅拌均匀后，压下萃取纤维至顶部空间进行吸附萃取；萃取 40min 后，取出萃取纤维，擦干吸附针头水分后，将萃取纤维插入气相色谱进样口，在 250℃下解吸 5min。

（三）仪器参数条件

采用气相色谱串联质谱仪进行饮用水中土臭素和 2-甲基异莰醇的定性和定量

分析。气相色谱仪采用色谱柱 HP-5（30m×0.25mm，0.25μm）时，载气为高纯氦气[φ（He）≥99.999%]，进样口压力为 56.5kPa，进样口温度为 250℃，进样模式为不分流进样，升温程序为起始温度 60℃保持 2.5min，以 8℃/min 的速率升至 250℃，保持 5min。气相色谱仪采用色谱柱 DB-5（60m×0.25mm，1μm）时，载气为高纯氦气[φ（He）≥99.999%]，进样口压力为 144.8kPa，进样口温度为 250℃，进样模式为不分流进样，升温程序为起始温度 40℃保持 2min，以 30℃/min 的速率升至 180℃，然后以 10℃/min 的速率升至 270℃，保持 3min。

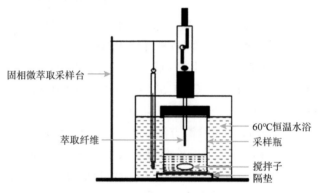

图 6-7　固相微萃取装置

质谱仪操作条件：配有 EI，离子源温度为 230℃，接口温度为 280℃，电子能量为 70eV，扫描模式为选择离子监测（SIM），选择离子检测参数见表 6-4、表 6-5。土臭素、2-甲基异莰醇和 2-异丁基-3-甲氧基吡嗪的色谱图见图 6-8。

表 6-4　选择离子检测参数（HP-5）

组分	保留时间（min）	定性离子（m/z）	定量离子（m/z）
土臭素	14.50	112, 125	112
2-甲基异莰醇	10.65	95, 107, 135	95
2-异丁基-3-甲氧基吡嗪	10.48	94, 124, 151	124

表 6-5　选择离子检测参数（DB-5）

组分	保留时间（min）	定性离子（m/z）	定量离子（m/z）
土臭素	17.26	112, 125	112
2-甲基异莰醇	14.18	95, 107, 135	95
2-异丁基-3-甲氧基吡嗪	13.45	94, 124, 151	124

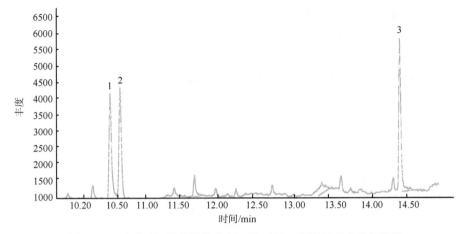

图 6-8　土臭素、2-甲基异莰醇和 2-异丁基-3-甲氧基吡嗪的色谱图
1. 2-异丁基-3-甲氧基吡嗪；**2.** 2-甲基异莰醇；**3.** 土臭素

（四）结果处理

采用内标法进行定量分析，配制土臭素、2-甲基异莰醇和 2-异丁基-3-甲氧基吡嗪的混合标准使用溶液，采用逐级稀释法配制系列标准溶液，可配制浓度为 0ng/L、5.0ng/L、10.0ng/L、20.0ng/L、50.0ng/L、100.0ng/L 的混合标准系列溶液。分别取 40mL 标准混合溶液，加入 10μL 内标（2-异丁基-3-甲氧基吡嗪）添加液，经前处理后，经气相色谱质谱联用仪分析。以浓度为横坐标，以峰面积为纵坐标，绘制工作曲线。

根据标准物质总离子流图（见图 6-6）中的保留时间和特征离子对进行定性分析。以标准溶液浓度为横坐标，以组分定量离子峰面积与内标物氟苯的定量离子峰面积之比为纵坐标，实际样品在测定前加入等量的内标物，根据样品的定量离子峰面积与内标物氟苯的定量离子峰面积之比，通过工作曲线直接测得样品中待测组分的浓度。根据标准色谱图中的保留时间对待测水样进行定性分析。根据样品中各组分的峰面积，在工作曲线上查出样品的质量浓度，按式（6-3）计算土臭素和 2-甲基异莰醇的质量浓度。

$$\rho_i = (A_i/A_{is} - a_i) \times \rho_{is}/b_i \qquad (6\text{-}3)$$

式中，ρ_i 为样品中土臭素、2-甲基异莰醇的浓度，单位为纳克每升（ng/L）；A_i 为样品中土臭素、2-甲基异莰醇定量离子峰面积；A_{is} 为样品中 2-异丁基-3-甲氧基吡嗪定量离子峰面积；a_i 为工作曲线截距；ρ_{is} 为样品中 2-异丁基-3-甲氧基吡嗪的浓度，单位为纳克每升（ng/L）；b_i 为标准曲线斜率。

（五）应用特点

该方法采用顶空固相微萃取-气相色谱-质谱法测定水源水和饮用水中的土臭

素和 2-甲基异莰醇浓度。方法经 4 家实验室验证,生活饮用水中加入 20ng/L、100ng/L 的土臭素和 2-甲基异莰醇时,平均精密度和回收率范围分别为 2.9%~7.9%和 93.8%~102%,2.4%~7.7%和 96.1%~104%。水源水中加入 20ng/L、100ng/L 的土臭素和 2-甲基异莰醇时,平均精密度和回收率范围分别为 3.7%~8.2%和 85.1%~106%,1.5%~13%和 92.9%~104%。

六、五氯丙烷的检测分析

(一)指标情况

五氯丙烷是一种在常温下呈无色透明的液体,具有强刺激气味,具强腐蚀性、刺激性,可致人体灼伤。在常温常压下稳定,主要用作冰箱、板材聚氨酯绝热材料发泡,以及防治农作物害虫的有效熏蒸剂。五氯丙烷可对水体造成污染。我国《生活饮用水卫生标准》(GB 5749—2022)附录 A 中将五氯丙烷的限值定为 0.03mg/L。

五氯丙烷测定方法主要有顶空气相色谱法和吹扫捕集-气相色谱-质谱法。WHO、美国、欧盟、日本等饮用水标准中均未规定五氯丙烷的限值及检测方法。

(二)样品前处理

若水样中含有余氯,采样前应向 100mL 采样瓶中加入 100mg 抗坏血酸。若无余氯,直接加入适量盐酸溶液(1:1),使样品 pH≤4。样品采集后,加盖密封,0~4℃冷藏保存,保存时间为 48h,样品存放区应无有机物干扰。水样测定前,在无待测物污染的环境下迅速倒出水样置于进样瓶中,瓶中不留顶上空间和气泡,同时加入内标氟苯溶液,使其浓度为 5.0μg/L,旋紧瓶盖放在吹扫捕集进样器上,待测。

(三)仪器参数条件

采用气相色谱质谱联用仪进行定性和定量分析。色谱柱为毛细管柱(30m×0.25mm,1.4μm),固定相为 6%氰丙基苯基-甲基聚硅氧烷,或其他等效色谱柱。吹扫捕集条件:吹扫温度为室温,吹扫流速 50mL/min,吹扫时间 11min,解吸温度 180℃,解吸时间 3min,烘烤温度 280℃,烘烤时间 2min。色谱条件为进样口温度 250℃,分流比 30:1;载气(氦气)柱流速 1.0mL/min,恒流模式;柱箱起始温度 50℃,保持 1min,以 10℃/min 的速率升至 180℃,保持 1min。质谱条件:配有 EI,温度 230℃;电子能量 70eV;扫描方式全扫描;扫描范围 35~200amu;传输线温度 200℃。

以标样核对特征离子色谱峰的保留时间及对应的化合物。1,1,1,3,3-五氯丙烷、1, 1, 1, 2, 3-五氯丙烷和1, 1, 2, 3, 3-五氯丙烷的标准色谱图见图6-9。

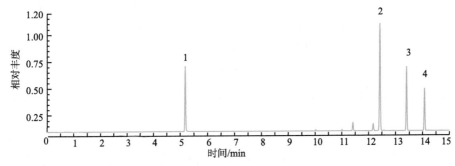

图 6-9 五氯丙烷标准色谱图

1. 氟苯，5.185min；**2.** 1, 1, 1, 3, 3-五氯丙烷，12.421min；**3.** 1, 1, 1, 2, 3-五氯丙烷，13.396min；**4.** 1, 1, 2, 3, 3-五氯
丙烷，14.073min

（四）结果处理

通过与标准物质保留时间和色谱图相比较进行定性，采用内标法进行定量分析，使用经过标定的 3 种五氯丙烷{1, 1, 1, 3, 3-五氯丙烷[w（C$_3$H$_3$Cl$_5$）=98%]、1, 1, 1, 2, 3-五氯丙烷[w（C$_3$H$_3$Cl$_5$）=97%]、1, 1, 2, 3, 3-五氯丙烷[w（C$_3$H$_3$Cl$_5$）=99%]，均为色谱纯}标准储备溶液或直接使用有证标准物质，配制成 3 种五氯丙烷混合标准使用溶液，混合标准使用溶液各组分质量浓度分别为 ρ（1, 1, 1, 3, 3-五氯丙烷）=5.0μg/mL、ρ（1, 1, 1, 2, 3-五氯丙烷）=5.0μg/mL、ρ（1, 1, 2, 3, 3-五氯丙烷）=5.0μg/mL，现用现配。取 7 个 100mL 容量瓶，先加入适量纯水，用微量注射器分别取混合标准溶液：0μL、10μL、20μL、50μL、100μL、150μL、200μL，同时加入 100μL 内标氟苯溶液，使其浓度为 5.0μg/L，用纯水定容至刻度。配制后的 1, 1, 1, 3, 3-五氯丙烷、1, 1, 1, 2, 3-五氯丙烷和 1, 1, 2, 3, 3-五氯丙烷的质量浓度分别为 0μg/L、0.5μg/L、1.0μg/L、2.5μg/L、5.0μg/L、7.5μg/L、10.0μg/L，均为参考浓度系列；取 40mL 该系列标准溶液于 40mL 进样瓶中，旋紧瓶盖，放入吹扫捕集仪中。标准系列溶液和内标溶液均由全自动吹扫仪自动按吹扫序列设定值加入并运行，以待测组分的浓度为横坐标，以待测组分的峰面积与内标物的峰面积比值为纵坐标，绘制工作曲线。

根据标准色谱图组分的保留时间，确定被测组分的名称，样品中待测组分的保留时间与相应标准物质的保留时间相比较，变化范围应在-2.5%~2.5%；同时将待测组分的质谱图与标准物质的质谱图作对照，直接从工作曲线上查出水样中待测组分的质量浓度，以微克每升（μg/L）表示。方法待测组分的分子量和定量离子见表 6-6。

表 6-6　待测组分的分子量和定量离子、辅助离子

序号	组分	分子量	定量离子（m/z）	辅助离子（m/z）
1	1, 1, 1, 3, 3-五氯丙烷	216	181	83, 179
2	1, 1, 1, 2, 3-五氯丙烷	216	117	119, 83
3	1, 1, 2, 3, 3-五氯丙烷	216	143	145, 96
4	氟苯（内标物）	96	96	77

（五）应用特点

该方法具有良好的准确度和精密度，在同等分析条件下，三种五氯丙烷可以与卤代烃同时测定。该方法适用性强、稳定可靠、操作简单、分析速度快，各项技术指标能够满足相关国家标准，符合生活饮用水及其水源水中五氯丙烷异构体的检测要求。6 家实验室采用不同水质进行加标回收，有 4 家实验室以纯水为基质，对含低、中、高浓度的水样进行加标回收率测定，测定结果如下：1, 1, 1, 3, 3-五氯丙烷的回收率为 85%～108%，1, 1, 1, 2, 3-五氯丙烷的回收率为 88%～106%，1, 1, 2, 3, 3-五氯丙烷的回收率为 90%～106%。6 家实验室以饮用水（末梢水）为基质，对含低、中、高浓度的水样进行加标回收率测定，测定结果如下：1, 1, 1, 3, 3-五氯丙烷的回收率为 84%～110%，1, 1, 1, 2, 3-五氯丙烷的回收率为 88%～120%，1, 1, 2, 3, 3-五氯丙烷的回收率为 88%～118%。6 家实验室中有 5 家对水源水进行低、中、高浓度的加标回收实验，实验结果如下：1, 1, 1, 3, 3-五氯丙烷的加标回收率为 82%～110%，1, 1, 1, 2, 3-五氯丙烷的加标回收率为 90%～120%，1, 1, 2, 3, 3-五氯丙烷的加标回收率为 88%～120%。

七、苯甲醚的检测分析

（一）指标情况

苯甲醚是重要的有机合成原料和中间体，同时也是一种优良的溶剂，其生产和使用主要集中于我国水系沿岸，被广泛应用于药物、化工香料、染料、驱虫剂、油脂和啤酒的抗氧化剂等的生产制备过程。在制造、运输、处置和使用期间，苯甲醚主要通过工业废水和汽车尾气对水质造成污染。原水中的苯甲醚主要来源于栀子、紫丁香等香精原料，啤酒中的抗氧化剂及杀虫剂的原料，最终在自来水原水中富集存在。原水中富集的苯甲醚在后续氯消毒过程中会被氯代生成氯代苯甲醚。我国苯甲醚测定方法主要有吹扫捕集-气相色谱-质谱法。美国 EPA 方法 524.3 中采用吹扫捕集-气相色谱/质谱法对水中的苯甲醚和 8 种苯系物含量进行测定，该方法具有一定的先进性，且操作简单、毒性低。

（二）样品前处理

使用 100mL 棕色玻璃瓶采集水样，瓶中不留顶上空间和气泡，加盖密封，尽快运回实验室分析。若不能及时分析，样品置于 0～4℃冷藏保存，保存时间为 24h。

（三）仪器参数条件

吹扫捕集条件：吹扫流速 40mL/min，吹扫时间 11min；解吸温度 250℃，解吸时间 2min；烘烤温度 275℃，烘烤时间 2min；进样体积 5mL，内标体积 2μL。色谱条件：进样口温度 200℃，分流比 50：1；柱流量 1.0mL/min，恒流模式；柱箱起始温度 50℃，保持 1min，以 5℃/min 的速率升温至 75℃，再以 10℃/min 的速率升温至 120℃，保持 1min。质谱条件：配有 EI，温度 230℃；电子能量 70eV；全扫描模式，扫描范围 60～140amu；传输线温度 150℃。

（四）结果处理

采用内标法进行定量分析，使用经过标定的苯甲醚标准储备溶液或直接使用有证标准物质，采用逐级稀释的方式配制苯甲醚标准系列溶液，可配制浓度为 1.0μg/L、2.0μg/L、5.0μg/L、10.0μg/L、20.0μg/L、40.0μg/L 的标准系列溶液。以苯甲醚标准溶液浓度为横坐标，以苯甲醚定量离子峰面积与内标物氟苯的定量离子峰面积之比为纵坐标，实际样品在测定前加入等量的内标物，根据样品的苯甲醚定量离子峰面积与内标物氟苯的定量离子峰面积之比，通过工作曲线测得样品中的苯甲醚浓度。

根据苯甲醚标准物质总离子流图（图 6-10）中的保留时间和待测组分的特征离子进行定性分析。定性、定量离子见表 6-7。

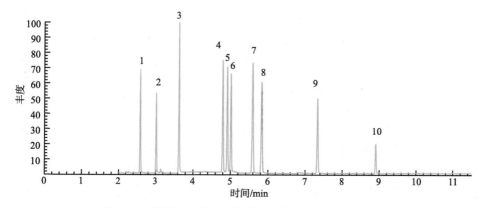

图 6-10 苯甲醚、苯及 8 种苯系物标准物质总离子流图

1. 苯，2.59min；2. 氟苯，3.02min；3. 甲苯，3.64min；4. 乙苯，4.80min；5. 对二甲苯，4.94min；6. 间二甲苯，5.03min；7. 异丙苯，5.6min；8. 邻二甲苯，5.84min；9. 苯乙烯，7.34min；10. 苯甲醚，8.91min

表 6-7 待测组分的分子量和定性、定量离子

组分	分子量	定量离子（m/z）	定性离子（m/z）
苯甲醚	108	108	78, 65
氟苯（内标物）	96	96	77

需要注意的是，高、低浓度样品交替分析时会产生残留性污染，分析高浓度样品后要分析一个纯水空白；为避免残留污染，每批样品测定前，采样瓶、进样瓶和吹扫样品管均在 120℃下烘烤 2h。

从工作曲线可直接测得水样中苯甲醚的质量浓度 ρ（$C_6H_5OCH_3$），以微克每升（μg/L）表示，见式（6-4）。

$$\rho(C_6H_5OCH_3) = \rho_1 \tag{6-4}$$

式中，ρ（$C_6H_5OCH_3$）为水样中苯甲醚的质量浓度，单位为微克每升（μg/L）；ρ_1 为工作曲线中查得的苯甲醚质量浓度，单位为微克每升（μg/L）。

（五）应用特点

该方法为测定水中苯甲醚浓度的吹扫捕集-气相色谱-质谱法，灵敏度高、定性能力强、分析速度快、毒性低，易普及推广，适用于生活饮用水的测定。5 家实验室分别对浓度为 1.0μg/L、10.0μg/L、40.0μg/L 的人工合成水样重复测定 6 次，相对标准偏差范围为 2.2%～3.2%，回收率范围为 82%～101%。

八、二甲基二硫醚、二甲基三硫醚的检测分析

（一）指标情况

二甲基二硫醚用途广泛，可作为石油加氢脱硫用催化剂的预硫化剂，可在工业领域作为溶剂，广泛用于石脑油、汽油、煤油、柴油、常压重油的加氢脱硫、加氢裂化等过程，二甲基二硫醚等有机硫化物能有效抑制非均相结焦反应，是一种很好的乙烯裂解结焦抑制剂。它是生产杀虫剂倍硫磷的原料、土壤的熏蒸剂，可作为标定恶臭气味的标定物，同时也是我国规定允许使用的食用香料之一。水体中的硫醚一般有以下来源：天然水体中的藻类，生活污水及工业废水中含硫氨基酸、表面活性剂及其他含硫化合物等。另外，生物工业、发酵工业（如酿酒、发酵食品制造等）废水也是水中硫醚的重要来源。硫醚类物质在我国各地的饮用水、地下水、地表径流和河水中均有检出。我国在《生活饮用水卫生标准》（GB 5749—2022）扩展指标附录 A 中将二甲基二硫醚的限值定为 0.000 03mg/L，二甲基三硫醚的限值定为 0.000 03mg/L。

对于二甲基二硫醚的测定，目前常采用的方法是水样经浓缩预处理后，通过GC-MS 进行定性和定量分析。样品的前处理方法主要包括吹扫捕集、固相微萃取、液液萃取等。除此之外，具有较高分辨率及灵敏度的仪器分析方法，如全二维气相色谱-飞行时间质谱（GC×GC-TOFMS）、气相色谱-三重四极杆串联质谱（GC-MS-MS）等与一定的前处理方法相结合，可以有效提高检测的灵敏度。美国EPA 发布了活性炭吸附管中二甲基二硫醚的标准检验方法 MRID 48535303。我国于 2023 年 3 月 17 日发布的《生活饮用水标准检验方法 第 8 部分：有机物指标》（GB/T 5750.8—2023）提供了饮用水和水源水中二甲基二硫醚和二甲基三硫醚的吹扫捕集-气相色谱-质谱方法。该方法使用吹扫捕集装置，在设定的温度下，惰性气体将在特制吹扫瓶内水样中的二甲基二硫醚和二甲基三硫醚吹出，使之被捕集阱吸附，经热脱附，待测物由惰性气体带入气相色谱质谱仪进行分离和测定。

（二）样品前处理

使用 500mL 棕色玻璃瓶采集水样至满瓶，根据水样消毒剂浓度，定量添加能够刚好完全消除消毒剂的抗坏血酸和盐酸羟胺：液氯消毒的末梢水，每消除 1mg余氯需要分别加入 20μL 抗坏血酸溶液和 90μL 盐酸羟胺溶液；二氧化氯消毒的末梢水，每消除 1mg 二氧化氯需要分别加入 40μL 抗坏血酸溶液和 1.55mL 盐酸羟胺溶液；水源水中无须添加保存剂。密封样品瓶，冷藏保存，保存时间为 8h。取出水样放置到室温，小心地将水样倒入 40mL 吹扫瓶中至正好溢流并盖上瓶盖；同时取实验室用水倒入 40mL 吹扫瓶中至正好溢流并盖上瓶盖，此为样品空白。

（三）仪器参数条件

采用配有吹扫捕集系统的气相色谱质谱仪进行定性和定量分析。吹扫捕集的吹扫管和定量环为 25mL，捕集阱填料为 Tenax（2,6-二苯基呋喃多孔聚合物树脂）/Silica gel（硅胶）/Carbon Molecular Sieve（活性炭混合吸附剂），或其他等效捕集阱。吹扫温度为 60℃，吹扫时间为 11min，热脱附温度为 200℃，热脱附时间为 1min，烘焙温度为 210℃，烘焙时间为 10min。

毛细管色谱柱为中等极性毛细管色谱柱 Elite-624，固定液为 6%氰丙基苯和94%二甲基硅氧烷（60m×0.25mm，1.8μm），或其他等效色谱柱。柱温箱升温程序：初始温度 70℃，以 30℃/min 的速率升至 220℃，保持 5min。毛细管色谱柱载气为氦气，流速为 2mL/min，进样口温度为 280℃，进样模式为分流模式，分流比为 10：1。质谱条件：EI，离子化能量为 70eV，溶剂延迟 4min，离子源温度为230℃，四极杆温度为 150℃，检测模式为选择离子监测（SIM）。每种组分的保留时间、定量离子、定性离子及各定性离子的保留时间和相对丰度见表 6-8。二甲基二硫醚和二甲基三硫醚标准溶液选择离子流图见图 6-11。

表 6-8　待测组分的保留时间、定量离子、定性离子及各定性离子的相对丰度

组分	保留时间（min）	定量离子（*m/z*）	定性离子 1（*m/z*）	定性离子 2（*m/z*）
二甲基二硫醚	5.495	94（100）	79（57）	46（25）
二甲基三硫醚	7.288	126（100）	79（51）	47（36）

（四）结果处理

采用外标法进行单离子定量测定，使用经过标定的二甲基二硫醚和二甲基三硫醚标准储备溶液或直接使用有证标准物质，采用逐级稀释的方式配制二甲基二硫醚和二甲基三硫醚标准系列溶液，可配制浓度为 10ng/L、30ng/L、50ng/L、70ng/L、90ng/L 及 100ng/L 的标准系列溶液，与水样采用同等步骤进行吹扫捕集后，将标准系列溶液按浓度从低到高的顺序依次上机测定。以浓度为横坐标，以定量离子的峰面积为纵坐标，绘制工作曲线。根据标准溶液选择离子流图（图 6-11）中各组分的保留时间、检测离子及各检测离子之间的丰度比，进行定性分析。进行定性分析时，如果检出的色谱峰的保留时间和标准样品一致，并且在扣除背景后的样品质谱图中所选择的离子均出现，而且所选择离子的相对丰度与标准物质的离子相对丰度一致（相对丰度＞50%，允许±30%偏差；相对丰度在 20%~50%，允许±50%偏差），则可确定水样中存在待测物。根据样品测定得到待测物定量离子的峰面积，通过工作曲线回归方程计算样品中二甲基二硫醚和二甲基三硫醚的质量浓度，以毫克每升（mg/L）表示。

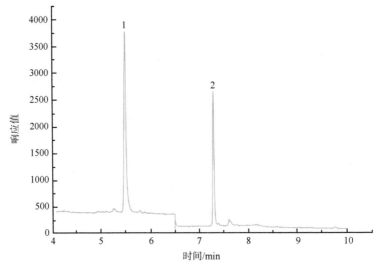

图 6-11　二甲基二硫醚和二甲基三硫醚标准溶液选择离子流图（30ng/L）

1. 二甲基二硫醚，5.49min；**2.** 二甲基三硫醚，7.29min

（五）应用特点

该方法适用于水源水及生活饮用水中二甲基二硫醚和二甲基三硫醚的分析检测，使用吹扫捕集装置，在设定的温度下，惰性气体将特制吹扫瓶内水样中的二甲基二硫醚和二甲基三硫醚吹出，使之被捕集阱吸附，经热脱附，待测物由惰性气体带入气相色谱质谱仪进行分离和测定。检测方法经 4 家实验室验证，水源水和饮用水中分别加入 10ng/L、40ng/L、80ng/L 二甲基二硫醚和二甲基三硫醚时，二甲基二硫醚平均精密度和回收率范围分别为 0.9%～7.9%和 81.3%～120%，二甲基三硫醚的平均精密度和回收率范围分别为 1.1%～7.6%和 73.6%～118%。

九、多氯联苯的检测分析

（一）指标情况

多氯联苯（PCB）是由双联苯在金属的催化作用下加入氯气，在 700～800℃下反应生成。多氯联苯共有 209 种同系物，我国习惯上按联苯上被氯取代的个数（不论其取代位置）将多氯联苯分为三氯联苯、四氯联苯、五氯联苯等。多氯联苯具有良好的耐热性及电绝缘性，化学性质稳定，在工业和商业领域广为应用。主要商业用途：变压器和电容器、电气设备、用于电机和液压系统的油、荧光灯镇流器、电缆绝缘、隔热材料和地板。多氯联苯还可与其他化学品混合使用，如制作增塑剂和阻燃剂、填缝剂、黏合剂、塑料和无碳复写纸。饮用水中多氯联苯的主要污染源是垃圾填埋场的污水径流和废弃化学品的排放。多氯联苯工业品的使用被认为是环境介质中多氯联苯的根本来源。非人为污染被认为是导致近年多氯联苯含量急剧增加的直接原因。多氯联苯长期暴露的毒性效应主要包括肝脏毒性，对甲状腺、皮肤和眼的影响，免疫系统、神经发育系统和生殖系统毒性，出生体重减轻等。我国在《生活饮用水卫生标准》（GB 5749-2022）附录 A 中将多氯联苯（总量）的限值定为 0.0005mg/L。

多氯联苯的测定方法主要有气相色谱法（GC）、气相色谱-质谱法（GC-MS）和高分辨气相色谱-高分辨质谱法（HRGC-HRMS）。气相色谱法仅采用保留时间定性，准确度和排除干扰能力差，当样品中存在多氯联苯的其他异构体时（共 209 种异构体），目标物之间、目标物与同分异构体之间容易共流出，假阳性检出率较高；气相色谱-质谱法采用保留时间和特征离子定性，一定程度上能排除干扰，适用于多氯联苯的鉴定，灵敏度高，检测限满足限值标准，有利于实现标准化；高分辨气相色谱-高分辨质谱法仪器设备昂贵，检测成本较高，不利于实现标准化并进行推广。美国 EPA 方法 1987f（525）采用固相萃取-高分辨气相色谱-质谱法（SPE-HRGC-MS）检测水中多氯联苯，方法检出限为 0.045～0.24μg/L；方法 1989c（505）采用液液萃取-高分辨气相色谱-电子捕获检测器法（HRGC-ECD），方法检出限为 0.08～0.15μg/L；方法 1989c（508A）采用液液萃取-气相色谱-电子捕获检测器法（GC-ECD），方法检出限为 0.14～0.23μg/L。样品前处理方法目前常用的主要有液液萃取法和固相萃取法。液液萃取法步骤简单，方法稳定，成本低，易于普及，回收率和重现性较好，但存在效率低、有机溶剂用量大、易产生二次污染等缺点；与液液萃取法相比，固相萃取法选择性强、萃取效果充分、有机溶剂用量少、结果稳定，有利于实现标准化。我国于 2023 年 3 月 17 日发布的《生活饮用水标准检验方法 第 8 部分：有机物指标》（GB/T 5750.8—2023）提供了饮用水中 18 种多氯联苯的气相色谱-质谱方法。

（二）样品前处理

将水样采集于棕色玻璃瓶中，采样体积为 1～2L。采集的水样于 0～4℃冷藏、避光保存，保存时间为 14 天。水样如有浑浊杂质，需经 0.45μm 滤膜过滤。取 1L 水样加入 5mL 甲醇和 0.15mL 定量内标使用溶液，混匀待用。

水样依次用 5mL 二氯甲烷、5mL 乙酸乙酯、5mL 甲醇和 5mL 纯水活化 C_{18} 固相萃取柱，活化时，使液面始终高于吸附剂顶部；水样以约 10mL/min 的流速通过活化的 C_{18} 固相萃取柱，水样近干时向瓶中加 5mL 甲醇和 10mL 纯水清洗后继续上样；吸附完毕后，保持真空泵继续工作，使 C_{18} 固相萃取柱干燥（约 30min）；依次用 5mL 二氯甲烷和 5mL 乙酸乙酯洗脱 C_{18} 固相萃取柱，洗脱速度约为 1mL/min，收集复合洗脱液；洗脱液在 40℃下，用氮气吹干（约 1.5h）；加正己烷至 0.35mL，加入回收内标使用溶液 0.15mL，混匀后待测。

（三）仪器参数条件

采用气相色谱质谱联用仪对饮用水中的多氯联苯进行定性和定量分析，色谱柱为石英毛细管柱（30m×0.25mm，0.25μm），固定相为 5%二苯基-95%二甲基聚硅氧烷；或使用其他等效色谱柱。色谱柱进样口温度为 270℃，进样方式为不分流进样，载气（氦气）流量为恒流模式，1.0mL/min，进样量为 1μL。升温程序为起始温度 100℃，保持 2min，以 15℃/min 的速率升温至 180℃，再以 3℃/min 的速率升温至 240℃，再以 10℃/min 的速率升温至 285℃，保持 4min。

用质谱仪进行目标分析物的定性和定量监测，接口温度为 270℃，离子源温度为 230℃，电离模式为 EI，电子能量为 70eV，扫描方式为选择离子监测（SIM），分为三段，第一段 8～20.5min，第二段 20.5～25.5min，第三段 25.5～35.8min，相关参数见表 6-9。多氯联苯标准系列溶液总离子流图见图 6-12。

（四）结果处理

该方法采用内标法进行定量分析，分别吸取不同体积的标准使用溶液、定量内标使用溶液和回收内标使用溶液，用正己烷配制成浓度为 5μg/L、10μg/L、25μg/L、50μg/L、100μg/L、200μg/L，定量内标和回收内标浓度均为 30μg/L 的标准系列溶液。标准系列溶液按照浓度从低到高的顺序依次上机测定，以待测物与对应定量内标物浓度的比值为横坐标，以待测物与对应定量内标物峰面积的比值为纵坐标，绘制标准曲线。根据标准系列溶液总离子流图组分的保留时间和碎片离子质荷比进行定性分析。取待测样品，按照与绘制标准曲线相同的仪器参考条件进行测定。每批次分析样品中，回收内标响应值的相对标准偏差应小于 20%。样品中各组分的含量按式（6-5）计算。

表 6-9　多氯联苯测定参考参数

组分	类别	定量内标	保留时间（min）	定性离子（m/z）	定量离子（m/z）
$^{13}C_{12}$-PCB28	定量内标 1	—	13.072	268	270
PCB28	目标物	定量内标 1	13.072	256	258
$^{13}C_{12}$-PCB52	定量内标 2	—	14.297	302	304
PCB52	目标物	定量内标 2	14.297	290	292
$^{13}C_{12}$-PCB101	定量内标 3	—	17.906	336	338
PCB101	目标物	定量内标 3	17.906	324	326
PCB81	目标物	定量内标 3	19.141	290	292
PCB77	目标物	定量内标 3	19.607	290	292
PCB123	目标物	定量内标 3	20.720	324	326
PCB118	目标物	定量内标 3	20.834	324	326
PCB114	目标物	定量内标 3	21.373	324	326
$^{13}C_{12}$-PCB153	定量内标 4	—	21.946	372	374
PCB153	目标物	定量内标 4	21.946	360	362
PCB105	目标物	定量内标 5	22.134	324	326
$^{13}C_{12}$-PCB138	定量内标 5	—	23.330	372	374
PCB138	目标物	定量内标 5	23.330	360	362
PCB126	目标物	定量内标 5	23.789	324	326
PCB167	目标物	定量内标 5	24.784	360	362
PCB156	目标物	定量内标 5	25.950	360	362
PCB157	目标物	定量内标 6	26.248	360	362
$^{13}C_{12}$-PCB180	定量内标 6	—	26.836	406	408
PCB180	目标物	定量内标 6	26.836	394	396
PCB169	目标物	定量内标 6	27.907	360	362
PCB189	目标物	定量内标 6	29.452	394	396
$^{13}C_{12}$-PCB194	回收内标	定量内标 6	30.628	440	442

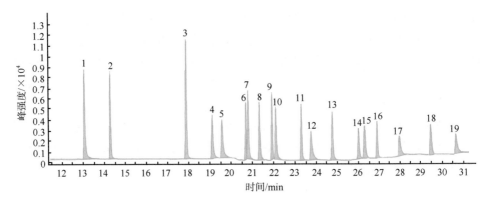

图 6-12　多氯联苯标准系列溶液总离子流图（100μg/L）

1. ${}^{13}C_{12}$-PCB28, PCB28；**2.** ${}^{13}C_{12}$-PCB52, PCB52；**3.** ${}^{13}C_{12}$-PCB101, PCB101；**4.** PCB81；**5.** PCB77；**6.** PCB123；
7. PCB118；**8.** PCB114；**9.** ${}^{13}C_{12}$-PCB153, PCB153；**10.** PCB105；**11.** ${}^{13}C_{12}$-PCB138, PCB138；**12.** PCB126；**13.** PCB167；
14. PCB156；**15.** PCB157；**16.** ${}^{13}C_{12}$-PCB180, PCB180；**17.** PCB169；**18.** PCB189；**19.** ${}^{13}C_{12}$-PCB194

$$\rho = \frac{A_x/A_{is} - b}{a} \times \frac{C_{is}}{V} \tag{6-5}$$

式中，ρ 为样品中目标物的浓度，单位为微克每升（μg/L）；A_x 为目标物的峰面积；A_{is} 为定量内标组分的峰面积；C_{is} 为样品中加入的定量内标含量，单位为微克（μg）；a 为标准曲线斜率；b 为标准曲线截距；V 为水样体积，单位为升（L）。

（五）应用特点

该方法采用气相色谱质谱联用仪同时测定水源水和饮用水中的 18 种多氯联苯，水样中多氯联苯被 C_{18} 固相萃取柱吸附，用二氯甲烷和乙酸乙酯洗脱，洗脱液经浓缩，用气相色谱毛细管柱分离各组分后，再以质谱作为检测器进行水中多氯联苯的测定。方法经 5 家实验室验证，该方法各项指标的最低检测质量浓度在 0.05～5ng/L，在方法检测范围内具有良好的线性关系，相关系数可达 0.999 以上。生活饮用水水样测定的低、中、高浓度的加标回收率范围分别为 61%～124%、60%～123%、63.2%～124%，相对标准偏差范围分别为 0.6%～27%、1.4%～27%、0.4%～20%。

十、乙草胺的检测分析

（一）指标情况

乙草胺是一种广泛应用的内吸性酰胺类除草剂，在我国的年使用量已超过 1 万吨（原药），是我国使用量最大的除草剂之一。按我国农药毒性分级标准，乙草胺属于低毒除草剂，但其进入环境后会对土壤、水体、作物和水中生物等造成长期和不可逆的影响，其原药具有内分泌干扰活性和致癌作用，进入人体后也会对肝、肾和红细胞造成损害，已经被美国 EPA 列为 B2 类致癌物，规定在 1 个月的监测期，在 20 个监测井的地下水中残留浓度不得超过 0.1μg/L。欧盟委员会已下令欧盟成员国在 2012 年 7 月 23 日取消乙草胺登记。于志勇等的研究表明，在全国 36 个重点城市采集的 89 个水源水的 145 个样品中，97 个样品（66.9%）中检出乙草胺，浓度范围为 ND～1054.9ng/L，平均浓度为 33.9ng/L。按区域来分，除西北地区和西南地区以外，其他区域乙草胺检出率均高于 60.0%，说明乙草胺的污染比较普遍；东北地区平均检测浓度达到 196.2ng/L，远高于其他地区，其次为东部地区。

《生活饮用水标准检验方法》（GB/T 5750—2016）未制定乙草胺的检测方法，我国环境质量标准与污染物排放标准均没有对乙草胺的限值及监测提出要求，仅食品领域有乙草胺的标准检测方法——《食品安全国家标准 食品中乙草胺残留量的检测方法》（GB 23200.57—2016），该标准使用气相色谱法或气相色谱-质谱法，前处理使用凝胶渗透色谱或硅胶固相萃取柱的方法。美国 EPA 方法 505 对饮用水及水源水中半挥发性有机物，包含乙草胺的测定方法为气相色谱电子捕获检测器，正己烷液液萃取，检出限为 0.2μg/L。

（二）样品前处理

水样采集使用具有聚四氟乙烯瓶垫的棕色玻璃瓶。采样时，每升水样中加入约 100mg 抗坏血酸，以去除余氯，取水至满瓶，采集后密封，0～4℃冷藏保存，保存时间为 24h。取出水样放置至室温，如水样较为浑浊，则水样中的颗粒物质会堵塞固相萃取柱，降低萃取速率，可使用 0.45μm 水系滤膜过滤水样。固相萃取柱依次用 5mL 二氯甲烷、5mL 乙酸乙酯以大约 3mL/min 的流速缓慢过柱，加压或抽真空尽量让溶剂流干（约半分钟）；再依次用 10mL 甲醇、10mL 纯水过柱活化，此过程不能让吸附剂暴露在空气中。准确量取 500mL 水样，以约 15mL/min 的流速过固相萃取柱。用氮吹或真空抽吸固相萃取柱至干，以去除水分。将 3mL 乙酸乙酯加入固相萃取柱，稍作静置，以大约 3mL/min 的流速缓慢收集洗脱液。在室温下用氮气将洗脱液浓缩至 1.0mL，待测。如样品浑浊，则使用 0.45μm 有机系滤膜过滤。

（三）仪器参数条件

采用气相色谱质谱联用仪进行定性和定量分析。色谱参考条件为进样口温度 280℃；柱温初始温度 85℃，以 20℃/min 的速率升温至 165℃，保持 2min，以 5℃/min 的速率升温至 220℃，再以 50℃/min 的速率升温至 280℃；柱流速为 1.0mL/min，不分流；进样量为 1μL。质谱参考条件：扫描范围 45～350amu；离子源温度 230℃；

传输线温度 280℃；扫描时间 0.45s/Scan 或更少，每个峰有 8 次扫描；扫描模式为选择离子监测（SIM），定量离子（*m/z*）为 146，定性离子（*m/z*）为 162、174。

（四）结果处理

采用外标法进行定量分析，使用经过标定的乙草胺标准储备溶液或直接使用有证标准物质，采用逐级稀释的方式配制乙草胺标准系列溶液，配制乙草胺质量浓度分别为 10μg/L、25μg/L、50μg/L、100μg/L、150μg/L、200μg/L、250μg/L 的标准溶液曲线系列，各取 1μL 溶液经气相色谱质谱联用仪分析。以质量浓度为横坐标，以峰面积为纵坐标，绘制标准曲线。乙草胺的定量离子色谱图见图 6-13。

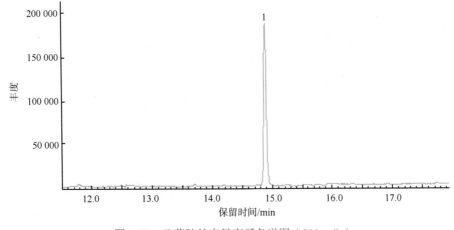

图 6-13　乙草胺的定量离子色谱图（200μg/L）

1. 乙草胺

样品中的待测物色谱峰保留时间与相应标准色谱峰的保留时间一致，变化范围应为-2.5%～2.5%，样品中待测物的 2 个定性离子的相对丰度与浓度相当的标准溶液相比，其允许偏差不超过表 6-10 规定的范围。

表 6-10　定性判定相对离子丰度的相对标准偏差

相对离子丰度（%）	相对标准偏差（%）
＞50	±20
＞20～50	±25
＞10～20	±30
≤10	±50

水样中乙草胺的含量以浓度单位 ρ 表示，单位为微克每升（μg/L），按照式（6-6）计算。

$$\rho = \frac{\rho_1 \times V_1}{V_2} \qquad (6\text{-}6)$$

式中，ρ 为试样中乙草胺的浓度，单位为微克每升（μg/L）；ρ_1 为标准曲线中求得乙草胺的质量浓度（μg/L）；V_1 为样品定容体积（mL）；V_2 为被富集的水样体积（mL）。

（五）应用特点

该方法汲取现有标准中的可借鉴部分，并针对样品处理过程和仪器条件进行了适配性优化，使方法更适用于符合我国国情的生活饮用水中乙草胺的检测。该方法经过验证及实际样品的检验，具有准确、可靠、稳定、易操作等优点，可在全国推广。6 家实验室测定添加乙草胺标准的水样（乙草胺浓度为 0.02～0.5μg/L），其相对标准偏差为 3.6%～4.4%，回收率为 79%～94%。在重复性条件下获得的两次独立测定结果的绝对差值不超过算术平均值的 20%。

十一、N-亚硝基二甲胺的气相色谱-质谱法

（一）指标情况

N-亚硝基二甲胺（NDMA）用于火箭燃料的生产，也用作抗氧化剂、润滑油的添加剂和共聚物的软化剂。在橡胶制造、皮革制革、农药制造、食品加工、铸造、染料制造及污水处理厂等工厂中均有 NDMA 的排放，并且几乎都释放在水中。我国《生活饮用水卫生标准》（GB 5749—2022）附录 A 中将 NDMA 的限值定为0.0001mg/L。NDMA 的测定方法主要有固相萃取气相色谱-质谱法、液液萃取气相色谱-质谱法和固相萃取气相色谱串联质谱法。

《生活饮用水卫生标准》（GB 5749—2006）未将亚硝胺类化合物纳入监管控制之中，此次修订后加入了 NDMA 限值，设为 0.0001mg/L。此外，上海市地方标准 DB 31/T 1091—2018《生活饮用水水质标准》于 2018 年 10 月 1 日正式实施，其将 NDMA作为非常规项纳入生活饮用水监测体系，限值参考 WHO 标准设为 0.0001mg/L。与上海市地方标准相关的标准是《生活饮用水标准检验方法 第 10 部分：消毒副产物指标》（GB/T 5750.10—2023）。此外，亚硝胺类化合物检测的国内标准方法有国家环境保护标准《水质 亚硝胺类化合物的测定 气相色谱法》（HJ 809—2016）。HJ 809—2016 与 GB/T 5750.10—2023 两个标准的区别在于方法适用范围不同，监测目标化合物不同，方法原理和技术条件等均存在差异。HJ 809—2016 采用二氯甲烷溶剂多次液液萃取，浓缩后使用弗罗里硅土柱或碱性氧化铝柱净化，分别采用大体积的乙醚/戊烷和（或）丙酮/乙醚混合溶剂洗脱后浓缩，用气相色谱氢火焰离子化检测器（FID）检测，外标法定量。该环境标准方法适用于地表水、地下

水、工业废水和生活污水中 NDMA、N-二乙基亚硝胺（NDEA）、N-二丁基亚硝胺（NDBA）和 N-亚硝基二苯胺（NDPhA）的测定。当取样体积为 250mL 时，该标准方法的检出限分别为 NDMA 0.6µg/L、NDEA 0.5µg/L、NDBA 0.5µg/L、NDPhA 0.4µg/L，测定下限分别为 NDMA 2.4µg/L、NDEA 2.0µg/L、NDBA 2.0µg/L、NDPhA 1.6µg/L。该方法有机试剂用量大、检出限浓度较高，不能满足生活饮用水中平均浓度水平低于 0.1µg/L 的亚硝胺类化合物待测物的检测需求。

WHO 将饮用水中 NDMA 的限值定为 0.0001mg/L。美国加利福尼亚州将饮用水中 NDMA、NDEA 和 NDPA 的限值定为 10ng/L。加拿大安大略省将饮用水中 NDMA 的限值定为 9ng/L，澳大利亚将饮用水中 NDMA 的限值定为 0.0001mg/L，日本将饮用水中 NDMA 的限值定为 0.0001mg/L。

目前，美国 EPA 发布的方法 521 饮用水中亚硝胺类化合物的固相萃取-大体积进样-化学电离源气相色谱质谱检测方法、方法 8070A 亚硝胺类化合物的气相色谱法，以及方法 8270E 气相色谱/质谱法测定半挥发性有机化合物与本标准相关。

EPA 方法 521 使用固相萃取（SPE）柱萃取样品后，使用配有大体积进样器的气相色谱/质谱检测，毛细管色谱柱分离，化学电离源（chemical ionization，CI）分析，内标法定量。该标准方法适用于饮用水中 NDMA、N-甲基乙基亚硝胺（NMEA）、NDEA、NDPA、NDBA、N-亚硝基吡咯烷（NPYR）和 N-亚硝基哌啶（NPIP）的测定。该标准方法的检出限分别为 NDMA 0.28ng/L、NMEA 0.28ng/L、NDEA 0.26ng/L、NPYR 0.35ng/L、NDPA 0.32ng/L、NPIP 0.66ng/L 和 NDBA 0.36ng/L；最低报告浓度分别为 NDMA 1.6ng/L、NMEA 1.5ng/L、NDEA 2.1ng/L、NPYR 1.4ng/L、NDPA 1.2ng/L、NPIP 1.4ng/L 和 NDBA 1.4ng/L。该方法的优势在于 SPE 柱能够有效萃取待测物，并运用大体积进样和化学电离源等技术手段，以提高方法检测灵敏度。该方法使用氘代亚硝基二甲胺（N-nitrosodimethylamine-D6，NDMA-D6）作为替代分析物，用以评估从提取到色谱检测的方法性能指标，同时在洗脱液浓缩过程中加入氘代 N-二正丙基亚硝胺（N-nitrosodi-n-propylamine-D14，NDPA-D14）作为内标化合物，N-二乙基亚硝胺（N-nitrosodiethylamine-D10，NDEA-D10）作为第二内标化合物（可不添加），使用同位素内标加入法准确定量。该方法中化学电离源的反应试剂为甲醇，需使用液体或气体作为 CI 反应剂蒸发源。该方法对仪器设备要求较高，目前大体积进样器并不是常用进样附件，使用甲醇的液体化学源也不是常用质谱检测器，相关方法推广性差。

EPA 方法 8070A 适用于测定地下水、市政和工业排放等含水基质，以及固体基质（如土壤、沉积物和淤泥等）中的亚硝胺，其检测列表中包括了 NDMA、NDPA 和 NDPhA，并建议根据不同样品性状选择适合的处理方法，使用填充柱分离，气相色谱氮磷检测器（nitrogen phosphorus detector，NPD）检测该标准方法的检出限分别为 NDMA 0.15µg/L、NDPA 0.46µg/L 和 NDBA 0.81µg/L。该标准方法检出限浓度较高，且气相色谱氮磷检测器对可能存在的污染物有干扰，鉴别能力不足。

　　EPA 方法 8270E 是检测固体废弃物、土壤、空气取样介质和水样中的半挥发性有机物的综合性方法。其检测列表中包括了 NDMA、NMEA、NDEA、NDPA、NMOR（N-亚硝基吗啉）、NPYR、NPIP、NDBA 和 NDPhA 共 9 种化合物，样品处理方法同 EPA 方法 8070A，建议根据不同样品性状选择适合的处理方法。该方法 1.4.4 项下说明了 NDMA 在方法所述色谱条件下，可能与溶剂峰难以分离。该方法中没有说明各化合物的检测限值，EPA 相关参考文件中列出了地表水中部分化合物可能的定量下限：NDEA 20μg/L、NPYR 40μg/L、NDPA 10μg/L、NPIP 20μg/L、NDBA 10μg/L 和 NDPhA 10μg/L。该方法检出限浓度较高，不能满足生活饮用水中平均浓度水平低于 0.1μg/L 的亚硝胺类待测物的检测需求。

（二）样品前处理

　　所有采样设备中均不含塑料或橡胶，用硬质磨口玻璃瓶或具聚四氟乙烯材质盖垫的螺纹口玻璃瓶采集样品 1L。采样时，使水样在瓶中溢出而不留气泡，对于不含余氯的样品，采样后直接加盖密封，对于含余氯的样品，采样后在每升水样中加入 80～100mg 硫代硫酸钠脱氯后加盖密封，0～4℃冷藏避光保存和运输，保存时间为 7 天。

　　样品检测当天，将样品取出并放至室温，使用量筒准确量取 500mL 水样，并转移至 500mL 棕色玻璃瓶中加入 5.0μL 内标使用溶液（ρ=5.0mg/L），充分混匀后备用。如果水样较为浑浊，可使用滤膜以负压抽滤的方式过滤水样后备用。固相萃取柱的活化与除去杂质：固相萃取柱依次使用 6mL 二氯甲烷、6mL 甲醇除去杂质，以大约 3mL/min 的流速缓慢通过萃取柱，加压或抽真空以使溶剂流干；然后再依次使用 6mL 甲醇、9mL 纯水活化，此过程需保持固相萃取柱填料始终处于浸润状态。上样吸附：取经预处理的水样上样。适度调节真空泵，使样品以 10mL/min 的流速通过固相萃取柱，此过程需保持固相萃取柱填料处于浸润状态。脱水干燥：用真空抽吸固相萃取柱 10min，以去除水分。样品洗脱：首先加入 3mL 二氯甲烷，在低真空条件下，将二氯甲烷溶剂抽入固相萃取柱填料中，封闭端口浸泡填料 1min。然后打开端口，将二氯甲烷以滴状方式通过固相萃取柱，再加入 7mL 二氯甲烷洗脱，并用锥形玻璃收集管合并收集洗脱液。洗脱液浓缩：氮吹将洗脱液浓缩至约 500μL，转移至 1.5mL 聚丙烯锥形离心管中。使用 500μL 二氯甲烷润洗锥形玻璃收集管内壁，合并二氯甲烷洗脱液。再次氮吹将洗脱液浓缩定容至 0.2mL，转移至样品进样瓶中，密封备用。每批次样品分析前，需开展实验室纯水空白对照实验和纯水加标实验，使用相同的样品处理方法，并定量检测，检测可能由试验试剂和材料带入的污染。样品采集和处理过程中，需避免使用橡胶材质的物品，使用塑料材料时，需选择聚四氟乙烯和聚丙烯材质。进样溶液保存：

进样溶液于−20℃密封，避光条件下可保存 7 天。

（三）仪器参数条件

采用气相色谱质谱仪进行定性和定量分析。色谱参考条件：气化室温度为 250℃。初始柱温 50℃保持 8min，以 8℃/min 的速率升至 170℃，再以 15℃/min 的速率升至 250℃保持 1min。柱流速为 1.8mL/min，恒流模式。质谱参考条件：离子化方式为 EI，电子能量为 70eV；溶剂延迟时间为 10min；传输线温度为 250℃；离子源温度为 250℃；四极杆温度为 150℃；选择离子监测（SIM）模式；进样量为 1μL，进样模式为分流进样，分流比 5∶1。色谱图见图 6-14。

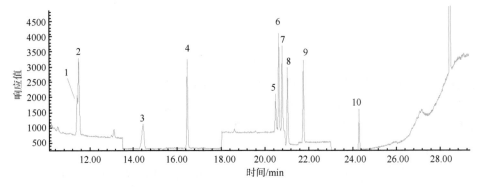

图 6-14　8 种亚硝胺目标物的混合标准溶液选择离子色谱图

1. 氘代亚硝基二甲胺（NDMA-D$_6$）；2. N-亚硝基二甲胺（NDMA）；3. N-甲基乙基亚硝胺（NMEA）；4. N-二乙基亚硝胺（NDEA）；5. 氘代 N-二丙基亚硝胺（NDPA-D$_{14}$）；6. N-二丙基亚硝胺（NDPA）；7. N-亚硝基吗啉（NMOR）；8. N-亚硝基吡咯烷（NPYR）；9. N-亚硝基哌啶（NPIP）；10. N-二丁基亚硝胺（NDBA）

（四）结果处理

采用内标法进行定量分析，取 6 个 10mL 容量瓶，加入 2.0mL 二氯甲烷，分别加入 5.0μL、10.0μL、25.0μL、50.0μL、75.0μL、125.0μL 标准使用溶液（ρ=50mg/L），以及 25.0μL 内标使用溶液（ρ=50mg/L）至容量瓶中，再加二氯甲烷溶剂至刻度。配制成浓度分别为 25μg/L、50μg/L、125μg/L、250μg/L、375μg/L、625μg/L，内标浓度为 125μg/L 的标准系列溶液。各取 1μL 分别注入气相色谱质谱仪，得到不同目标物的标准色谱图。以亚硝胺目标物浓度（μg/L）与对应内标物浓度（μg/L）的比值为横坐标，以亚硝胺目标物定量离子峰面积与对应内标物定量离子峰面积的比值为纵坐标，绘制标准曲线。每批（20 个）样品分析后，以标准曲线中间浓度的标准溶液进行校准。各亚硝胺目标物浓度的测定值应控制在标准值的±20%范围内。

该方法中各亚硝胺目标物的定性鉴定是根据保留时间和扣除背景后的样品质谱图与标准色谱图中的特征离子比较完成的。样品中符合表 6-11 要求的特征离子相对离子强度范围，需控制在标准谱图相对离子强度的±50%范围内。

表 6-11　亚硝胺目标物及内标物的定量及定性离子

组分	内标化合物	保留时间（min）	定量离子（m/z）	定性离子（m/z）
NDMA-D$_6$	/	11.4	80	46，48
NDMA	NDMA-D$_6$	11.5	74	42，43
NMEA	NDMA-D$_6$	14.4	88	56，73
NDEA	NDMA-D$_6$	16.5	102	56，57
NDPA-D$_{14}$	/	20.4	144	78，126
NDPA	NDPA-D$_{14}$	20.5	130	70，113
NMOR	NDPA-D$_{14}$	20.8	116	56，86
NPYR	NDPA-D$_{14}$	21.0	100	41，68
NPIP	NDPA-D$_{14}$	21.7	114	55，84
NDBA	NDPA-D$_{14}$	24.2	116	141，158

样品进样后测得亚硝胺目标物定量离子峰面积与内标物定量离子峰面积的比值，由标准曲线得到进样溶液中亚硝胺目标物的质量浓度，根据式（6-7）计算水样中亚硝胺目标物的浓度 ρ。计算结果保留至小数点后 1 位。

$$\rho = \frac{\rho_1 \times V_1}{V} \times 1000 \qquad (6-7)$$

式中，ρ 为水样中亚硝胺目标物的质量浓度，单位为纳克每升（ng/L）；ρ_1 为由标准曲线得到的进样溶液中亚硝胺目标物的质量浓度，单位为微克每升（μg/L）；V_1 为固相萃取浓缩液体积，单位为毫升（mL）；V 为水样体积，单位为毫升（mL）。

（五）应用特点

该研究建立了适用于生活饮用水及其水源水中NDMA等8种亚硝胺类化合物（N-二乙基亚硝胺、N-二丙基亚硝胺、N-二丁基亚硝胺、N-甲基乙基亚硝胺、N-亚硝基吗啉、N-亚硝基哌啶和N-亚硝基吡咯烷）检测的固相萃取气相色谱-质谱法。根据方法研制单位及全国 5 家实验室对该方法的验证结果，最终确认该方法的技术指标。当样品取样量为 500mL，最终浓缩进样溶液体积为 0.2mL 时，NDMA 等 8 种亚硝胺类化合物的方法检出限为 2.65～3.14ng/L，最低检测质量浓度为 8.42～10ng/L。该方法的标准曲线范围为 10～250ng/L。该方法中各亚硝胺类待测物的工作曲线线性关系良好（γ≥0.999）。方法精密度和准确度良好，各亚硝胺类待测物在不同样品基质中，低、中、高浓度[10ng/L（20ng/L）、100ng/L 和 200ng/L]条件下，纯水中平均回收率为 80.6%～118%，RSD 为 0.53%～14.1%；管网水中平均回收率为 83%～116%，RSD 为 1.2%～14.8%；水源水中平均回收率为 82.2%～

115%，RSD 为 0.83%～8.74%。各方法验证单位共采集 148 件实际水样，其中出厂水 49 件、管网水（末梢水）56 件和水源水 43 件，采用该方法进行检测。实验结果表明，NDMA 等 8 种亚硝胺类化合物中，除 N-亚硝基吗啉外，其他各化合物均有检出，其中 NDMA 检出率约为 71.6%，检测值为 ND～65.0ng/L。经多家检验机构相关实验验证结果表明，本方法适用性强、稳定可靠，各项技术指标能够满足相关国家标准，符合生活饮用水及其水源水中亚硝胺类化合物的检测要求。

十二、N-亚硝基二甲胺的液液萃取气相色谱-质谱法

（一）样品前处理

所有采样设备中均不含有塑料或橡胶，用硬质磨口玻璃瓶或具聚四氟乙烯材质盖垫的螺纹口玻璃瓶采集样品 1L。采样时，使水样在瓶中溢出而不留气泡，对于不含余氯的样品，采样后直接加盖密封；对于含余氯的样品，采样后在每升水样中加入 80～100mg 硫代硫酸钠脱氯后加盖密封，0～4℃冷藏避光保存和运输，保存时间为 7 天。

量取 500mL 样品于 1000mL 分液漏斗中，加入 12.5μL 浓度为 40mg/L 的同位素内标使用液，加入 10.0g 氯化钠，溶解完全后，用硫酸溶液（1：4）或氢氧化钠溶液[c（NaOH）=2mol/L]调节样品，混匀。用 pH 计测定其 pH 在 7.5～8.0。用 90mL 二氯甲烷分 3 次（1：1：1）提取，充分混合振摇 3min，静置分层 20min，合并有机相，经无水硫酸钠干燥，氮吹浓缩至 0.5mL（V_1），待测。每批次样品在分析时应同时测定实验室纯水空白，避免由试验试剂或材料带入污染影响试验结果。每批样品 1 个空白或每 10 个样品测定 1 个空白，每批样品需有现场空白。

（二）仪器参数条件

采用气相色谱质谱仪进行定性和定量分析。气相条件：柱温 45℃，以 5℃/min 的速率升至 150℃；分流/不分流进样口温度为 200℃，分流比为 10：1，流速 1.5mL/min，载气为氦气。进样体积 2.0μL。质谱仪条件：配有 EI，电子能量 70eV；离子源温度 230℃；传输线温度 250℃；采集方式为选择离子监测（SIM）；溶剂延迟 2.0min。根据仪器的灵敏度设定增益因子，满足方法检出限需求。NDMA 及其同位素内标 NDMA-D$_6$ 质谱采集条件参考表 6-12。

表 6-12　NDMA 及其同位素内标的质谱采集条件

组分	定量离子（m/z）	定性离子（m/z）
NDMA-D$_6$	80	46，48
NDMA	74	42，43

（三）结果处理

采用内标法进行定量分析，准确移取 NDMA 标准使用液 25μL、50μL、100μL、150μL、200μL、250μL 至 10mL 容量瓶中，同时移取 NDMA-D$_6$ 同位素内标使用液 250μL 至 10mL 容量瓶中，用二氯甲烷定容，配制成浓度为 0.025mg/L、0.050mg/L、0.10mg/L、0.15mg/L、0.20mg/L、0.25mg/L 的标准系列溶液，各标准点的内标浓度均为 1mg/L。在上述仪器参考条件下测定，以标准与内标的质谱定量离子峰面积或峰高的比值为纵坐标，对应 NDMA 的浓度为横坐标，绘制标准曲线。每批次样品对应一个标准系列中间点以校准标准曲线的准确性，当响应值与上一次响应值偏差＞20%时，应考虑重新做标准曲线。NDMA 的定量离子色谱图见图 6-15，同位素内标 NDMA-D$_6$ 的定量离子色谱图见图 6-16。

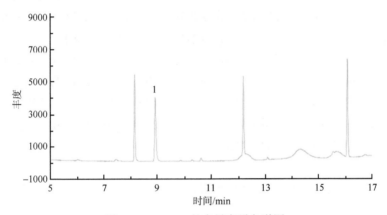

图 6-15　NDMA 的定量离子色谱图
1. NDMA

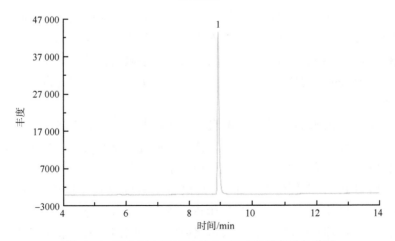

图 6-16　同位素内标 NDMA-D$_6$ 标准定量离子色谱图
1. NDMA-D$_6$

以保留时间及特征离子定性。NDMA 保留时间为 8.912min。样品测定条件同标准曲线，测得样品和内标的定量离子峰面积或峰高的比值，根据标准曲线查出 NDMA 的质量浓度，按式（6-8）计算出水样中 NDMA 的浓度。

$$\rho(C_2H_6N_2O) = \frac{\rho_1 \times V_1}{V} \qquad (6-8)$$

式中，ρ（$C_2H_6N_2O$）为水样中 NDMA 的浓度，单位为毫克每升（mg/L）；ρ_1 为从标准曲线查出上机溶液中 NDMA 的浓度，单位为毫克每升（mg/L）；V_1 为水样萃取液定容体积，单位为毫升（mL）；V 为所取水样体积，单位为毫升（mL）。

计算结果需扣除空白值，测定结果用平行测定的算术平均值表示。

（四）应用特点

该方法汲取了现有标准中的可借鉴部分，并针对样品处理过程和仪器条件进行了适配性优化，使方法更适用于符合国情的生活饮用水中 NDMA 的检测。方法经过验证及实际样品的检验，具有准确、可靠、稳定、易操作等优点，可在全国推广。5 家实验室对 NDMA 质量浓度范围为 0.025～0.20μg/L 的生活饮用水重复测定 6 次，其相对标准偏差低浓度为 1.67%～7.20%，中浓度为 0.52%～11.98%，高浓度为 0.74%～9.49%；其回收率低浓度为 92.5%～102.2%，中浓度为 95.0%～115.0%，高浓度为 96.0%～110.7%。

十三、N-亚硝基二甲胺的固相萃取-气相色谱-串联质谱法

（一）样品前处理

所有采样设备中均不含塑料或橡胶，用硬质磨口玻璃瓶或具聚四氟乙烯材质盖垫的螺纹口玻璃瓶采集样品 1L。采样时，使水样在瓶中溢出而不留气泡，对于不含余氯的样品，采样后直接加盖密封，对于含余氯的样品，采样后在每升水样中加入 80～100mg 硫代硫酸钠脱氯后加盖密封，0～4℃冷藏避光保存和运输，保存时间为 7 天。

用 6mL 二氯甲烷冲洗椰壳活性炭固相萃取小柱，吹干或抽干小柱。依次用 6mL 甲醇、15mL 纯水活化平衡小柱，活化平衡过程应连续进行并保证小柱液面不干。将 1.0L 水样以 15mL/min 的速度通过小柱，上样结束后将小柱吹干或抽干 10min。然后用 10mL 二氯甲烷分 2 次（每次 5mL）洗脱小柱，洗脱液收至收集管，洗脱液脱水可以采用高速离心（转速 10 000 转/分）使水层与二氯甲烷层分离或者加入适量无水硫酸钠进行脱水，弃去水层或硫酸钠固体，洗脱液用二氯甲烷补至 10mL。取 4mL 洗脱液，在 25～30℃下用氮气流缓缓吹至 0.5～1mL，用二氯甲烷补至 1mL，样品提取液上机分析。每批次样品分析前采集实验室纯水做空白对照，

同水样一起进行前处理，避免由试验试剂和材料带入污染。

（二）仪器参数条件

采用气相色谱三重四极杆质谱联用仪进行定性和定量分析。气相色谱条件：载气为氦气，柱流速 1.0mL/min。色谱柱程序升温条件：50℃保持 1.0min，以 10℃/min 的速率升至 110℃，然后再以 15℃/min 的速率升至 200℃，最后以 50℃/min 的速率升至 250℃。进样口温度 250℃，不分流进样。质谱条件：配有 EI，离子源温度 280℃，电子能量 70eV，溶剂延迟时间 5.0min，传输线温度 250℃。测定 NDMA 的质谱参数如表 6-13 所示。

表 6-13　NDMA 的质谱参数

组分	母离子（m/z）	子离子（m/z）	碰撞电压（eV）	丰度（%）
NDMA	74.0	44.1*	7	100
	74.0	42.1	18	53

*定量离子。

（三）结果处理

采用外标法进行定量分析，分别移取 0.0μL、15.0μL、30.0μL、60.0μL、150.0μL、300.0μL、600.0μL 标准使用液[ρ（$C_2H_6N_2O$）=1000μg/L]至 10mL 容量瓶中，用二氯甲烷定容至刻度，得到浓度为 0.0μg/L、1.5μg/L、3.0μg/L、6.0μg/L、15.0μg/L、30.0μg/L、60.0μg/L 的标准线性系列溶液。标准线性系列溶液浓度配制见表 6-14。分别测定标准系列溶液，以 NDMA 浓度为横坐标，以每个浓度响应的峰面积为纵坐标，绘制标准曲线。每一批样品对应一个标准系列中间点，响应值与上一次响应偏差＞20%时，应考虑重新做线性校准。

表 6-14　标准线性系列溶液浓度配制

	1	2	3	4	5	6	7
体积（μL）	0	15.0	30.0	60.0	150.0	300.0	600.0
浓度（μg/L）	0	1.5	3.0	6.0	15.0	30.0	60.0

标准物质色谱图见图 6-17。

NDMA 保留时间 7.230min。在相同试验条件下，测定样品提取液中 NDMA 的保留时间与标准溶液一致（允许偏差±0.05min），且试样定性离子的相对丰度与浓度相当的标准溶液中定性离子相对丰度偏差不超过表 6-15 规定的范围。

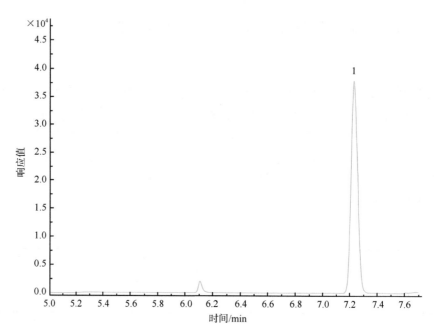

图 6-17　NDMA 标准气相色谱三重四极杆质谱总离子流图（浓度为 10μg/L）

1. NDMA

表 6-15　定性离子相对丰度的允许相对偏差

离子相对丰度（%）	＞50	20～50	10～20	≤10
允许的相对偏差（%）	±20	±25	±30	±50

　　仪器测得样品提取液中 NDMA 峰面积，依据标准曲线计算样品提取液中的 NDMA 浓度。水样中 NDMA 含量按照式（6-9）计算。

$$\rho(C_2H_6N_2O) = \frac{\rho \times V_1}{n \times V_0} \qquad (6\text{-}9)$$

式中，ρ（$C_2H_6N_2O$）为水样中 NDMA 含量，单位为纳克每升（ng/L）；ρ 为由标准曲线算出的样品提取液中 NDMA 的浓度，单位为微克每升（μg/L）；V_1 为固相萃取洗脱液体积，单位为毫升（mL）；n 为洗脱液浓缩倍数，取洗脱液 4mL 浓缩到 1mL，浓缩倍数为 4；V_0 为水样体积，单位为升（L）。

　　样品测定结果保留至小数点后 1 位。在重复条件下获得的两次独立测定结果的绝对差值不得超过算术平均值的 20%。

（四）应用特点

　　样品前处理操作简单，易于重现；采用保留时间和选择离子对双重定性，有效避免了样品测定假阳性结果的出现；方法灵敏度高，最低检测质量浓度低于推荐卫生限值的 1/10，满足实际水样测定需要。总之，该方法的准确度和稳定性好，灵敏度高，适合作为饮用水标准检测方法进行推广。5 家实验室选择低、中、高浓度分别对生活饮用水进行 6 次加标，加标浓度为 4.0ng/L 时，测定的相对标准偏差为 2.3%～8.3%，加标回收率为 88.3%～115%；加标浓度为 20.0ng/L 时，测定的相对标准偏差为 3.6%～7.4%，加标回收率为 94.8%～101%；加标浓度为 100.0ng/L 时，测定的相对标准偏差为 3.8%～8.3%，加标回收率为 77.2%～115%。

参 考 文 献

罗美中，李苑雯，郑彦婕，等，2013. 吹扫捕集-气质联用法测定天然饮用水中挥发性有机物. 食品与发酵工业，39（3）：171-175.

王玲玲，申剑，2003. 固相萃取/GC-MS 法测定水中半挥发性有机物. 现代科学仪器，3：53-55.

王玮，郭蓉，尹丹阳，等，2017. 吹扫捕集/气相色谱-质谱法测定全血中 13 种挥发性有机物. 中国卫生检验杂志，27（23）：3365-3368.

中国国家标准化管理委员会，2007. GB/T 5750—2006 生活饮用水标准检验方法. 北京：中国标准出版社.

周勤，孙伟，2004. 给水中的致味物质及其检测方法. 工业水处理，24（1）：5-7.

邹学贤，赵云斌，高希宝，等，2006. 分析化学. 北京：人民卫生出版社.

第七章 液相色谱与质谱联用法

第一节 概 述

一、发 展 历 程

液相色谱（LC）是一种广泛应用的分离技术，但在定性方面存在两个主要问题：一是对已知物主要采用保留时间定性，这在复杂体系中常常遇到干扰，虽然采用二极管阵列检测器可以进行化合物吸收曲线辅助定性，但对于无紫外-可见光吸收的化合物却不适用，对于未完全分离的组分也存在干扰；二是对未知物没有鉴别能力。在定量方面也存在两个主要问题：一是灵敏度一般较低，不能满足超痕量分析的要求；二是分离能力有限，不能排除共流出物的干扰。

自 1957 年气相色谱质谱联用仪诞生以来，其强大的定性能力深深地吸引了色谱分析工作者，但是气相色谱-质谱法（GC-MS）只能分析有挥发性、热稳定的化合物，而这只是很少量的一部分，还有约 80%的化合物不能被分析；且与 GC 的高效毛细管分离柱相比，LC 的分离能力相形见绌，更易受到共流出物的干扰，因此找到一种能与 LC 联用的质谱分析方法是科学家的目标。

然而，MS 与 LC 的联用却比与 GC 的联用困难许多，这是由于 MS 要在真空环境下运行，而 LC 的流出液却是具有一定流速的液体，如果液体持续进入质谱仪，会严重破坏质谱系统的真空。因此，须找到一种方法，能把 LC 和 MS 连接起来，这就是所谓的接口。

直到 20 世纪末期，大气压离子源（API）的出现很好地解决了这一接口问题，它既能满足 LC 的常压引入，又能满足 MS 的真空需求，成功地实现了 LC 与 MS 的联机，使得 LC 分析完成了一次巨大的飞跃。大气压电喷雾离子源研究者 John B. Fenn 和基质辅助激光解吸离子源研究者田中耕一获得了 2002 年诺贝尔化学奖（表 7-1）。

表 7-1 质谱技术发展历程

时间	发明者	质谱技术	获诺贝尔奖情况
1893 年	W. Wien	维恩位移定律	1911 年诺贝尔物理学奖
20 世纪初	J. J. Thomson	测量了电子质荷比	1906 年诺贝尔物理学奖
1912 年	J. J. Thomson	质谱仪前身	

续表

时间	发明者	质谱技术	获诺贝尔奖情况
1919 年	E. W. Aston	速度聚焦式质谱仪	1922 年诺贝尔化学奖
1931 年	H. C. Urey	利用质谱仪发现氘	1934 年诺贝尔化学奖
1934 年	J. Mattmuch	双聚焦质谱仪	
	R. Herzog		
1946 年	W. Stephens	飞行时间质谱仪	
1949 年	J. A. Hipple	离子回旋共振质谱仪	
1953 年	E. G. Johnson	反置双聚焦质谱仪	
	A. O. Nier		
1953 年	W. Paul	四极杆质谱仪	1989 年诺贝尔物理学奖
		四极离子阱质谱仪	
1974 年	M. B. comisarow	傅里叶变换离子回旋共振质谱仪	
	A. G. Marshall		
1977 年	R. A. Yost	三重四极杆质谱仪	
	C. G. Enke		
1984 年	G. L. Glish	四极杆飞行时间质谱仪	
	D. E. Goeringer		
1985 年	R. Curl 等	发现碳-60	1996 年诺贝尔化学奖
1987 年	田中耕一	基质辅助激光解吸离子源	2002 年诺贝尔化学奖
1989 年	John B. Fenn	大气压电喷雾离子源	2002 年诺贝尔化学奖
2000 年	A. Makarow	轨道阱质谱仪	
2004 年	G. Cooks	解吸电喷雾离子源	
2005 年	R. Cody	实时直接分析	

进入 21 世纪以来，多级质谱、高分辨质谱与 LC 的联用更是把 LC-MS 的应用推向了一个新高潮，成为复杂样品分析的强大武器。目前被广泛应用的 LC-MS 有液相色谱-三重四极杆质谱联用仪（LC-MS-MS）、液相色谱-四极杆-飞行时间质谱联用仪（LC-Q-TOF-MS）、液相色谱-四极杆-轨道离子阱质谱仪（LC-Q-Orbitrap-MS）和液相色谱-离子阱-飞行时间质谱仪（LC-IT-TOF-MS）等，这些仪器和技术以其高灵敏度、高选择性、高通量等独特的优势，成为 21 世纪以来发展和普及最快、最广泛的分析检测手段。

二、基 本 原 理

（一）主要部件

LC-MS 主要由液相色谱、接口、质量分析器、检测器、数据处理、真空系统等部分组成，这里主要介绍几种接口和质量分析器，其他部件见相关章节。

1. 接口

接口的主要作用是把液相色谱流出液的常压状态过渡到质谱的真空状态，它应同时满足以下条件：①接口的存在既不破坏质谱仪的高真空，也不影响色谱的分离效能；②接口应能使色谱流出液中的待测物尽可能多地进入质谱仪，同时要使溶剂尽可能少地进入质谱仪；③接口的存在不改变色谱分离后各组分的组成和结构，如果改变，则需要遵循一定的规律，并可通过质谱的分析结果进行推断；④样品在接口的传递具有良好的重现性；⑤接口处的流速与真空系统的离子化要求必须匹配。

自 20 世纪 70 年代开始，科学家们就致力于 LC 与 MS 的接口研究，先后研究出液体直接导入接口（DLI）、快原子轰击（FAB）、传送带式接口（MB）、离子束接口（PB）、热喷雾接口（TSI）等，但由于各种技术问题，均没有很好地实现 LC 与 MS 的联机商品化。直到大气压离子化接口的出现，LC-MS 技术才真正得到迅猛发展。

大气压离子化接口具有将样品离子化的功能，因此又称大气压离子源。

本章主要介绍大气压离子源中的电喷雾离子源、大气压化学离子源、大气压光离子源。常压敞开式离子源（AI）虽然不和 LC 联用，但由于其近乎"零处理"的方式，是 LC-MS 分析工作者向往的离子源，其在食品、环境等污染物筛查中的表现也越来越突出，本章也对其进行简单介绍。

因为大气压离子化过程独立于高真空状态的质谱分离器之外，所以不同大气压离子化接口之间可以方便地随意切换，大大地方便了分析工作者。

（1）电喷雾离子源（ESI）

1）原理：LC 的流动相和溶质（被分析物）流经带高压的金属毛细管时，会形成喷雾状喷出，此即为电喷雾。喷出的液滴包裹着溶质，其表面带有一定量的电荷，在电场的作用下朝着质量分析器飞行。在飞行过程中，液滴与逆流加热的氮气作用，溶剂不断挥发，液滴不断变小，由于电荷不挥发，液滴表面的电荷密度逐渐增加。当电荷密度增加到一定程度时，会发生库仑爆炸，分裂成较小的带电液滴，此液滴的表面电荷密度降低，随着其表面溶剂的进一步挥发，再次发生库仑爆炸，这种爆炸会重复发生多次，使得液滴不断缩小，最后将溶剂去除，形成不含溶剂分子的气态溶质离子，在电位差的吸引下进入质量分析器。由此可见，ESI 中离子的形成是分析物分子在带电液滴不断收缩的过程中喷射出来的，即离子化过程是在液态下完成的。

2）酸碱度的影响：ESI 的离子化过程是在液相状态下完成的，因此溶液的酸碱度对离子的形成至关重要，在采用正离子模式时，酸性环境有利于离子的形成，在采用负离子模式时，碱性环境有利于离子的形成。

3）水的影响：如果以纯水作为溶剂，由于水的表面张力很大，就必须使用很高的喷雾电压，这会导致电离针发射电子，从而抑制离子的生成，还会损坏离子源内的元件。当不对喷雾针做相应改变时，一般不主张用100%的水作溶剂。

4）优点：离子化效率高；可以形成多电荷离子，对大分子如蛋白质的分析极其有利；对热不稳定的化合物能够产生高丰度的分子离子峰；可与大流量的液相联机使用；适合于中高极性化合物的分析；与APCI相比，大气压电喷雾离子源适用于更多的化合物分析。

5）缺点：每个电喷雾的变量（如真空度、电势、溶剂的挥发性、电解质的浓度、样品液的各种物理特性等）均有一个应用的限制范围，同时，必须根据需要解决的问题去仔细选择实验参数或技术条件；另一个限制因素是溶剂的选择范围和可以使用的溶液范围，尤其是当遇到纯水或高导电性溶液时，这个问题就很难解决；对不同化合物的响应变化较大，如对糖的灵敏度低；由于溶剂参数控制喷雾过程，即使在良好的条件下也存在离子信号的波动。

（2）大气压化学离子源（APCI）

1）原理：APCI有一个独特且重要的装置——电晕放电装置，该区域里的氮气经电晕放电的方式产生一次离子，形成等离子体区域。液相色谱的流动相和溶质进入APCI源后，被高速氮气束引入雾化器中，形成雾状液滴，进入约120℃的加热石英管内，使溶剂气化。气化的溶剂与溶质则会被气流带往电晕放电装置，溶剂与等离子体内的一次离子反应产生二次反应气体离子，二次反应气体离子再与溶质进行质子转移反应，使得溶质离子化，生成准分子离子，然后经筛选狭缝进入质谱分析器。由此可见，APCI的离子化过程是在气态下完成的。

2）优点：形成的是单电荷的准分子离子，避免了因多电荷离子发生的信号重叠、降低质谱清晰度等问题；适应高流量的梯度洗脱的流动相；适用于中低极性化合物的分析；与化学电离相比，电晕放电离子化程度更高，灵敏度高3个数量级；APCI离子化过程是在气相中完成的，因此溶液的酸碱度对其影响较小。

3）缺点：APCI只有一个渠道产生离子，即二次反应气体的质子转移，但质子转移反应发生的前提是溶质的质子亲和性大于二次反应气体离子，在APCI中，二次反应气体离子多为水分子的衍生物，它的质子亲和力比极低极性分子和非极性分子大，所以APCI不适合非极性和极低极性物质的分析。对于这类物质的分析，可以采用大气压光离子源。

（3）大气压光离子源（APPI）

1）原理：APPI是在APCI的基础上，将电晕放电装置改为紫外灯或激光。紫外灯（一般为氪放电灯）或激光发射一定能量的光子，使待测物离子化。

2）特点：主要用于芳香化合物、甾体等非极性化合物的分析；基质效应小。

（4）常压敞开式离子源：是近年来质谱技术的一个新的发展趋势，是继 ESI 和 APCI 后一个革命性变化的质谱离子化方式。它的突出特点是让离子源能够直接分析自然原始状态的样品。样品经最少的前处理甚至是零处理，也不必经冗长的色谱分离，在大气环境下对其直接进行分析，满足现场、直接、无损、快速、原位分析的需求。常压敞开式离子源包括解吸电喷雾离子源、实时直接分析、激光解吸离子源和基质辅助激光解吸离子源。

1）解吸电喷雾离子源（DESI）：DESI 与 ESI 的电离过程较相似。当溶剂经过高压金属毛细管时雾化为带电的微液滴，打在样品上，溶解其表面的待测物，反射飞向质谱仪。在飞行的过程中，反复发生库仑爆炸，以达到去溶剂化的目的，得到待测物的离子。

影响 DESI 离子化效率的因素很多；操作复杂；定量较差；结果重现性不好；溶剂和基质产生的干扰多，存在信号抑制效应；用气量大。

2）实时直接分析（DART）：DART 不使用溶剂，而是直接使用氦气等作为工作气。氦气经辉光放电，最后产生激发态原子，该原子打在样品表面，使待测物解吸附，并使其离子化。

DART 不产生加合物离子和多元产物离子，离子信号单纯，质谱图干净；不需要溶剂，没有离子抑制发生；离子化发生在气相中，受 pH 的影响小；能分析极性和非极性化合物；操作比 DESI 简单。但是，其在定量准确性和重复性方面的性能仍不够好。

3）激光解吸离子源（LDI）：其可将激光聚焦至样品表面，引起样品温度急剧上升，使得样品分子从表面解吸出来。

LDI 对挥发性极低的生物大分子并不适合。对于低挥发性物质，需提高激光的能量，而高能量会使分子裂解，无法获得完整离子的信息，因此对这些物质的分析必须采用较软的电离方式，基质辅助激光解吸离子源便应运而生。

4）基质辅助激光解吸离子源（MALDI）：与 LDI 是极为相似的技术，其差别是 LDI 分析的是单纯的样品，而 MALDI 分析的是样品溶液与基质混合共结晶产物。基质的作用是吸收激光，将能量传递给待测物，并提供质子作为电荷的来源。

MALDI 可进行样品处理，与其他敞开式离子源不同，其不能做原位分析。但 MALDI 和 ESI 是目前最重要、应用最广泛的两种技术。MALDI 可分析生物大分子，开创了蛋白质组学应用新篇章。

2. 质量分析器

目前比较常见的质量分析器有四极杆质量分析器、离子阱质量分析器、飞行时间质量分析器、扇形磁场质量分析器和傅里叶变换离子回旋共振质量分析器等。

（1）四极杆质量分析器（Q MS）：其由 4 根带有直流电压（DC）和叠加射

频电压（RF）的平行杆组成。当一组质荷比不同的离子进入由 DC 和 RF 组成的电场时，只有满足一定质量（质荷比）的离子做稳定振荡才能通过四极杆，到达监测器而被检测。过大或过小质量的离子均被过滤掉。最终通过扫描 RF 场，使得一系列质量的离子先后到达监测器，最终获得质谱图。

四极杆质量分析器成本低，价格便宜，内部可允许较高的压力，很适合与大气压离子源相连接，应用非常广泛。

然而，由于单一四极杆质量分析器的解析能力偏低，近年来，人们不再依赖单四极杆进行质谱分析，而是将它作为串联质谱的一个部分，形成多级质谱，如与多个四极杆串联组成三重四极杆质谱，与飞行时间质谱串联组成四极杆-飞行时间质谱等。

（2）离子阱质量分析器：离子阱是一种通过电磁场将离子限定在有限空间内的设备，可分为三维离子阱、线性离子阱和轨道离子阱三种。现以轨道离子阱（也称静电场离子阱）进行阐述。

轨道离子阱的工作原理类似于电子围绕原子核旋转。由于静电力作用，离子受到来自中心纺锤形电极的吸引力。由于离子进入离子阱之前的初速度及角度，离子会围绕中心电极做圆周运动。离子的运动可以分为两部分：围绕中心电极的运动（径向）和沿中心电极的运动（轴向）。因为离子质量不同，在达到谐振时，不同离子的轴向往复速度是不同的。设定在离子阱中部的检测器通过检测离子通过时产生的感应电流，继而经放大器得到一个时序信号。因为多种离子同时存在，这个时序信号实际是多种离子同时共振在不同频率的混频信号。通过快速傅里叶变换（fast Fourier transform，FFT）得到频谱图。因为共振频率和离子质量的直接对应关系，可以由此得到质谱图。

轨道离子阱体积非常小（直径与一元硬币接近），但其支持系统非常庞大。轨道离子阱需要非常苛刻的真空环境，压力通常在 $10^{-14}Pa$，这一数值接近外太空真空水平，但其分辨率可达百万。此分辨率可以分辨质子与中子的质量差，质量准确度非常高。

轨道离子阱质谱与傅里叶变换回旋共振质谱最大的不同是轨道离子阱所加的是直流电场，而后者加的是强磁场，该磁场对稳定性要求非常高，必须维持在液氦（<4K）下，其价格昂贵且维护成本极高，所以轨道离子阱的出现是质谱领域的一个重大突破。

（3）飞行时间质量分析器（TOF MS）：是一个离子漂移管。由离子源产生的离子进入脉冲电场，加速后进入无场漂移管，并以恒定速度飞向离子接收器。离子质量越大，到达接收器所用的时间越长；离子质量越小，到达接收器所用的时间越短。根据这一原理，可以把不同质量的离子按质荷比大小进行分离。由于离子进入质量分析器的位置、速度、角度有差异，使得相同质量的离子不能同时到达检测器，因此采用了时间延时聚焦、二段式加速区、电场反射、正交加速等方式，有效地解决这些问题，提高了质量分辨能力。

TOF 本质上需要一个时间起点来计算离子的飞行时间，故与连续式的离子源（与 LC 相连的均为连续式的）配合有困难。解决的方式就是让连续式的离子源变成脉冲式，即在离子源后加入脉冲引出场（这一引出场严格垂直于离子束），让离子在垂直方向的速度近乎为零，并有一个共同的起点一起飞行，这样不同质荷比的离子即能因飞行时间不同而被区分开，此称为脉冲正交飞行时间质量分析器。

TOF MS 可检测的分子量范围大，在理论上无测定质量上限；扫描速度快，仪器结构简单；分辨率高，能达到数万，是一种高分辨质谱仪，可实现质量准确测定。

TOF MS 测定受温度影响大，需要采用参比化合物交替或同时进入质谱仪，以随时对质量坐标进行校正。

（4）扇形磁场质量分析器：其原理是离子束在磁场中运动时，其运行的曲率半径与离子的质荷比有关。在一定的磁场下，只有合适质量的离子能到达检测器，质量大和质量小的离子分别与飞行导管上部和下部碰撞而消失。通过扫描磁场，得到质谱图。

即使是相同质荷比的离子，由于初始速度不完全相同，飞行轨道具有差异，引起了能量色散，降低了分辨率。为了解决这一问题，在磁场前加一个电场，电场也有能量色散作用。通过适当地组合磁场与电场，可以使两个能量色散作用相互抵消，实现能量和质量的双聚焦，这就是双聚焦磁质谱。

双聚焦磁质谱的分辨率可达 15 000 或更高，经过仔细校正，其可以达到比较高的精确质量测定的要求，但磁质谱扫描速率不高，扫描过程效率低，较少与液相色谱联用。

（5）傅里叶变换离子回旋共振质量分析器：傅里叶变换不是指质谱中离子的运动方式，而是将多种离子同时共振的混频时域信号转换为频域信号，最终获得质谱图的一种数学处理手段。

离子回旋共振才是离子的运动方式。离子在均匀磁场中的回旋运动，离子的回旋频率、半径、速率和能量是离子质量、离子电荷及磁场强度的函数。通过一个空间均匀的射频场（激发电场）的作用，当离子的回旋频率与激发射频场频率相同（共振）时，离子将同相位加速至一个较大的半径回旋，从而产生可被接受的电流信号。

将所检测到的离子回旋共振产生的信号经傅里叶变换处理，转变为质谱图，这就是傅里叶变换离子回旋共振质谱（FT-ICR）。

傅里叶变换不仅可在离子回旋共振质谱中采用，近年出现的轨道离子阱也采用了这一信号变换方式。

FT-ICR 是目前分辨能力最高的质量分析器，适合精确质量数的测定、多级质谱测定和进行离子/分子反应等。但分辨能力越高，其需要的信号检测时间越长，对真空度的要求也越高。同时，FT-ICR 的维护成本极高。

（二）仪器联用

早期的液质联用仪均为单级四极杆质谱，在分析复杂基质样品时，难以排除基质干扰，不易解决共流出化合物的定性和定量，也无法区分同分异构化合物。采用多级质谱技术，通过提取目标离子进一步碎裂的方式获取更多的分子信息，就可以轻易解决上述问题。进入 21 世纪以来，多级质谱与 LC 的联用已成为主流技术。目前应用最为广泛的液相色谱-多级质谱联用技术有液相色谱-三重四极杆质谱联用、液相色谱-四极杆-飞行时间质谱联用、液相色谱-四极杆-轨道离子阱质谱联用和液相色谱-离子阱-飞行时间质谱联用等。

（1）液相色谱-三重四极杆质谱联用（LC-MS-MS 或 LC-QqQ）：其质谱部分是由三个（重）四极杆质量分析器组成的。其中第一重四极杆（Q_1）与第三重四极杆（Q_3）质量分析器具有质量分析功能，而第二重四极杆（q_2，也可以用六级杆、八极杆等）作为碰撞池，有离子聚焦功能，无质量分析功能，所以三重四极杆质谱仪常用 QqQ 表示。

具体过程如下：Q_1 根据设定的质荷比范围扫描和选择所需的特定离子作为前体离子（曾称母离子，为避免含性别歧视字眼，多数学者建议不再使用此说法）；q_2 用于聚焦和传送前体离子，并引入碰撞气体，通过碰撞形成产物离子（也曾称子离子）；Q_3 用于检测 q_2 产生的碎片离子。其接口通常采用 ESI 或 APCI 源。

LC-MS-MS 根据分析的需求，可采用全扫描、前体离子扫描、产物离子扫描、中性丢失扫描、选择离子监测（SIM）、选择反应监测（SRM）、多反应监测（MRM）等模式。表 7-2 列出了这几种模式的特征。其中，多反应监测是最主要的定性定量模式。

表 7-2　LC-MS-MS 各扫描模式特征

模式	Q_1	q_2	Q_3	用途和特点
全扫描	扫描离子	不碰撞	无分辨	了解样品组分基本信息
前体离子扫描	扫描前体离子	碰撞碎裂	固定过滤产物离子	筛选具有特征产物离子结构的分子
产物离子扫描	过滤前体离子	碰撞碎裂	扫描所有产物离子	研究前体离子结构特征
中性丢失扫描	扫描前体离子	碰撞碎裂	扫描产物离子，与前体离子有特征差异	筛选具有特征结构的分子，此结构不易形成离子
选择离子监测	过滤离子	不碰撞	无分辨	定量
选择反应监测	过滤前体离子	碰撞	过滤一个产物离子	定量能力很强，定性能力稍差
多反应监测	过滤前体离子	碰撞	过滤多个产物离子	兼顾定性与定量

SRM 固定了前体离子和产物离子，不扫描，可长时间对分析物进行检测，又由于 Q_3 只检测特征质荷比信号，大大提高了信噪比，所以能显著提高灵敏度，适合定量分析。如果 Q_3 检测了多个产物离子，则称为 MRM，定量能力较 SRM 有所降低，但能显著提高定性能力。为兼顾定性和定量，MRM 一般选择 2 个产物离子。

（2）液相色谱-四极杆-飞行时间质谱联用（LC-Q-TOF）：可以看作是把 QqQ 的 Q_3 换成了 TOF，q_2 中碰撞裂解的所有碎片离子均进入 TOF，获得产物离子全谱，这与 QqQ 的"产物离子扫描模式"功能相同。但由于 TOF 对离子是"同时间"记录的，其工作周期会高于四极杆的扫描模式，但达不到 SRM，这就是 Q-TOF 的产物离子扫描模式的灵敏度比 QqQ 高，但比 SRM 低的原因。

LC-Q-TOF 不是扫描仪器，无 QqQ 的那些扫描模式，但它可用一些数据处理的方法获得包括前体离子、产物离子、中性丢失等很多信息。

LC-Q-TOF 有三种工作模式：MS 扫描、TOF 一级质谱分析、TOF 二级质谱分析。MS 扫描用于四极杆的质量校正，不针对样品。进行 TOF 一级质谱分析时，Q_1 仅作为传输元件，q_2 作为聚焦元件，以 TOF 作为质量分析器，记录色谱-质谱二维图，这种模式可以获得大分子乃至肽的指纹图谱及蛋白质的图谱，所得质谱具有高分辨率和准确测定质量的优点，而且 TOF 可平行记录所有离子的信号，而不是扫描，因此全谱灵敏度高。进行 TOF 二级质谱分析时，Q_1 过滤前体离子，在 q_2 中进行碰撞产生碎片离子，经聚焦后进入 TOF，获得质谱图，从而获得大量信息，增加了鉴定结果的准确性。

Q-TOF 结合了四极杆的碰撞裂解效率较高的特点，以及 TOF 具有高质荷比分辨率的特点。LC-Q-TOF 的优点在于能够提供高灵敏度、高选择性和高分辨率的质谱图，其定性能力优于 QqQ，但仪器成本较高，需要仔细维护，灵敏度、线性范围、稳定性也不及 QqQ。

（3）液相色谱-四极杆-轨道离子阱质谱联用（LC-Q-Orbitrap）：商品名为 Q Exactive，可以看作 QqQ 中的 Q_3 被 Orbitrap 所取代。前两个四极杆与 QqQ 作用相同，Orbitrap 则提供元素组成等信息。该仪器把 q_2 改善为弯曲的双曲面四极杆（称为 C-Trap），以去除中性粒子的干扰，提高信噪比，并增加高能碰撞诱导解离（HCD）池，可提供快速 HCD MS-MS 扫描，并改善了低质量数离子的传递，从而提高了灵敏度和定量性能。

LC-Q-Orbitrap 能够在单次分析中鉴定、定量和确认复杂混合物中更多量级的污染物、代谢物、肽类和蛋白质。与其他技术不同的是，该系统能够在不影响 MS-MS 灵敏度、质量分辨率和定量重现性的情况下，获得极其可靠的分析结果。先进的信号处理技术能够在全扫描模式和最大扫描速度下将系统分辨率提高至 1 000 000，提高了整体系统工作周期的效率，能够更好地与 UHPLC 兼容，并在 Orbitrap 同时检测之前收集并保存多达 10 种前体离子。同时，它具有多级质谱性能，运行稳定可靠，使用及维护均较方便，运行成本低。

该仪器是一种可被用于常规分析检测的高端质谱仪，是用于复杂样品多残留物筛查、化合物结构确证的最先进工具，是蛋白质组学、代谢组学等研究领域不可缺少的主要检测仪器。

（4）液相色谱-离子阱-飞行时间质谱联用（LC-IT-TOF）：与上述四极杆质谱联用相比，离子阱既有四极杆的离子选择功能，也有储存离子功能。阱内场电势的作用使离子聚集在阱中央，持续时间可以达数百毫秒，它可以在一段时间内有选择性地累积离子，从而提高灵敏度。这一点正好弥补了飞行时间质谱无法在加速区内存储离子的缺陷，因此，二者组合后实现了既可以作多级质谱，又能达到高质量精度的目的。

LC-IT-TOF 的特点在于其分辨率高、质量精度好、检测速度快、灵敏度高，可实现 10 级质谱的分析。

（三）仪器使用

1. 样品前处理

分析工作者总是希望前处理越少越好。虽然液质联用的抗干扰能力远比液相色谱强，但"脏"的样品基质效应可能较大，影响定量准确度；噪声往往较大，影响检出限；同时，前处理往往具有浓缩的作用，可进一步降低检出限。

2. 流速与色谱柱的影响

1）对于 ESI，流速降低引起的灵敏度损失可以因同时雾化效率更高得以抵消，因此其灵敏度与流速无关，类似于浓度型检测器。浓度型检测器的灵敏度与色谱柱内径的平方成反比，所以大多采用 1mm 或 2.1mm 的小内径色谱柱，并在较低流速下运行，最佳流速与喷雾器的设计有关。而 APCI 类似于质量型检测器，因此常采用内径为 4.6mm 的色谱柱，增加流速以提高灵敏度。

2）超高效液相色谱固定相粒度很小，色谱峰的半峰宽在数秒内，峰太窄，每个峰包含的数据点太少，会使峰的面积被低估，造成定量误差。这就需要调整质谱的扫描速度，增加采样频率，使每个峰的数据点至少达到 10 个。

3. 流动相选择

（1）适宜溶剂：适合液质联用的流动相主要是反相色谱流动相，如乙腈、甲醇和水。非极性溶剂宜用 APCI 测定。一般正离子模式时适合用甲醇，负离子模式时适合用乙腈，但要兼顾这两个溶剂对色谱分离的影响。

（2）添加物：ESI 离子化效率受溶液 pH 影响，正离子模式时，一般加酸，对测定碱性化合物有利；负离子模式时，一般加碱，对测定酸性化合物有利；常加甲酸铵或乙酸铵作缓冲液。添加剂浓度不能太大（表 7-3）。不能使用强酸、强碱和非挥发性的磷酸盐等。

表 7-3　流动相中添加剂的最大允许浓度

添加剂	最大允许浓度
乙酸	1%
甲酸	1%
氨水	1%
三氯乙酸	0.02%
三氟乙酸	0.02%
三乙胺	0.02%
三甲胺	0.02%
乙酸铵	10mmol/L
甲酸铵	10mmol/L

（3）离子对试剂：应采用挥发性的六氟丙酸、氢氧化四丁基铵，但分子量较大的离子对试剂常残留于系统中，难以清洗，易对其他分析产生干扰。

（4）表面活性剂：不得使用表面活性剂，因为表面活性剂极易离子化，会对化合物产生离子抑制。

4. 前体离子的选择

对于 APCI 和 APPI，前体离子简单，是$[M+H]^+$或$[M-H]^-$；对于 ESI，前体离子还可能有多种加合物离子，表 7-4 列出了几种常见的单电荷前体离子。要注意本底离子干扰产生的误判，常见的本底离子见表 7-5。

表 7-4　常见的单电荷前体离子

离子化模式	前体离子	质量位移
正电离	$[M+H]^+$	1
	$[M+NH_4]^+$	18
	$[M+H+H_2O]^+$	19
	$[M+Na]^+$	23
	$[M+K]^+$	39
	$[M+MeOH+H]^+$	33
	$[M+CH_3CN+H]^+$	42
	$[M+MeOH+H_2O+H]^+$	51
	$[M+CH_3CN+Na]^+$	64

续表

离子化模式	前体离子	质量位移
负电离	[M-H]⁻	−1
	[M-H+H₂O]⁻	17
	[M+F]⁻	19
	[M+Ac]⁻	59
	[M+MeOH-H]⁻	31
	[M+HCOO]⁻	45
	[M+Cl]⁻	35
	[M+NO₃]⁻	62

表 7-5　常见的本底离子

质荷比（m/z）	本底离子名称	离子式
50～150	溶剂离子	$(H_2O)_nH^+$
102	H+乙腈+乙酸	$C_4H_7NO_2H^+$
149	管路中邻苯二甲酸酯的酸酐	$C_8H_4O_3H^+$
288	离心管产生的特征离子	
279	管路中邻苯二甲酸酯二丁酯	$C_{16}H_{22}O_4H^+$
316	离心管产生的特征离子	
384	瓶的光稳定剂产生的离子	
391	管路中邻苯二甲酸酯二辛酯	$C_{24}H_{38}O_4H^+$
413	邻苯二甲酸酯二辛酯+钠	$C_{24}H_{38}O_4Na^+$
538	乙酸+氧+铁	$Fe_3O(O_2C_2H_3)_6$

5. 基质效应

基质效应很复杂，相同的样品对不同的待测物干扰不同，不同的样品对同一待测物干扰也不同，实验发现，苹果和梨的基质效应不一样，甚至不同产地的苹果基质效应也不一样。基质效应从质谱离子流图上看不出，因此往往易被忽略。

（1）基质效应机制：液质联用的基质效应是指在离子源内，待测物的离子化效率受色谱柱的共流出物影响，使待测物的质谱信号受到影响（降低或增高），从而影响定量。其机制目前尚无定论，可能如下。

1）待测物与基质共同竞争雾化液滴表面的有限电荷而使得分析物不易带电荷。

2）基质有可能会改变溶液的黏度，从而造成喷雾液滴的表面张力增强而不易形成气相。

3）盐类物质可能会与待测物产生固态颗粒。

（2）基质效应测定

1）基质加标法：向样品制备液中加入一定浓度的标准液与相同浓度的纯溶剂标准液，用液质联用法测定两者的信号，如果信号强度不一致，则存在基质效应。注意在进行多项目测定时，应对每一种待测物进行测定，而不是选一个或几个项目。

2）柱后连续注射法：是把注射泵与色谱柱尾用三通连接，注射泵内是一定浓度的待测物，进色谱的样品是阴性样品。在注射泵连续注射的情况下，对样品进行给定的液质分析。如果没有基质效应，得到的质谱离子流图应该是一条水平线，如果这条线不是水平线，则表示有基质效应，向下（或向上）弯曲时，在弯曲时间段内信号受抑制（或增强）。这种方法能观测到整个色谱流出时间的基质效应情况，有助于选择消除办法。

（3）基质效应消除

1）样品净化处理：净化样品，除去样品制备液中的基质成分。缺点是再寻找一个新的净化方法往往较困难。

2）改善色谱分离：改变色谱条件，使待测物与基质成分分离。缺点是多物质分析时，会顾此失彼。

3）基质匹配：采用基质匹配校准曲线进行定量。缺点是必须能获得阴性样品。

4）标准加入法：在难以获得阴性样品时，可采用标准加入法定量。缺点是工作量太大。

5）同位素内标：由于同位素内标与标准的物理化学性质相同，色谱保留时间相同，是最有效消除基质效应的方法。有的文献采用与待测物不是同一种物质的所谓"同位素内标"，且并没有对基质效应发生的时间段进行测定，这就与色谱内标法相同了，这是不正确的。同位素内标法的缺点是每个待测物都要有同位素内标，成本昂贵。

6）改变离子源：研究表明，ESI 的基质效应相对比较严重，APCI 次之，APPI 不明显。缺点是 ESI 应用最广泛，许多物质不能用其他两种离子源。

6. 定性依据

液质联用的定性依据有如下三种。

（1）MRM：LC-MS-MS 的 MRM 模式，选取两个产物离子可定性。据研究，质量相同的前体离子产生相同的裂解碎片，且各碎片又具有相同的丰度比的概率是很低的，即使只检测两个碎片离子，色谱保留时间加上一前体离子的二级产物离子的定性失误率小于百万分之一。

（2）产物离子丰度比：针对食品中残留物质谱定性，大多以欧盟 2002/657/EC 规范为原则，该规范规定，在质谱的任何一种扫描模式下，定性确认以产物离子丰度比作为规范（表 7-6）。

表 7-6 定性时相对离子丰度的最大允许偏差

相对离子丰度	GC-EI-MS	GC-CI-MS、GC-MS、LC-MS、LC-MS
>50%	±10%	±20%
>20%~50%	±15%	±25%
>10%~20%	±20%	±30%
≤10%	±50%	±50%

（3）鉴定点数：欧盟 2002/657/EC 规定，用不同质谱检测技术分析食品中的药物残留时，每个离子均有不同的鉴定点数（表 7-7）。对于禁用物质的定性，至少需要 4 个鉴定点数（也有称为"4 分法"）；对于限用物质和污染物定性，至少需要 3 个鉴定点数。因此，对于 LC-MS-MS 低分辨质谱，选择 1 个前体离子和 2 个产物离子，可获得 4 个鉴定点数；对于 LC-Q-TOF 和 LC-Q-Orbitrap 等高分辨质谱，选择 1 个前体离子和 1 个产物离子，可获得 4.5 个鉴定点数。

表 7-7 不同质谱技术所得鉴定点数

质谱技术	离子	每一个离子的鉴定点数
低分辨串联质谱	前体离子	1.0
	产物离子	1.5
高分辨串联质谱	前体离子	2.0
	产物离子	2.5

7. 无标准谱库

液质联用不像 GC-MS 有标准谱库。GC-MS 的离子源采用 EI（CI 也没有谱库），它是在真空状态下用固定能量（70eV）的电子对化合物进行轰击来使之碎裂的，干扰很少，化合物的裂解谱图可标准化。然而液质的离子源是大气压源，受影响因素多，它只把化合物离子化，并不碎裂它。化合物碎片的产生是在第二个四极杆（q_2）中完成的，并不是采用固定能量的电子轰击，而是采用各种气体（He、N_2、Ar、Xe、CH_4 等）碰撞，其碰撞能量对不同的物质不一样，对同一物质的每个产物离子也不一样，因此无法实现标准化，就没有统一的标准谱库。

三、应 用 领 域

（一）液质联用在医药司法领域的应用

中国司法部司法鉴定管理局发布的《血液、尿液中 238 种毒（药）物的检测 液相色谱-串联质谱法》（SF/Z JD0107005—2016）技术规范，采用 LC-MS-MS 对阿片类、苯丙胺类、大麻酚类滥用药物，有机磷及氨基甲酸酯类杀虫剂，苯二氮䓬类、抗抑郁类、抗癫痫类、平喘类、解热镇痛类药物及其他常见治疗药物共 238 种进行了检测。该规范利用这些化合物可在碱性条件下被有机溶剂从生物检材中提取出来的特点，借助 LC-MS-MS 的 MRM 手段，以保留时间、两对前体离子/产物离子对进行筛选与确证；用内标法或外标法定量。

1. 前处理

在样品中加入地西泮-D_5 和双苯戊二氨酯（SKF_{525A}）内标，以及 pH 为 9.2 的硼酸缓冲液，混匀后用乙醚提取，混旋，离心。上清液挥干后用流动相复溶，进行液质分析。

2. 定性分析

（1）筛选：筛选分析选取毒（药）物的第一对前体离子/产物离子。如果待测样品中的 MRM 离子流图中出现峰高超过 5000 的色谱峰，则记录该峰的保留时间和对应的前体离子/产物离子对，筛选出可疑的毒（药）物，进行下一步的确证分析。

（2）确证：重新设定液质条件，按照筛选出的目标物增加可疑毒（药）物的另一对前体离子/产物离子。如果待测样品出现可疑毒（药）物两对前体离子/产物离子的特征色谱峰，与标准溶液比较，保留时间相对偏差在±2.5%以内，离子相对丰度比不超过最大允许相对误差，则可认为待测样品中检出此类毒（药）物成分。

3. 应用特点

该方法检材获取便利，操作较为简单，引入了筛选确证的概念，可以一次性对 238 种十几大类的药物进行筛查，为临床检验和司法鉴定提供了检测依据。

（二）液质联用在食品安全领域的应用

谢瑜杰等采用 LC-Q-Orbitrap 快速筛查和确证了畜禽肉及水产品中磺胺类（25 种）、喹诺酮类（22 种）、激素类（17 种）、β 受体激动剂类（17 种）、抗生素（10 种）、镇静剂类（11 种）、苯并咪唑类（12 种）、其他类（11 种）、杀虫剂（10 种）、硝基咪唑类（6 种）、麻醉剂（5 种）、大环内酯类（8 种）、四环素类（3 种）、抗病毒类（3 种）等 14 类 160 种兽药残留。样品经乙腈-水-甲酸溶液提取，HLB 固相萃取柱净化，在全扫描/数据依赖二级质谱扫描模式下采集，基质匹配外标法定量。

1. 前处理

样品用乙腈-水-甲酸溶液振荡提取，高速离心，取上清液过 HLB 固相萃取柱（无须活化），再准确量取一定体积流出液于 N_2 下吹干，流动相复溶，过滤后上机分析。

2. 谱库建立

采用标准溶液，在不同归一化碰撞能量下进行 dd-MS^2 自动触发二级质谱模式采集，得到二级质谱图，确定 3～5 个二级碎片离子的精确质量数。最终建立涵盖 160 种目标化合物加和离子精确质量数、保留时间、分子式和二级碎片离子精确质量数等信息的数据库。

3. 定量方法

试验发现猪、鸡和鱼 3 种基质中大部分化合物均表现为基质抑制，占比分别为 55.0%、51.9%和 73.8%。因此，为减小基质抑制对化合物的影响，采用基质匹配外标校准曲线进行定量。

4. 应用特点

该方法实现了畜禽肉及水产品种 160 种兽药的快速筛查和确证。不同基质中定量限≤5μg/kg 的兽药占比在 70%以上，表明建立的筛查方法具有较高的灵敏度。将该方法应用于市售 75 批次畜禽肉及水产品中多种兽药的快速筛查，猪肉中检出氢化可的松和鸡肉中检出恩诺沙星需要持续关注。将检出的超限量结果与国家标准方法进行比对，结果具有较高的一致性，进一步表明该筛查方法的可靠性。

（三）液质联用在环境监测领域的应用

1. 水中农药的测定

孙静等采用固相萃取-UPLC-MS-MS 技术，建立了同时测定环境水样中痕量浓度多极性的 35 种高关注农药及其转化产物的方法。串联 HLB 和活性炭小柱用于富集水样，乙腈为 HLB 柱洗脱溶剂，乙酸铵/甲醇作为活性炭柱的洗脱溶剂，将洗脱溶液混合、浓缩、溶剂转化和定容，采用 UPLC 色谱分离，质谱采用 MRM 模式进行分析测定。实验结果表明，目标物线性良好，检出限范围为 0.01～0.8ng/L，回收率为 60%～120%。可用于对地表水中 ng/L 级极性不同的多种农药及转化产物的测定。

李帮锐等用 LC-MS-MS 的母离子扫描模式，建立了水样中 116 种有机磷农药的筛查方法。三重四极杆质谱仪的母离子扫描（PR）是快速筛选化合物的有力手段，适合筛选结构相似的化合物。母离子扫描模式下，连续扫描第一个质量分析器 Q_1，让各种质荷比的母离子依次通过 Q_1，q_2 诱导碰撞解离，设定 Q_3 分析器的电压和频率，使之只能传输特定质荷比的子离子，检测器在得到该子离子信号时，根据该子离子的母离子通过 Q_1 时的电压，便可知其母离子的质荷比，进而确定化合物。有机磷农药大多为磷酸酯或硫代磷酸酯类化合物，结构相似，碰撞解离时仅产生数种结构相似的碎片。通过母离子扫描模式扫描这些子离子，可以同时筛查大量的有机磷农药。采用母离子扫描模式，不仅避开了全扫描模式或子离子扫描模式信息量大、解析困难、基质干扰严重的问题，而且克服了选择反应监测模式下，由于质谱扫描速度有限，只可对少量离子对同时进行监测的问题。该方法专一性好，灵敏度高，水中 116 种目标化合物的检出限均低于 20ng/mL。该方法与 GC-MS 相比，能测定易溶于水的敌百虫、磷胺、甲胺磷、乙酰甲胺磷等农药；适合无高分辨质谱时，水质中有机磷农药污染的快速筛查；同时，还可以筛查新的有机磷农药品种。

2. 水中化工污染物测定

杨愿愿等用 UPLC-MS-MS 同时测定了水、沉积物和生物样品中 57 种全氟/多氟化合物。水样利用 WAX 固相萃取柱进行富集和净化，沉积物样品采用离子对试剂萃取的方法进行提取净化，鱼肉样品采用碱消解方法去除其中的蛋白质和脂肪等杂质，然后，再利用 WAX 固相萃取柱进行富集和净化。采用 UPLC-MS-MS 在电喷雾负离子模式（ESI⁻）下，用内标法定量。所有目标化合物在 10min 内得到有效分离，线性范围为 0.5～100μg/L（$R^2 > 0.99$）。地表水、污水处理厂进水和出水、沉积物和鱼肉中 57 种 PFAS 的回收率为 60%～143%，RSD 在 0.2%～24.0%，定量限为 0.04～9.30ng/L、0.01～7.90ng/g。将本方法应用于样品的测定，在茅洲河地表水和沉积物中分别检出 19 种和 20 种全氟烷基物（PFAS），其中均为全氟辛烷磺酸（PFOS）的浓度最高（50.5ng/L 和 8.79ng/g）；在污水处理厂进水和出水中共检出 11 种 PFAS，其中全氟辛酸（PFOA）的浓度最高，所有检出的 PFAS 的去除率均小于 25%；鱼样品中共检出 8 种长链 PFAS，其中 PFOS 的浓度最高（最高达 14.8ng/g）。

3. 水中残留药品及个人护理品测定

沈璐等用 UPLC-MS-MS 测定了饮用水中 18 种药品及个人护理品残留。水样经 HLB 固相萃取柱净化，最后加水定容，离心后过滤，采用 Waters UPLC™ BEH C₁₈ 色谱柱分离，用含甲酸的甲酸铵溶液和甲醇-乙腈混合液作为流动相进行梯度洗脱，18 种分析物可在 34min 内达到较好的分离。用 ESI⁺和 MRM 模式进行测定。检出限 5～50pg/L，回收率 64.4%～116%。对采自全国不同区域的 7 个水厂的试样进行分析，其中有 3 份水样中检出 4-乙酰氨基安替比林的含量高于 1ng/L；在所测 7 份水样中均测得卡马西平和吡喹酮，其含量均低于 1ng/L；还在 3～5 份水样中测得含量 1ng/L 的四咪唑、磺胺甲噁唑、磺胺噻唑和磺胺二甲基嘧啶等化合物。

4. 水中水处理剂残留测定

Feng 等用 LC-MS-MS 建立了饮用水中丙烯酰胺的测定方法。丙烯酰胺是水处理剂聚丙烯酰胺的残留单体。饮用水中丙烯酰胺的测定有 3 个难题，一是允许浓度极低（0.5μg/L），液质联用不能直接测定（一般仪器直接测定时定量下限为 0.5μg/L，不能满足监测要求），需要进行样品浓缩；二是极易溶于水，很难把它从水体中萃取出来；三是极性大，一般色谱柱上保留弱。本方法尝试了液液萃取、加热蒸发、各种商品化固相萃取柱等浓缩方式，均不能达到目的，最后采用自制活性炭固相萃取柱，成功把水浓缩了 100 倍，用 T3 色谱柱和乙腈-水作流动相进行分离，用 ESI$^+$ 电离，MRM 模式检测，以同位素内标法定量。方法经多家实验室验证，$r > 0.999$，RSD $<$ 5%，定量限 0.005μg/L，回收率为 96.1%～102%。

5. 水中天然毒素测定

王军淋等用 UPLC-MS-MS 快速检测了自来水中 12 种微囊藻毒素（MC）。水样经玻璃纤维滤膜过滤后，用 HLB 柱富集，甲醇洗脱后加入等比例纯水稀释，经玻璃纤维滤膜过滤后进样分析。以甲酸水溶液和甲醇-乙腈溶液作为流动相进行梯度洗脱，采用 C$_{18}$ 柱分离，在 ESI$^+$ 下用 MRM 方式检测，以外标法定量。12 种 MC 浓度在 0.10～5.00ng/mL 时，$r > 0.995$，方法检出限为 0.006～0.012μg/L，回收率为 80.7%～111%，RSD 为 0.84%～5.88%。

6. 水中消毒副产物测定

饮用水消毒时，臭氧会产生溴酸盐，二氧化氯会产生亚氯酸盐和氯酸盐等副产物，用液相色谱分离时，一般需要使用离子对试剂，这会影响 ESI 的灵敏度，并在系统中有残留。Acclaim^{TM} Trinity^{TM} P1 复合柱是能同时分离阴阳离子的反相柱，使用常见的反相流动相即可。邱凤梅等用该色谱柱，在以甲酸铵和乙腈为流动相的梯度洗脱下，对这些离子进行了分离，在电喷雾离子化（ESI$^-$）、MS-MS 的 SRM 模式下检测，以外标法定量。氯酸盐、溴酸盐和亚氯酸盐的方法定量限分别为 0.2μg/L、1.0μg/L 和 20.0μg/L；回收率分别为 89.7%～92.7%、94.4%～108% 和 89%～100%；日内与日间 RSD 分别为 1.0%～7.4% 和 0.8%～8.0%。

第二节 方法应用

一、高氯酸盐的检测分析

（一）指标情况

目前，高氯酸盐的检测方法主要有离子色谱法、离子色谱串联质谱法、液相色谱串联质谱法等。离子色谱法仅依靠保留时间对目标化合物定性，定性能力弱，易受到其他共存离子的干扰，如氯离子、硫酸根离子、硫代硫酸根、硫代氰酸根及碘离子等，可能产生假阳性结果。为消除大量阴离子对检测的干扰，有研究人员将离子色谱串联质谱法应用于高氯酸盐的检测，离子色谱串联质谱法弥补了离子色谱法定性能力不足的缺点，但离子色谱采用的流动相多为无机酸碱，易对离子源产生干扰和污染，不适宜直接进样，需要经过转化后才能进行分析，操作较复杂，同时，离子色谱柱因其特性可能出现不耐受有机溶剂、高浓度或大体积进样分析时柱容量易过载等问题，导致检测成本增加。而液相色谱串联质谱仪具有良好的灵敏度和选择性，无须额外的配件要求，成本低、通用性强，有利于方法的推广和应用。因此本方法采用液相色谱-串联四极杆质谱结合同位素加标法，建立饮用水中高氯酸盐的检测方法。本方法引入了同位素内标，确保定量分析结果的可靠性，提高了方法的准确性和重复性，并且本方法无须浓缩，操作简单、快捷，容易推行。

（二）样品前处理

水样经 0.22μm 水相微孔滤膜过滤后，取 1.00mL 滤液于进样瓶中，加入高氯酸盐内标使用液，混匀后用超高液相色谱串联质谱仪进样测定。

（三）仪器参数条件

ESI 离子源，负离子模式；毛细管电压为–4500V；脱溶剂温度为550℃；分析柱为 C_{12} 色谱柱（100mm×2.0mm，2.5μm），或相当性能等效柱。流动相为甲醇＋0.1%甲酸水溶液（5%∶95%），以 0.2mL/min 流速进行等度洗脱，色谱柱温 40℃，样品室温度15℃。进样体积为 10μL。高氯酸盐质谱采集参数见表 7-8。

表 7-8　高氯酸盐质谱采集参数

组分	母离子（m/z）	子离子（m/z）	去簇电压（V）	碰撞电压（eV）
高氯酸盐（ClO_4^-）	98.9*	82.9*	–52	–31
	100.9	84.9	–48	–34

组分	母离子（m/z）	子离子（m/z）	去簇电压（V）	碰撞电压（eV）
高氯酸盐内标（$Cl^{18}O_4^-$）	106.8*	88.9*	−48	−34
	108.8	90.9	−45	−37

*定量离子对。

（四）结果处理

采用内标法进行定量分析，使用高氯酸盐标准储备溶液或直接使用有证标准物质，采用逐级稀释的方式配制高氯酸盐标准系列溶液，分别配制成浓度为0mg/L、0.002mg/L、0.005mg/L、0.010mg/L、0.020mg/L、0.050mg/L、0.100mg/L、0.200mg/L 的高氯酸盐（以 ClO_4^- 计）标准工作溶液。各取 1.00mL 上述标准工作液于进样瓶中，分别加入 5.0μL 高氯酸盐内标使用液（10.0mg/L）混匀后待测。将标准工作溶液由低浓度至高浓度依次进样，以高氯酸盐浓度（以 ClO_4^- 计，mg/L）为横坐标，以高氯酸盐峰面积与其内标峰面积比值为纵坐标绘制标准曲线，标准曲线回归方程线性相关系数不应小于 0.99。样品测定前按照样品前处理方法加入内标物质混匀后，将样品待测液依次进样检测，记录色谱图，根据标准曲线回归方程计算样品溶液中高氯酸盐（以 ClO_4^- 计）的浓度。若水样中高氯酸盐（以 ClO_4^- 计）浓度大于标准曲线线性范围上限（0.200mg/L），取适量水样稀释至线性范围内，重新测定。

（五）应用特点

配制 100mg/L 高氯酸盐标准储备液，置于冰箱中避光冷藏（2~8℃）保存。每隔 1 个月按照相同方法新配制浓度为 100mg/L 的高氯酸盐标准储备液，将分别保存 1 个月、2 个月、3 个月、4 个月、5 个月、6 个月和检测当天配制的储备液均稀释为 0.010mg/L 高氯酸盐标准溶液上机测定，比较两者的峰面积比值在98.6%~101.8%，该储备液置于冰箱中避光冷藏（2~8℃）保存条件下 6 个月内较为稳定。

分别对比不同浓度（0mg/L、0.050mg/L、0.100mg/L、0.200mg/L、0.300mg/L）余氯对高氯酸盐（0.010mg/L）的影响，结果表明不同浓度余氯存在条件下，水中高氯酸盐下降率为 0.4%~3.2%。出厂水和末梢水中的余氯对待测物无干扰。

5 家实验室在 0.002~0.200mg/L 浓度范围内选择低、中、高浓度对末梢水进行 6 次加标，相对标准偏差范围为 0.98%~6.6%，加标回收率范围为 88%~108%。

3 家实验室在 0.002~0.200mg/L 浓度范围内选择低、中、高浓度对纯水进行6 次加标，相对标准偏差范围为 1.2%~8.8%，加标回收率范围为 74%~114%。

二、丙烯酰胺的检测分析

（一）指标情况

丙烯酰胺是一种在工业领域内广泛应用的化工原料，主要用于生产聚丙烯酰胺（PAM）。丙烯酰胺为人造化合物，在自然环境中并不存在。由于丙烯酰胺广泛用于多种行业，其生产过程和聚丙烯酰胺等聚合物生产过程会有残余的丙烯酰胺单体通过工业废水、废渣进入水体、土壤和大气等环境介质。聚丙烯酰胺或其他聚合物产品中残留的丙烯酰胺单体会在使用过程中释放入环境。利用聚丙烯酰胺处理饮用水可能使饮用水中含有丙烯酰胺。我国《生活饮用水卫生标准》（GB 5749—2022）将丙烯酰胺列为扩展性指标，丙烯酰胺的限值定为 0.0005mg/L。

目前测定水中丙烯酰胺多采用气相色谱法，该法需对丙烯酰胺进行衍生，水中丙烯酰胺经溴化衍生生成 2, 3-二溴丙烯酰胺后，经气相色谱分离，电子捕获检测器检测。该方法操作烦琐，而且衍生不完全，容易造成丙烯酰胺的损失。饮用水中丙烯酰胺残留量非常低，液相色谱法采用大体积进样，液相色谱分离，紫外检测器检测。但液相色谱直接进样测定的灵敏度不能满足标准限量的要求。针对这些技术难题，可采用液相色谱串联质谱法测定生活饮用水中的丙烯酰胺。水样通过活性炭固相萃取柱净化和富集，洗脱液经浓缩、定容和过滤后，液相色谱分离，串联质谱检测，同位素内标法定量。根据活性炭比表面积大、孔容大、对极性物质吸附强等特点，采用活性炭柱富集。活性炭固相萃取柱不仅具有对样品负载量大、柱容量高的优点，还能处理大体积水样，且填料来源广、成本低，有利于普及。使用液相色谱串联质谱法测定，则无须衍生，克服了目前其他方法操作复杂的缺点。通过优化色谱条件、质谱条件，建立液相色谱串联质谱法测定丙烯酰胺的方法，其具有线性范围宽、灵敏度高、准确性好、抗干扰能力强等特点，适用于生活饮用水中丙烯酰胺含量的测定。饮用水中可能含有的离子均不产生干扰。

（二）样品前处理

用棕色磨口玻璃瓶采集样品，水样充满样品瓶密封后于 0～4℃冷藏、避光保存，保存时间为 48h。

对水样进行预处理，样品过 0.45μm 水系滤膜后待用。样品进行固相萃取前，首先依次用 5mL 甲醇、5mL 水活化平衡活性炭固相萃取柱，不要让甲醇和水流干（保持液面不低于吸附剂顶部）。然后取过滤后的样品 100mL，加入 50μL 浓度为 100μg/L $^{13}C_3$-丙烯酰胺内标使用液，混匀，内标物在水中的浓度为 0.050μg/L。水样以约 5mL/min 的速度通过固相萃取柱后，用氮气吹 2min，干燥固相萃取柱。最后用 10mL 甲醇洗脱，洗脱液在 40℃左右用氮气吹至近干后用 1.0mL 水重新溶解，过 0.22μm 水系滤膜后上机测定。

（三）仪器参数条件

采用液相色谱串联质谱仪进行定性和定量分析。液相色谱用于分离目标分析物，色谱柱为极性改性 C_{18} 色谱柱（150mm×2.1mm，3.5μm），或其他等效色谱柱。流动相为甲醇+0.1%甲酸水溶液（体积比为 10：90），以 0.2mL/min 流速进行等度洗脱。进样量 10μL，柱温 25℃。

三重四极杆串联质谱配有电喷雾离子源，采用正离子模式。检测方式为多反应监测（MRM）。脱溶剂气、锥孔气、碰撞气均为高纯氮气，使用前应调节各气体流量以使质谱灵敏度达到检测要求。毛细管电压、锥孔电压等电压值应优化至最佳灵敏度。保留时间、母离子、特征子离子及碰撞能量见表 7-9。

表 7-9　丙烯酰胺及其内标物的母离子、特征子离子及保留时间、碰撞能量参考值

组分	保留时间（min）	母离子（m/z）	子离子（m/z）	碰撞能量（eV）
丙烯酰胺	2.2	72	55*/44	10
$^{13}C_3$-丙烯酰胺（内标物）	2.2	75	58*/45	10

*表示定量离子。

（四）结果处理

采用液相色谱串联质谱仪进行定性和定量分析，内标法定量。准确吸取丙烯酰胺标准使用液 0mL、0.20mL、0.50mL、1.00mL、2.00mL、5.00mL 分别置于 10mL 容量瓶中并加入 $^{13}C_3$-丙烯酰胺内标使用液 0.50mL，以纯水定容至刻度，标准系列溶液浓度为 0μg/L、2.0μg/L、5.0μg/L、10.0μg/L、20.0μg/L、50.0μg/L，$^{13}C_3$-丙烯酰胺浓度固定为 5.0μg/L。以丙烯酰胺的浓度为横坐标，以丙烯酰胺峰面积与内标峰面积的比值为纵坐标，绘制标准曲线。根据标准曲线回归方程计算样品溶液中丙烯酰胺的浓度。

（五）应用特点

当仪器灵敏度能满足《生活饮用水卫生标准》（GB 5749—2022）限值要求时，样品可以直接过膜后上机检测，若仪器的灵敏度无法达到要求，需进行固相萃取富集后再进行测定。

由于丙烯酰胺极易溶于水，若采用液液萃取，不能用有机溶剂直接萃取，需采取盐析效应进行萃取。通过比较氯化钠、硫酸钠、氯化铁、氯化镁、硝酸铵等盐，分别用二氯甲烷、三氯甲烷、乙酸乙酯、乙醚、石油醚等提取，回收率最高只有 40%。若前处理方式采用蒸发浓缩，将水样加标 1.0μg/L 后取 500mL 煮沸蒸

发至 5mL 进行测定，未能检测到丙烯酰胺，可能是发生了聚合。因此，丙烯酰胺在水中富集，固相萃取法效果最佳。

选用固相萃取法，需对固相萃取条件进行优化。固相萃取柱的选择尤为重要，通过研究发现 Oasis MCX、ENVI-C$_{18}$、HLB、石墨碳、Carb/NH$_2$、硅藻土等固相萃取柱对丙烯酰胺的保留均很弱，在滤液中检测出丙烯酰胺，回收率在 10%~50%，不能满足方法学要求。丙烯酰胺为强极性小分子，如 HLB 柱、C$_{18}$柱等为非极性反相萃取柱，对其保留很弱，主要起纯化样液的作用。活性炭具有纳米孔结构，孔容大，比表面积大，对极性小分子的吸附能力强，而加标水样过活性炭柱后，滤液未检出丙烯酰胺，说明活性炭对丙烯酰胺具有极强的保留。而且活性炭来源广，价格便宜，是理想的固相萃取柱填料。因此，选用活性炭固相萃取柱富集丙烯酰胺最佳。

该方法可能的干扰主要来自水中共存的余氯及可能存在的农药残留。草甘膦、灭草松、莠去津、五氯酚、呋喃丹、2,4-滴、毒死蜱等农药残留可能共存在水中，当丙烯酰胺浓度为 1.0μg/L 时，加入余氯、草甘膦、灭草松、莠去津、五氯酚、呋喃丹、2,4-滴、毒死蜱等多种化合物浓度各为 10mg/L 时，对丙烯酰胺均无干扰。

样本加标平行测定 6 次，加标浓度为 0.02~0.50μg/L 时，相对标准偏差小于 5%，回收率为 96.1%~102%。

三、微囊藻毒素的检测分析

（一）指标情况

环境水体中普遍存在藻类污染，其中蓝绿藻属中的一类微囊藻能够在水中分解出微囊藻毒素（microcystin，简称 MC）。MC 是一类具有强烈促癌作用的天然肝毒素，大量研究表明，MC 能抑制磷酸（酯）酶活性，形成活性氧，干扰细胞骨架的组成，引发细胞凋亡、肝出血、肝肿瘤。在 MC 已发现的 60 多种异构体中，MC-LR、MC-YR、MC-RR 分布很广泛，其中 MC-LR 在世界上分布最为广泛。MC 性质稳定，其在水中的溶解度大于 1g/L，也溶于甲醇和丙酮，煮沸后不失活，不挥发，抗 pH 变化。饮用水污染来源主要通过富营养化引起藻类大量繁殖，藻细胞破裂污染水体。我国《生活饮用水卫生标准》（GB 5749—2022）扩展指标中将藻类暴发情况发生时 MC-LR 的限值定为 0.001mg/L。

常用高效液相色谱法和间接竞争酶联免疫吸附法测定饮用水、湖泊水、河水及地表水中的微囊藻毒素（MC-LR、MC-RR、MC-YR）。采用液相色谱串联质谱法（LC-MS-MS）定量分析 5 种微囊藻毒素残留优于液相色谱法或酶联免疫吸附法，主要是因为 LC-MS-MS 方法具有更高的灵敏度、选择性和特异性。同时其他方法在水样前处理时，均需要进行萃取处理，会造成回收率降低等一系列问题，用 LC-MS-MS 方法分析检测时，前处理较为简单，可以将水样直接进样，以 LC-MS-MS 的 MRM 模式进行采集，检测生活饮用水及其水源水中的 5 种微囊藻毒素（MC-RR、MC-YR、MC-LR、MC-LW、MC-LF）。

（二）样品前处理

使用磨口玻璃瓶采集样品，避光存放于 0～4℃冷藏条件下，可保存 7 天。洁净的水样经 0.22μm 水系针筒式微孔滤膜过滤器过滤后测定，浑浊的水样经定性滤纸过滤后再经 0.22μm 水系针筒式微孔滤膜过滤器后测定。

（三）仪器参数条件

采用液相色谱串联质谱仪进行定性和定量分析。液相色谱用于分离目标分析物，分析柱为 C_{18} 柱（2.1mm×150mm，5μm）或其他等效色谱柱，柱温 26℃。流动相：甲醇+0.1%甲酸水溶液（10∶90），以 0.2mL/min 流速进行等度洗脱，进样体积 20μL。三重四极杆质谱仪（MS-MS）检测方式：MRM。正离子电喷雾电离源（ESI⁺），喷雾电压 5500V；离子源温度 600℃；气帘气压力 137.9kPa（20psi）；碰撞气流速为中等；源内气 50L/min；辅助气 60L/min；入口电压 10V；驻留时间 100ms。母离子、子离子、去簇电压、碰撞能量和碰撞池电压见表 7-10。

表 7-10　微囊藻毒素母离子、子离子、去簇电压、碰撞能量和碰撞池电压

组分	母离子（m/z）	子离子（m/z）	去簇电压（V）	碰撞能量（eV）	碰撞池电压（V）
MC-LR	995.6	213.0*	60	75	16
		375.1	60	123	16
MC-RR	519.9	135.0*	110	36	12
		127.1	110	47	10
MC-YR	1045.6	213.0*	60	125	18
		375.1	60	76	17
MC-LW	1025.4	135.0*	60	100	13
		375.1	60	55	19
MC-LF	986.6	135.0*	60	90	13
		375.1	60	50	18

*为定量离子，其余为定性离子。

（四）结果处理

采用外标法进行定量分析，每次分析样品时，用标准使用液绘制标准曲线。分别移取 5 种微囊藻毒素（MC-LR、MC-RR、MC-YR、MC-LW 和 MC-LF）混合

使用溶液，配制浓度为 0.50μg/L、2.0μg/L、5.0μg/L、10.0μg/L、20.0μg/L 和 50.0μg/L 的 5 种微囊藻毒素混合标准溶液，标准系列溶液需现用现配。各取 20μL 分别注入液相色谱串联质谱仪，测定相应的 5 种微囊藻毒素的峰面积，以 5 种微囊藻毒素的浓度（μg/L）为横坐标，以定量离子的峰面积为纵坐标，绘制标准曲线。样品测定时，定量离子峰面积对应标准曲线中的含量作为定量结果。根据 5 种微囊藻毒素各个碎片离子的丰度比及保留时间定性，要求所检测的 5 种微囊藻毒素色谱峰信噪比（S/N）大于 3，待测试样中待测物的保留时间与标准溶液中待测物的保留时间一致，同时待测试样中待测物的相应监测离子丰度比与同浓度标准溶液中待测物的色谱峰丰度比一致。

（五）应用特点

向水中加入可能共存的草甘膦、己内酰胺、邻苯二甲酸酯、莠去津、五氯酚、丙烯酰胺、灭草松、呋喃丹、2, 4-滴和甲基对硫磷等多种干扰化合物，干扰物浓度均为 20.0μg/L 时，测定微囊藻毒素浓度（2.0μg/L），结果显示该类物质不干扰微囊藻毒素的测定。

该方法简单快速，灵敏度高，重现性好，适用于生活饮用水中微囊藻毒素的分析检测。检测方法经 4 家实验室测定精密度，低浓度（1.0μg/L）、中浓度（5.0μg/L）及高浓度（20.0μg/L）MC-LR 相对标准偏差分别为 3.0%～4.2%、2.2%～3.6%、1.4%～2.9%；MC-RR 相对标准偏差分别为 3.8%～4.2%、2.4%～3.4%、1.2%～3.2%；MC-YR 相对标准偏差分别为 3.4%～4.0%、2.2%～3.7%、1.6%～2.3%；MC-LW 相对标准偏差分别为 3.4%～4.3%、2.2%～3.6%、2.0%～2.3%；MC-LF 相对标准偏差分别为 3.8%～4.6%、2.4%～4.1%、2.1%～2.8%。测定加标回收率，低浓度（1.0μg/L）、中浓度（5.0μg/L）及高浓度（20.0μg/L）MC-LR 的加标回收率分别为 98.2%～103.0%、99.1%～99.9%、94.0%～99.5%；MC-RR 的加标回收率为 96.6%～104.0%、99.3%～101.0%、95.0%～101.0%；MC-YR 的加标回收率为 96.8%～102.0%、98.4%～99.4%、96.5%～102.0%；MC-LW 的加标回收率为 92.8%～98.3%、96.6%～98.4%、94.5%～96.0%；MC-LF 的加标回收率为 95.5%～98.2%、98.8%～99.5%、94.5%～97.5%。

四、双酚 A 的检测分析

（一）指标情况

双酚 A（BPA）是一种环境内分泌干扰物，为常见化工原料，广泛用于生产环氧树脂（epoxide resin，ER）（约占 65%）、聚碳酸酯（polycarbonate，PC）（约占 35%）等高分子材料，这些高分子材料常用于食品容器包装等。BPA 可通过多种途径进入水环境并造成污染。生产和制造过程中低浓度 BPA 的直接排放及在制造或使用过程中的无序排放是水环境中 BPA 的主要来源。受污染的土壤经过雨水冲刷或地表径流形式将 BPA 释放汇入水环境，也是水环境中 BPA 的一大来源。相关研究显示卤代 BPA 可在河口沉积物中经厌氧生物转化，认为卤代 BPA 都可以通过脱卤作用转化为 BPA，而 BPA 不能进一步降解，卤代 BPA 部分转化形成的羟基苯甲酸酯仍是 BPA 的类似物质。因此，阻燃剂中的卤代 BPA 也是 BPA 在环境中的重要来源之一。我国《生活饮用水卫生标准》（GB 5749—2022）附录 A 中将双酚 A 的限值定为 0.01mg/L。

水环境基质中双酚类污染物含量普遍较低，有机干扰物较多且成分复杂，因此对分析仪器的分离能力和高灵敏度的要求较高。目前，常用的双酚类物质检测方法包括高效液相色谱-紫外法（HPLC-UV）、液相色谱-荧光法（HPLC-FLU）、超高压液相色谱-串联质谱法（UPLC-MS-MS）、气相色谱法（GC）、气相色谱-质谱法（GC-MS）等。另外，酶联免疫吸附试验（ELISA）、光谱分析法也被广泛使用。

由于双酚类化合物的极性较强，在气相色谱条件下，色谱柱难以保留，需进行衍生化降低其极性后进行测定，操作较为烦琐。双酚类和烷基酚类两类化合物的检测多使用液相色谱法和液质联用法，液相色谱在分离方面具备超强水平，质谱在鉴定方面具备高灵敏度，可用串联质谱检测器（MS-MS）代替一般色谱检测器以避免衍生步骤。这两种方法联用具有灵敏度高、选择性好等特点，同时使用同位素内标定量可减少基质效应干扰。痕量目标物富集时，采用固相萃取法（SPE）替代溶剂萃取以减少有机试剂用量。目前水质中双酚类和烷基酚类化合物检测水平在 ng 级，采用固相萃取-超高效液相色谱串联质谱法（SPE- UPLC-MS-MS），可对生活饮用水中双酚 A、双酚 B、双酚 F、壬基酚及辛基酚等多种化合物进行同时测定，准确度高。

（二）样品前处理

用棕色玻璃瓶采集样品，采样时用待测水样清洗采样瓶 2～3 次，水样采集后于 0～4℃冷藏保存，保存时间为 7 天。当水样浑浊时先离心，取上清液再进行富集。

水样富集前先将固相萃取柱依次以 5mL 甲醇、5mL 纯水活化、平衡。取 100mL 水样加入 50μL 100μg/L 内标混合使用溶液，混匀后上样，水样以 3～5mL/min 流速通过固相萃取柱。上样完毕后，抽干固相萃取柱中的残留水分。用 10mL 甲醇分 2 次洗脱，洗脱液下降滴速控制在每 3 s 1 滴左右，用玻璃试管收集洗脱液，于 50℃水浴中用氮气吹至近干，用 50%甲醇溶液定容至 1.0mL，涡旋混匀后待测。

当水样中双酚 A 浓度高时，可采用直接进样分析。将 5mL 水样加入含 50μL 1mg/L 内标混合中间溶液（15mL）的离心管中，10 000 转/分高速离心 10min。取一定量上清液转入色谱进样小瓶，同时加入等体积甲醇（甲醇：上清液=50：50），混匀后待测。

（三）仪器参数条件

采用液相色谱串联质谱仪进行定性和定量分析。液相色谱用于分离目标分析物，色谱柱为 C$_{18}$ 色谱柱（2.1mm×100mm，1.8μm）或其他等效色谱柱，柱温40℃。流动相 A 为甲醇，流动相 B 为 0.01%氨水溶液，梯度洗脱条件见表 7-11，进样量 10μL。

表 7-11　流动相及梯度洗脱条件

时间（min）	流速（mL/min）	甲醇（%）	0.01%氨水（%）
0.0	0.3	60	40
3.0	0.3	95	5
5.0	0.3	95	5
5.1	0.3	60	40
6.0	0.3	60	40

三重四极杆串联质谱配有电喷雾离子源，采用负离子模式，毛细管电压2.4kV，锥孔电压30V，离子源温度150℃，脱溶剂气温度500℃，脱溶剂气流量800L/h。锥孔反吹气流量 50L/h，质谱采集参数为多反应监测模式。各目标物的定性定量离子对及锥孔电压、碰撞能量参见表 7-12。

表 7-12　质谱采集参数

组分	相对分子量	母离子（m/z）	子离子（m/z）	锥孔电压（V）	碰撞能量（eV）
双酚 A（BPA）	228	227	212*	46	18
			133	46	26
双酚 B（BPB）	242	241	212*	44	18
双酚 F（BPF）	200	199	93*	46	22
			105	46	22
双酚 A-D$_{16}$（BPA-D$_{16}$，内标）	244	241	223*	48	20
			142	48	26
4-辛基酚（4-OP）	206	205	106*	50	20
4-壬基酚（4-NP）	220	219	106*	50	20
4-壬基酚-D$_8$（4-NP-D$_8$，内标）	228	227	112*	48	22

*定量子离子。

注：对于不同质谱仪器，仪器参数可能存在差异，测定前应将质谱参数优化到最佳。BPA-D$_{16}$ 为 BPA、BPB、BPF 的内标。4-NP-D$_8$ 为 4-OP、4-NP 的内标。

（四）结果处理

采用内标法定量，分别取适量的 BPA、BPB、BPF、4-OP 和 4-NP 标准使用溶液，用 50%甲醇溶液稀释，配制成 BPA、BPF 和 4-NP 浓度分别为 0.5μg/L、1.0μg/L、5.0μg/L、10.0μg/L、50.0μg/L 及 BPB 和 4-OP 浓度分别为 0.1μg/L、1.0μg/L、5.0μg/L、10.0μg/L、50.0μg/L 的标准混合溶液系列。其中，内标 BPA-D$_{16}$、4-NP-D$_8$ 添加浓度为 5μg/L。分别取各浓度标准溶液注入超高效液相色谱串联质谱系统，测定记录各目标物和内标物的定量离子峰面积，以各目标物的浓度为横坐标，以各目标待测物与相应内标物的峰面积比值为纵坐标，绘制标准曲线。样品测定时，记录各目标物（BPA、BPB、BPF 和 4-OP、4-NP）定量离子的峰面积和其对应内标物（BPA-D$_{16}$ 和 4-NP-D$_8$）定量离子的峰面积，计算其比值，内标法定量。

需用纯水做空白样品测试。试剂空白除不加试样外，采用完全相同的测定步骤进行操作。取处理后的样品待测液，以与测定标准系列溶液相同的仪器条件进样分析。根据标准物质多反应监测质谱图各组分的离子对和保留时间确定组分名称。在相同实验条件下进行样品测定，如果检出的色谱峰保留时间与标准一致（变化范围在−2.5%～2.5%），并且在扣除背景后的样品质谱图中，所选择的离子均出现，而且所选择的离子丰度比与标准样品的丰度比相一致（相对丰度>50%，允许的相对偏差为±20%；相对丰度>20%～50%，允许的相对偏差为±25%；相对丰度>10%～20%，允许的相对偏差为±30%；相对丰度≤10%，允许的相对偏差为±50%），则可判断样品中存在这种化合物。

（五）应用特点

双酚类化合物为合成碳酸酯塑料的原材料，试验过程中避免使用可能引入干扰的器具。所用采样瓶等玻璃器皿经重铬酸钾洗液浸泡至少 12h，用纯水反复洗涤后，经甲醇超声洗涤，置于 105℃烘箱中烘干备用。配制流动相的水和甲醇需经测定无目标物。样品分析需对试剂空白、样品空白进行测定。

当固相萃取空白值高时，可考虑使用玻璃 HLB 柱，或在活化 HLB 柱时加大甲醇体积，降低本底值后再测定。当直接进样时，可利用高速离心预处理水样。值得注意的是，混合纤维素滤膜、亲水聚四氟乙烯滤膜、尼龙滤膜、水系再生纤维素滤膜等均对目标物有吸附。

测定纯水加标低、中、高（0.5～50μg/L）3 个浓度，每个浓度分析 6 个平行样。4 家实验室对 3 个浓度加标回收试验，测定结果如下：BPA 的相对标准偏差范围为 1.1%～9.7%，BPB 的相对标准偏差范围为 2.2%～9.7%，BPF 的相对标准偏差范围为 1.2%～9.2%，4-OP 的相对标准偏差范围为 1.3%～9.5%，4-NP 的相对标准偏差范围为 1.8%～8.7%。

测定末梢水加标低、中、高（0.5～50μg/L）3 个浓度，每个浓度分析 6 个平行样。4 家实验室对 3 个浓度加标回收试验，测定结果如下：BPA 加标回收率范围为 70%～119%，BPB 加标回收率范围为 80.6%～119%，BPF 加标回收率范围为 72.2%～109%，4-OP 加标回收率范围为 77.2%～118%，4-NP 加标回收率范围为 71.4%～102%。

直接进样时不同目标物的相对标准偏差范围为 1.2%～3.5%，回收率范围为 93%～104%。

五、戊二醛的检测分析

（一）指标情况

戊二醛是一种高效杀菌消毒剂、组织固化剂、蛋白质交联剂和优良的鞣革剂，广泛应用于制革工业、食品、微生物工业、石油开采及有机合成等领域。戊二醛通过污水排放等方式进入饮用水，我国《生活饮用水卫生标准》（GB 5749—2022）附录 A 中将戊二醛的限值定为 0.07mg/L。

戊二醛测定方法主要有滴定法和仪器法。滴定法只适用于高浓度戊二醛溶液的检测，且滴定终点不易掌握，需要采用 pH 计辅助指示终点，检测过程中需要大量盐酸羟胺和乙醇，反应过程中副产物对戊二醛浓度的标定也存在一定影响。仪器法包括液相色谱法和气相色谱法。气相色谱法（FID 检测）可直接进样测定；液相色谱法可以直接进样测定，也可以在样品中加入 2,4-二硝基苯肼（DNPH），经过衍生化反应后进行测定。

近年来，液相色谱串联质谱技术发展迅速，该方法具有灵敏度高、专属性强、分析时间短及重现性好等特点，在水质检测领域逐渐被广泛使用，水中戊二醛与 2,4-二硝基苯肼反应生成戊二醛-2,4-二硝基苯肼（戊二醛-DNPH），反应示意图见图 7-1，经滤膜过滤后，直接进样测定。衍生化反应后的戊二醛稳定性大大增强，经液相色谱柱分离后进入串联质谱，通过离子对进行定性和定量测定。该方法简单快速、灵敏度高、重现性好，适用于水源水及生活饮用水中戊二醛的分析检测。

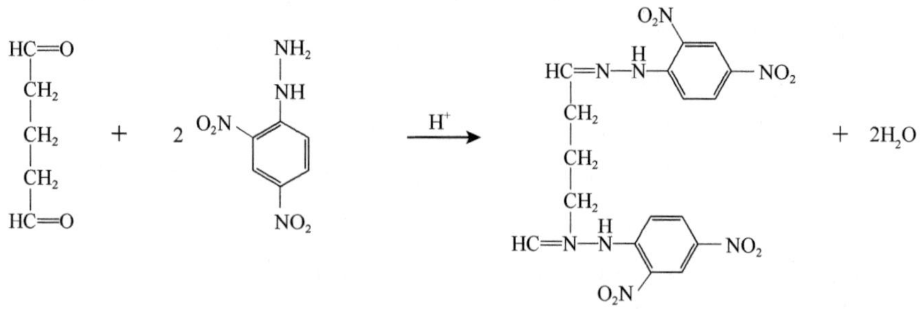

图 7-1　水中戊二醛与 2,4-二硝基苯肼反应

（二）样品前处理

使用棕色玻璃瓶采集水样，对于含余氯的样品，可采用抗坏血酸溶液去除余氯干扰，按样品体积与抗坏血酸溶液体积为 1000∶1 的比例加入。采集的水样在 0~4℃冷藏避光保存，保存时间为 24h。吸取 1.00mL 水样于玻璃瓶中，加入 3.50mL 乙腈和 0.50mL 2, 4-二硝基苯肼[c（$C_6H_6N_4O_4$）=0.12mmol/L）]，立即混匀，室温（10~30℃）下反应 30min，经 0.22μm 滤膜过滤后进行测定。

（三）仪器参数条件

采用液相色谱串联质谱仪进行定性和定量分析。液相色谱用于分离目标分析物，色谱柱选择 C_{18} 色谱柱（2.1mm×100mm，1.8μm）或其他等效色谱柱。水相流动相（流动相 A）为 2.5mmol/L 的乙酸铵水溶液，有机相流动相（流动相 B）为乙腈，流速为 0.40mL/min，进样量为 10μL，梯度洗脱程序见表 7-13。

表 7-13　梯度洗脱程序

时间（min）	流动相 A（%）	流动相 B（%）
0	80	20
1.00	40	60
3.50	10	90
4.50	10	90
4.70	80	20
6.50	80	20

三重四极杆串联质谱配有电喷雾离子源，采用负离子模式，离子喷雾电压为 4500V，离子源温度为 500℃，气帘气压力为 137.9kPa，碰撞气压力为 41.4kPa，雾化气压力为 344.8kPa，辅助气压力为 344.8kPa。检测模式为多反应监测，目标分析物母离子为 459.0m/z，定量子离子为 182.1m/z，定性子离子为 163.0m/z，锥孔电压为 90V，定量子离子碰撞能为 23.8eV，定性子离子碰撞能为 25.2eV。戊二醛-DNPH 的衍生组分色谱图见图 7-2。

（四）结果处理

采用外标法进行定量分析，使用经过标定的戊二醛标准储备溶液或直接使用有证标准物质，采用逐级稀释的方式配制戊二醛标准系列溶液，可配制浓度为 1.0μg/L、2.0μg/L、5.0μg/L、10.0μg/L、25.0μg/L、50.0μg/L、75.0μg/L、100.0μg/L 的戊二醛标准系列溶液，与水样采用同等步骤进行衍生化后，将标准系列溶液按浓度从低到高的顺序依次上机测定。以质量浓度为横坐标，以高响应衍生组分 2 的色谱峰面积为纵坐标，绘制工作曲线。根据戊二醛-DNPH 衍生组分色谱图（图 7-2）中的保留时间和特征离子对进行定性分析。根据水样衍生化生成的组分 2 的峰高或峰面积从工作曲线上查出戊二醛的质量浓度。

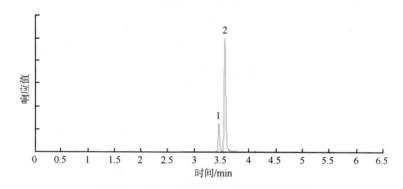

图 7-2 戊二醛-DNPH 的衍生组分色谱图

1. 衍生组分 1，3.46min；2. 衍生组分 2，3.57min

衍生组分 1 和衍生组分 2 为戊二醛-DNPH 的同分异构体，采用衍生组分 2 进行定量

需要注意的是，如使用戊二醛标准物质配制标准储备溶液，在配制时需对标准储备溶液进行标定。称取经 270～300℃烘干至恒量的基准无水碳酸钠 0.8g（精确至 0.0001g），置于 250mL 碘量瓶中，加纯水 50mL 使其溶解。加甲基红-溴甲酚绿混合指示液 10 滴，用配制的硫酸滴定液[c（H_2SO_4）≈0.25mol/L]进行滴定。待溶液由绿色转变为紫红色时，煮沸 2min。冷却至室温后，继续滴定至溶液由绿色变为暗紫色，记录用去的硫酸滴定液体积。按式（7-1）计算硫酸滴定液浓度。

$$c = \frac{m}{0.1060 \times V} \tag{7-1}$$

式中，c 为硫酸滴定液浓度，单位为摩尔每升（mol/L）；m 为无水碳酸钠质量，单位为克（g）；V 为用去的硫酸滴定液体积，单位为毫升（mL）；0.1060 为与 1.0mL 硫酸滴定液[c（H_2SO_4）=1.00mol/L]相当的以克表示的无水碳酸钠的质量，单位为克每毫摩尔（g/mmol）。

吸取适量标准储备溶液，使其相当于戊二醛约 0.2g，置于 250mL 碘量瓶中，准确加入 6.5%三乙醇胺溶液 20.0mL 与盐酸羟胺中性溶液 25.0mL，摇匀。静置反应 1h 后，用 0.25mol/L 硫酸滴定液进行滴定。待溶液显蓝绿色，记录硫酸滴定液用量。同时，以不含戊二醛的三乙醇胺、盐酸羟胺中性溶液重复上述操作作为空白对照。重复测定 2 次，取平均值，按式（7-2）计算戊二醛含量。先用盐酸（1%）或 10g/L 氢氧化钠溶液将戊二醛标准储备液调至 pH 7.0，再用上法进行含量测定。

$$\rho(C_5H_8O_2) = \frac{c \times (V_2 - V_1) \times 0.1001}{V} \times 1000 \qquad (7\text{-}2)$$

式中，$\rho(C_5H_8O_2)$ 为标准储备溶液中戊二醛含量，单位为克每升（g/L）；c 为硫酸滴定液浓度，单位为摩尔每升（mol/L）；V_2 为标准储备溶液滴定中用去的硫酸滴定液体积，单位为毫升（mL）；V_1 为空白对照滴定中用去的硫酸滴定液体积，单位为毫升（mL）；V 为戊二醛标准溶液体积，单位为毫升（mL）；0.1001 为与 1.0mL 硫酸滴定液[c（H$_2$SO$_4$）=1.00mol/L]相当的以克表示的戊二醛的质量，单位为毫克每摩尔（mg/mol）。

（五）应用特点

该方法简单快速，灵敏度高，重现性好，适用于水源水及生活饮用水中戊二醛的分析检测。检测方法经 6 家实验室验证，向饮用水中加入 1.0μg/L、10.0μg/L、50.0μg/L 戊二醛时，平均精密度和回收率的范围分别为 1.2%~22%和 80.7%~120%、1.4%~19%和 78%~127%、1.3%~18%和 75.7%~120%。向水源水中加入 1.0μg/L、10.0μg/L、50.0μg/L 戊二醛时，平均精密度和回收率的范围分别为 4.3%~17%和 76.8%~125%、2.6%~11%和 89.4%~127%、2.2%~11%和 74.1%~120%。

六、萘酚的检测分析

（一）指标情况

萘酚是重要的有机化工原料及染料中间体，主要用于染料和染料中间体的生产，也是橡胶防老剂、杀菌剂、选矿剂、防腐剂、防霉剂、防止寄生虫及驱虫药物的原材料。水中萘酚主要来自化工行业废水的排放。国内众多染料厂、农药厂、制药厂等在生产过程中会产生各类萘酚废水，其具有浓度高、毒性大、难以生化降解、酸性或碱性强、组分复杂等特点，目前我国萘酚工业废水的治理率和治理合格率均较低。我国《生活饮用水卫生标准》（GB 5749—2022）附录 A 中将 β-萘酚的限值定为 0.4mg/L。

萘酚的测定方法主要为气相色谱法、液相色谱法、液相色谱-质谱联用法。《纺织品 2-萘酚残留量的测定》（GB/T 18413—2001）中采用配有质量选择检测器的气相色谱仪对 β-萘酚进行测定。《作业场所空气中 β-萘酚的高效液相色谱测定方法》（WS/T 145—1999）和《工作场所空气有毒物质测定 酚类化合物》（GBZ/T 160.51—2007）中采用配有紫外检测器的高效液相色谱仪测定 β-萘酚。《进出口化妆品中萘酚的测定 液相色谱-质谱/质谱法》（SN/T 4034—2014）采用液相色谱-质谱/质谱仪测定化妆品中的萘酚。

《生活饮用水标准检验方法》（GB/T 5750—2022）中对水样进行直接过滤，

经色谱柱分离，采用荧光检测器进行检测，无须复杂的预处理步骤，可实现水样中 α-萘酚和 β-萘酚的快速、灵敏、准确测定。

（二）样品前处理

采用硬质玻璃瓶采集水样，采集时使水样在瓶中溢流从而保证瓶中不留气泡。对于不含余氯的样品，在每 100mL 水样中加入 0.92～0.95g 柠檬酸二氢钾，用精密 pH 试纸指示，调节水样 pH 至 3.8 左右，以防水样中可能存在的甲萘威水解干扰 α-萘酚的测定。对于含余氯的样品，每 100mL 水样中先加入 8～32mg 硫代硫酸钠，再加入 0.92～0.95g 柠檬酸二氢钾。水样避光冷藏保存，可保存 28 天。水样经 0.22μm 聚偏氟乙烯材质滤膜过滤后直接进行测定。

（三）仪器参数条件

采用配有荧光检测器的高效液相色谱仪检测水中的 α-萘酚和 β-萘酚。α-萘酚和 β-萘酚的激发波长（E_x）均为 230nm，α-萘酚的发射波长（E_m）为 460nm，β-萘酚的发射波长为 360nm。采用 C₁₈ 色谱柱（150mm×2.1mm，3.5μm）分离目标分析物，柱温为 25℃。液相色谱的流动相为甲醇和纯水，流速为 0.2mL/min，进样量为 10μL。α-萘酚和 β-萘酚的荧光色谱图见图 7-3。

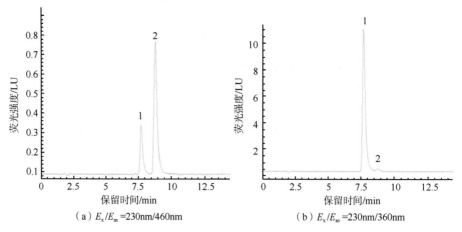

图 7-3　α-萘酚和 β-萘酚的荧光色谱图
1. β-萘酚；2. α-萘酚

（四）结果处理

采用外标法进行定量分析，用甲醇将 α-萘酚和 β-萘酚的标准物质定容配制各物质的单物质标准储备溶液，于−10℃避光保存，可保存 6 个月，也可直接使用有证标准物质溶液。考虑到水样中萘酚含量水平不同，可配制高浓度和低浓度两个浓度水平的标准系列溶液，分别用不同浓度水平的混合标准中间溶液，通过逐级稀释的方式进行配制。高浓度水平的混合标准溶液中含有 α-萘酚 50.0mg/L、β-萘酚 5.00mg/L，于−10℃避光保存，可保存 6 个月。采用该浓度的混合标准溶液配制 α-萘酚浓度为 0.1mg/L、0.2mg/L、0.5mg/L、1.0mg/L、2.0mg/L、5.0mg/L，β-萘酚浓度为 0.01mg/L、0.02mg/L、0.05mg/L、0.10mg/L、0.20mg/L、0.50mg/L 的标准系列溶液，现用现配。低浓度水平的混合标准中间溶液含有 α-萘酚 0.50mg/L、β-萘酚 0.05mg/L。于−10℃避光保存，可保存 6 个月。采用该浓度的混合标准溶液配制 α-萘酚浓度为 0.001mg/L、0.002mg/L、0.005mg/L、0.01mg/L、0.02mg/L、0.10mg/L，β-萘酚浓度为 0.0001mg/L、0.0002mg/L、0.0005mg/L、0.001mg/L、0.002mg/L、0.010mg/L 的标准系列使用溶液，现用现配。

目标分析物的出峰顺序为 β-萘酚、α-萘酚。取标准使用溶液注入高效液相色谱仪分析，以浓度为横坐标，以峰高或峰面积为纵坐标，绘制标准曲线，根据样品中萘酚的预估含量水平，选择不同浓度水平的标准曲线进行定量。根据水样测定的峰高或峰面积，从各自标准曲线上查出 α-萘酚和 β-萘酚的质量浓度，单位为毫克每升（mg/L）。

（五）应用特点

该方法经 6 家实验室验证，α-萘酚加标浓度为 0.005mg/L 时，重复 6 次实验，相对标准偏差为 2.1%～4.7%，回收率为 80.0%～98.8%；加标浓度为 0.05mg/L 时，相对标准偏差为 0.6%～2.9%，回收率为 94.7%～101%；加标浓度为 0.50mg/L 时，相对标准偏差为 0.2%～2.8%，回收率为 93%～100%。β-萘酚加标浓度为 0.005mg/L 时，重复 6 次实验，相对标准偏差为 2.3%～6.6%，回收率为 93.3%～104%；加标浓度为 0.05mg/L 时，相对标准偏差为 0.8%～7.9%，回收率为 84%～96.9%；加标浓度为 0.50mg/L 时，相对标准偏差为 0.2%～1.7%，回收率为 96.3%～99.3%。

七、全氟化合物的检测分析

（一）指标情况

全氟化合物（perfluorinated compound，PFC）是一类人工合成的化学物质，其连接于疏水性碳链上的氢全部被氟取代，并与各种亲水性基团相连。全氟化合物作为一种表面活性剂和保护剂，在 20 世纪 50 年代生产出来并广泛应用于工业生产和日常用品中，如地毯、皮革、地板蜡等。全氟化合物结构的特殊性使得它既有疏水性，又有疏油性，具有高毒性、持久性、生物累积性和远距离迁移性等持久性有机污染物的特点。在生产和使用过程中，其会通过水、土壤、空气等介质进入环境及生物体，环境水体中的全氟化合物可以通过地表径流、前体物质转化等方式污染水源，从而导致饮用水的污染。

2009 年，《斯德哥尔摩公约》将全氟化合物中的全氟辛烷磺酸（PFOS）及其盐类定为持久性有机污染物。我国于 2014 年 3 月 26 日起，禁止全氟辛烷磺酸及其盐类除特定豁免和可接受用途外的生产、流通、使用和进出口。2016 年美国 EPA 将饮用水中全氟辛酸（PFOA）和全氟辛烷磺酸（PFOS）的健康指导值定为 0.07μg/L。我国《生活饮用水卫生标准》（GB 5749—2022）中规定全氟辛酸的限值为 0.000 08mg/L，全氟辛烷磺酸的限值为 0.000 04mg/L。全氟化合物主要采用液相色谱-质谱联用法、气相色谱串联质谱法等进行测定。美国 EPA 公布的方法 537 采用液相色谱串联质谱法对饮用水中的全氟烷基化合物进行测定。超高效液相色谱串联质谱法具有高灵敏度和高效率等特点，可高效测定饮用水中的多种全氟化合物。

（二）样品前处理

用 1L 棕色螺口聚丙烯采样瓶采集样品，采样瓶在采样前用自来水反复冲洗，再用纯水和甲醇各冲洗 3 遍，晾干备用。采样时使水样在瓶中溢流出而不留气泡，加盖密封。水样应冷藏、避光保存和运输。准确量取 1L 待测水样，加入 4.625g 乙酸铵调节 pH 至 6.8～7.0，每升水样中加入同位素内标。若水样浑浊，可采用醋酸纤维滤膜进行抽滤处理。

通过固相萃取法对水样中的目标分析物进行富集和净化，采用混合型弱阴离子交换反相吸附剂（WAX）固相萃取小柱处理水样，上样前，依次用 5mL 氨水-甲醇溶液、7mL 甲醇、10mL 超纯水进行固相萃取柱的活化，上样时流速控制在约 8mL/min，水样全部过柱后，用 5mL 乙酸铵水溶液[c（CH$_3$COONH$_4$）= 0.025mol/L，pH=4]和 12mL 超纯水淋洗固相萃取柱，负压吹干小柱，依次用 5mL 甲醇和 7mL 氨水-甲醇溶液[φ（NH$_3$·H$_2$O）=0.1%]进行洗脱，收集全部洗脱液于 15mL 聚丙烯离心管中。将收集的样品在≤40℃水浴温度下氮吹至近干，用甲醇水溶液（3∶7）定容至 1mL，涡旋混匀后待上机测定。

（三）仪器参数条件

采用超高效液相色谱串联质谱联用仪（UPLC-MS-MS）进行定性和定量分析。液相色谱用于分离目标分析物，色谱柱为 BEH C$_{18}$ 色谱柱（2.1mm×50mm，1.7μm）或其他等效色谱柱。有机相流动相（流动相 A）为甲醇，水相流动相（流动相 B）为 2.5mmol/L 的乙酸铵水溶液，流速为 0.3mL/min，进样量为 10μL，色谱柱柱温为 40℃，梯度洗脱程序见表 7-14。全氟化合物色谱图见图 7-4。

表 7-14　梯度洗脱程序

时间（min）	流动相 A（%）	流动相 B（%）
0	25	75
0.5	25	75
10.0	85	15
10.5	95	5
14.0	95	5
14.1	25	75
16.0	25	75

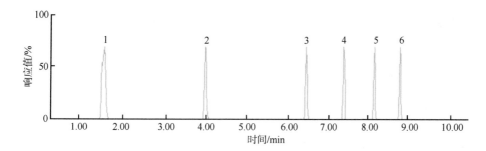

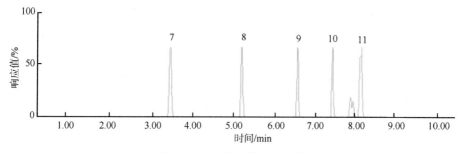

图 7-4　11 种全氟化合物色谱图

1. 全氟丁酸（PFBA）；**2.** 全氟丁烷磺酸（PFBS）；**3.** 全氟庚酸（PFHpA）；**4.** 全氟辛酸（PFOA）；**5.** 全氟壬酸（PFNA）；**6.** 全氟癸酸（PFDA）；**7.** 全氟戊酸（PFPA）；**8.** 全氟己酸（PFHxA）；**9.** 全氟己烷磺酸（PFHxS）；**10.** 全氟庚烷磺酸（PFHpS）；**11.** 全氟辛烷磺酸（PFOS）

　　用三重四极杆串联质谱仪进行目标分析物的定性和定量监测，离子源为电喷雾离子源，负离子模式，源温度为 150℃，脱溶剂温度为 500℃，脱溶剂气流量为 1000L/h，采用多反应监测模式。全氟化合物及其同位素内标质谱参考条件见表 7-15。

表 7-15　全氟化合物及其同位素内标质谱参考条件

目标分析物	母离子（m/z）	锥孔电压（V）	子离子（m/z）	碰撞能量（eV）
全氟丁酸（PFBA）	212.88	20	169.00*	8
			96.76	14
全氟戊酸（PFPA）	262.88	15	219.00*	6
			68.79	46
全氟己酸（PFHxA）	312.97	12	268.92*	10
			118.87	18
全氟庚酸（PFHpA）	362.94	15	168.88*	14
			118.87	22
全氟辛酸（PFOA）	412.94	20	168.87*	18
			218.86	12
全氟壬酸（PFNA）	462.87	15	218.87*	14
			168.87	16
全氟癸酸（PFDA）	512.86	10	218.87*	15
			268.87	15
全氟丁烷磺酸（PFBS）	298.92	40	79.78*	30
			98.77	26
全氟己烷磺酸（PFHxS）	398.84	20	79.78*	38
			98.70	34
全氟庚烷磺酸（PFHpS）	448.84	15	79.78*	38
			98.77	34
全氟辛烷磺酸（PFOS）	498.78	18	79.78*	52
			98.77	36
全氟己酸内标（PFHxA^{13}C$_2$）	314.75	15	269.90*	10
			119.31	20
全氟辛酸内标（PFOA^{13}C$_4$）	416.75	15	168.88*	16
			221.86	12
全氟辛烷磺酸内标（PFOS^{13}C$_4$）	502.96	18	79.84*	52
			98.83	36

*定量离子。

（四）结果处理

采用内标法进行定量分析，使用全氟化合物标准物质和同位素内标物质，分别用甲醇定容配制单标储备溶液，储备溶液冷藏避光密封保存，可保存 1 周，或直接使用有证标准物质。使用单标储备溶液配制混合标准溶液，再通过逐级稀释的方式配制全氟化合物标准系列溶液，可配制进样浓度为 5.0μg/L、10.0μg/L、20.0μg/L、50.0μg/L、100.0μg/L、200.0μg/L 的标准系列溶液，每个标准系列溶液中含有浓度为 10.0μg/L 的内标物质。将标准系列溶液按浓度从低至高的顺序依次进样检测，以目标待测物浓度（μg/L）为横坐标，以外标峰面积与其对应的内标峰面积比值为纵坐标进行线性回归，绘制标准曲线。PFBA、PFPA、PFHxA、PFHpA 可采用内标物质全氟己酸 $^{13}C_2$ 进行内标法定量，PFOA、PFNA、PFDA 可采用内标物质全氟辛酸 $^{13}C_4$ 定量，PFBS、PFHxS、PFHpS、PFOS 可采用内标物质全氟辛烷磺酸 $^{13}C_4$ 进行定量。

根据样品中分析物的保留时间进行目标分析物定性分析，按照该方法仪器参考条件测定的各目标分析物的保留时间分别如下：PFBA, 1.51min；PFPA, 3.51min；PFBS, 4.03min；PFHxA, 5.26min；PFHpA, 6.48min；PFHxS, 6.60min；PFOA, 7.40min；PFHpS, 7.47min；PFNA, 8.15min；PFOS, 8.20min；PFDA, 8.79min。将待测样品中各目标待测物峰面积与其对应的内标峰面积比值代入标准曲线获得各目标待测物的进样浓度，再根据式（7-3）计算水样中的目标分析物的浓度。

$$\rho_2 = \frac{\rho_1 \times V_1}{V_2} \qquad (7\text{-}3)$$

式中，ρ_2 为样品中各目标待测物浓度，单位为纳克每升（ng/L）；ρ_1 为进样浓度，单位为微克每升（μg/L）；V_1 为样品的定容体积，单位为毫升（mL）；V_2 为取样体积，单位为升（L）。

（五）应用特点

该方法采用混合型弱阴离子交换反相吸附剂（WAX）固相萃取小柱对生活饮用水中全氟化合物进行富集浓缩，可检测水中 ng/L 级别的全氟化合物，灵敏度高，检测范围宽，适用性强，稳定可靠，适用于饮用水中 11 种全氟化合物的检测。方法经 4 家实验室进行方法学验证，11 种目标化合物均有良好的回收率及精密度，线性相关系数均能达到 0.99 以上，各目标化合物的方法最低检测质量浓度在 0.2～5ng/L，生活饮用水水样测定的低、中、高加标浓度的平均回收率范围分别为 56.1%～123%、52.4%～130%、80%～116%，相对标准偏差范围分别为 1.04%～13.4%、0.744%～14.4%、0.963%～13.3%。

八、药品及个人护理品的检测分析

（一）指标情况

药物及个人护理品（PPCPs）是一类新污染物，包括抗生素类药品、解热镇痛药、神经系统用药、心血管系统用药等，在居民医疗卫生、畜牧养殖和水产养殖等领域被广泛使用。随着现代医药的发展及人们对健康的日益重视，PPCPs 生产使用的种类和数量日益增长，虽然多数药物在环境中容易被降解，但是源源不断的使用使其在环境中一直存在，产生了"准持久性"效应。PPCPs 主要通过生活污水处理厂出水、医院废水、工业废水、未经处理的生活污水、畜牧养殖废水、水产养殖施用等排入环境水体。PPCPs 在水环境中的长期存在可能对环境微生物群落产生急性毒性和慢性毒性效应，从而破坏生态系统，PPCPs 可以通过食品、饮用水途径使人群长期低剂量地暴露于该类物质，可能引起包括肠道不适、过敏反应等人体反应，此外，环境中抗生素类药物的存在可能会促进细菌抗生素耐药性的产生与传播，对人群健康造成威胁。

PPCPs 的测定方法主要有生物免疫法、毛细管电泳法、高效液相色谱法、液相色谱-质谱联用法等，其中，液相色谱串联质谱法结合了液相色谱与质谱两者的优点，将色谱的高分离性能和质谱的高鉴别特征相结合，使其在 PPCPs 分析中使用种类更广、灵敏度更高、定性结构更可靠，目前已成为 PPCPs 测定的重要检测技术方法。美国 EPA 建立了方法 1694，采用高效液相色谱串联质谱法对水样中74 种 PPCPs 进行测定。山东省地方标准《水质 磺胺类、喹诺酮类和大环内酯类抗生素的测定 固相萃取/液相色谱-三重四极杆质谱法》（DB37/T 3738—2019）采用固相萃取/液相色谱-三重四极杆质谱法对地表水、地下水、生活污水和工业废水中的 12 种抗生素进行测定。2023 年 3 月 17 日发布的《生活饮用水标准检验方法 第 8 部分：有机物指标》（GB/T 5750.8—2023）提供了饮用水中 39 种 PPCPs 的固相萃取-超高效液相色谱串联质谱方法。

（二）样品前处理

用 1L 棕色螺口玻璃瓶采集水样，避免水样在运输过程中受到污染。采样前采样瓶需用自来水反复冲洗，用甲醇冲洗 2 遍，再用纯水冲洗 3 遍，晾干备用（不使用洗涤剂进行清洗，不加热，不刷洗）。采样时，采样人员佩戴一次性手套，避免涂抹皮肤用药。如从水龙头处取样，应打开水龙头放水数分钟后再采集水样，满瓶采样。采样现场在水样中添加抗坏血酸（每升水样中添加 30mg），适当振荡至抗坏血酸溶解，抗坏血酸需要避光保存。采集的水样低温（0～4℃）避光保存。水样运输过程中加冰排冷藏，冰排体积不小于水样体积的 1/2。采样前冰排在−18℃以下的冰箱或冰柜中冷冻 24h 以上，冰排内的蓄冷剂应全部冷冻结冰、凝固透彻后方可使用。

水样中如有悬浮物，需经 0.45μm 滤膜过滤。量取 1L 水样，加入浓度为 1000μg/L 的内标混合溶液 20μL，充分混匀后加入 5.848g KH_2PO_4、3.8mL H_3PO_4 调节 pH 约为 2，再加入 0.5g 金属螯合剂乙二胺四乙酸二钠充分混匀。用 HLB 固相萃取柱进行富集净化。上样前分别用 10mL 甲醇和 10mL 纯水活化平衡固相萃取柱，以

6mL/min 的流速上样后，用 10mL 纯水淋洗，在负压下小柱干燥 10min 后，用 10mL 甲醇进行洗脱。洗脱液收集在 15mL 离心管中，用氮气吹至近干。用 1mL 5%甲醇溶液溶解，充分混匀后超声 30s，供超高效液相色谱串联质谱仪测定分析。

（三）仪器参数条件

采用超高效液相色谱三重四极杆串联质谱仪进行饮用水中 PPCPs 的定性和定量分析，色谱柱为 ACQUITY UPLC HSS T$_3$ 柱（2.1mm×100mm，1.8μm）或其他等效色谱柱，柱温设置为 40℃，进样量为 10μL。水相流动相（流动相 A）为 0.1% 甲酸水溶液（体积比），有机相流动相（流动相 B）为甲醇，采用梯度洗脱模式，流速为 0.35mL/min，洗脱程序见表 7-16。39 种 PPCPs 的标准色谱图见图 7-5。

表 7-16 梯度洗脱程序

时间（min）	流动相 A（%）	流动相 B（%）
0	95	5
3.00	80	20
6.00	70	30
10.00	60	40
12.00	30	70
15.00	5	95
15.50	95	5
18.00	95	5

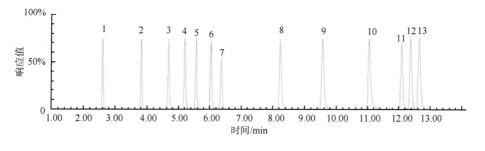

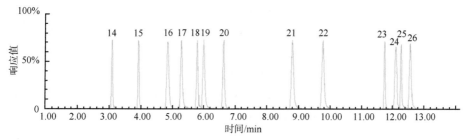

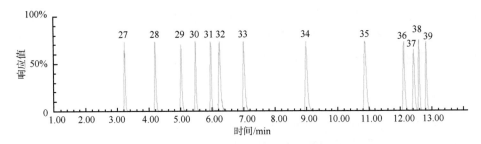

图 7-5　39 种 PPCPs 的标准色谱图

1. 磺胺醋酰，2.61min；**2.** 磺胺吡啶，3.82min；**3.** 甲氧苄啶，4.69min；**4.** 磺胺二甲嘧啶，5.20min；**5.** 头孢氨苄，5.59min；**6.** 磺胺甲噁唑，6.03min；**7.** 头孢拉定，6.39min；**8.** 磺胺苯吡唑，8.23min；**9.** 磺胺喹噁啉，9.56min；**10.** 苯海拉明，11.05min；**11.** 青霉素，12.09min；**12.** 泰乐菌素，12.37min；**13.** 苯唑西林，12.64min；**14.** 对乙酰氨基酚，3.11min；**15.** 1, 7-二甲基黄嘌呤，3.96min；**16.** 磺胺对甲氧嘧啶，4.91min；**17.** 噻菌灵，5.31min；**18.** 磺胺氯哒嗪，5.85min；**19.** 氨苄西林，6.11min；**20.** 磺胺邻二甲氧嘧啶，6.69min；**21.** 西诺沙星，8.88min；**22.** 噁喹酸，9.87min；**23.** 地尔硫䓬，11.87min；**24.** 卡马西平，12.30min；**25.** 氟西汀，12.39min；**26.** 氯唑西林，12.69min；**27.** 磺胺嘧啶，3.22min；**28.** 磺胺甲基嘧啶，4.18min；**29.** 磺胺甲二唑，5.01min；**30.** 奥美普林，5.44min；**31.** 环丙沙星，5.95min；**32.** 恩诺沙星，6.20min；**33.** 沙拉沙星，6.96min；**34.** 磺胺间二甲氧嘧啶，8.96min；**35.** 头孢噻呋，10.80min；**36.** 氟甲喹，12.05min；**37.** 红霉素，12.37min；**38.** 脱氢硝苯地平，12.48min；**39.** 克拉红霉素，12.78min

用三重四极杆质谱仪进行目标分析物的定性和定量监测，离子源为电喷雾离子源，正离子扫描，多反应监测模式分析，源温度 120℃，脱溶剂温度 350℃，脱溶剂气流量 650L/h，碰撞气流量 50L/h，毛细管电压 2.0kV。多反应监测条件见表 7-17。

表 7-17　39 种 PPCPs 和 10 种内标物的多反应监测条件

序号	组分	离子对	锥孔电压（V）	碰撞能量（eV）
1	对乙酰氨基酚	151.84＞64.90*	38	28
		151.84＞92.67	38	22
2	1, 7-二甲基黄嘌呤	180.97＞123.89*	14	18
		180.97＞68.92	14	30
3	噻菌灵	202.00＞174.90*	24	24
		202.00＞130.90	24	32
4	磺胺醋酰	214.95＞155.87*	25	10
		214.95＞91.81	25	20
5	卡马西平	237.07＞178.90*	48	36
		237.06＞164.99	48	40
6	磺胺吡啶	249.96＞91.89*	38	28
		249.96＞155.89	38	16

序号	组分	离子对	锥孔电压（V）	碰撞能量（eV）
7	磺胺嘧啶	250.96＞91.88*	30	26
		250.96＞155.93	30	14
8	磺胺甲噁唑	253.96＞91.94*	36	26
		253.96＞155.87	36	14
9	苯海拉明	256.07＞151.92*	20	36
		256.07＞167.01	20	10
10	氟甲喹	262.05＞244.00*	28	16
		262.05＞201.93	30	32
11	噁喹酸	262.20＞244.20*	28	16
		262.20＞160.20	28	36
12	西诺沙星	263.00＞245.20*	27	15
		263.00＞189.00	45	28
13	磺胺甲基嘧啶	264.97＞91.88*	36	28
		264.97＞107.88	36	26
14	磺胺甲二唑	270.93＞155.94*	34	14
		270.93＞91.88	34	26
15	奥美普林	275.11＞122.91*	26	24
		275.11＞80.89	26	44
16	磺胺二甲嘧啶	278.99＞185.92*	44	16
		278.99＞91.88	44	32
17	磺胺对甲氧嘧啶	280.97＞91.88*	44	28
		280.97＞107.82	44	26
18	磺胺氯哒嗪	284.92＞155.88*	40	14
		284.92＞91.88	40	28
19	甲氧苄啶	291.11＞230.02*	30	22
		291.11＞122.91	30	24
20	磺胺喹噁啉	300.97＞91.88*	18	30
		300.97＞155.88	18	16
21	氟西汀	310.10＞147.99*	20	8
		310.10＞90.96	20	80
22	磺胺间二甲氧嘧啶	310.98＞155.94*	40	20
		310.98＞91.88	40	32

序号	组分	离子对	锥孔电压（V）	碰撞能量（eV）
23	磺胺邻二甲氧嘧啶	311.04＞155.94*	30	18
		311.04＞91.88	30	28
24	磺胺苯吡唑	315.05＞158.07*	40	28
		315.05＞91.87	40	36
25	环丙沙星	332.10＞230.98*	22	34
		332.10＞245.02	22	22
26	青霉素	334.97＞159.90*	20	10
		334.97＞175.97	20	10
27	脱氢硝苯地平	345.07＞284.07*	40	26
		345.07＞267.95	40	26
28	头孢氨苄	348.13＞157.94*	28	6
		348.13＞105.85	28	26
29	头孢拉定	350.10＞157.94*	30	6
		350.10＞105.85	30	26
30	氨苄西林	350.14＞105.92*	22	18
		350.14＞113.85	22	32
31	恩诺沙星	360.20＞316.10*	32	22
		360.20＞342.20	32	20
32	沙拉沙星	386.20＞342.10*	37	18
		386.20＞299.10	37	27
33	苯唑西林	402.04＞159.96*	32	12
		402.04＞242.99	32	12
34	地尔硫䓬	415.19＞177.92*	30	26
		415.19＞108.85	30	66
35	氯唑西林	436.07＞159.97*	40	12
		436.07＞276.96	40	12
36	头孢噻呋	524.06＞240.98*	28	16
		524.06＞125.10	28	56
37	红霉素	734.56＞158.06*	28	32
		734.56＞82.90	28	52
38	克拉红霉素	748.57＞158.00*	20	30
		748.57＞82.96	20	48

续表

序号	组分	离子对	锥孔电压（V）	碰撞能量（eV）
39	泰乐菌素	916.49＞174.05*	35	40
		916.49＞100.85	35	50
40	红霉素 ^{13}C-D$_3$	738.34＞162.03*	28	32
		738.34＞82.96	28	50
41	沙拉沙星 D$_8$	394.18＞303.08*	37	26
		394.18＞274.02	37	40
42	氟西汀 D$_5$	315.13＞153.02*	20	8
		315.13＞94.94	20	80
43	甲氧苄啶 ^{13}C$_3$	294.00＞122.96*	30	24
		294.00＞230.98	30	22
44	磺胺二甲嘧啶 ^{13}C$_6$	284.94＞185.94*	44	16
		284.94＞97.93	44	32
45	磺胺甲噁唑 ^{13}C$_6$	259.95＞98.05*	36	26
		259.95＞161.93	36	14
46	头孢氨苄 D$_5$	353.13＞110.85*	28	26
		353.13＞179.10	28	20
47	噻菌灵 D$_4$	206.00＞178.92*	24	24
		206.00＞134.90	24	32
48	环丙沙星 ^{13}C$_3$-^{15}N	336.10＞234.98*	22	34
		336.10＞245.02	22	22
49	对乙酰氨基酚 D$_3$	155.09＞64.95*	38	28
		155.09＞92.92	38	22

*定量离子对，在特征性了离子的选取上可根据各实验室检测设备的具体情况来确定。

注：40～49 为内标物。

（四）结果处理

该方法采用内标法进行定量分析，配制含有 39 种目标分析物的混合标准溶液，以及混合内标物质溶液，采用逐级稀释法配制系列标准溶液，每个浓度的溶液中均含有内标物 20ng/mL。标准系列溶液按浓度从低到高的顺序依次上机测定，以其对应的质量浓度为横坐标，以待测物峰面积与相应内标物（表 7-18）峰面积的比值为纵坐标，绘制标准曲线。样品经固相萃取处理后，与标准系列溶液在相同条件下进行分析测定，通过与标准物质比对，根据目标分析物的保留时间和特征离子确定待测组分，分别将测定的 39 种目标分析物的峰面积与对应内标物质峰面积的比值代入标准曲线,得到进样浓度 ρ_1,按式(7-4)计算样品的浓度。

$$\rho_2 = \frac{\rho_1 \times V_1}{V_2} \tag{7-4}$$

式中,ρ_2 为样品中 PPCPs 的浓度,单位为纳克每升(ng/L);ρ_1 为进样浓度,单位为微克每升(μg/L);V_1 为样品的定容体积,单位为毫升(mL);V_2 为取样体积,单位为升(L)。

表 7-18 39 种 PPCPs 对应的内标物

序号	内标物*	目标待测物
1	磺胺二甲嘧啶 $^{13}C_6$	磺胺吡啶、磺胺醋酰、磺胺对甲氧嘧啶、磺胺二甲嘧啶、磺胺甲基嘧啶、磺胺间二甲氧嘧啶、磺胺邻二甲氧嘧啶、磺胺氯哒嗪、磺胺嘧啶
2	磺胺甲噁唑 $^{13}C_6$	磺胺苯吡唑、磺胺甲噁唑、磺胺甲二唑、磺胺喹噁啉
3	甲氧苄啶 $^{13}C_3$	噁喹酸、氟甲喹、西诺沙星、克拉红霉素、地尔硫䓬、苯海拉明、奥美普林、甲氧苄啶、1,7-二甲基黄嘌呤、卡马西平、脱氢硝苯地平
4	头孢氨苄 D_5	氨苄西林、苯唑西林、氯唑西林、青霉素、头孢氨苄、头孢拉定、头孢噻呋
5	环丙沙星 $^{13}C_3$-^{15}N	恩氟沙星、环丙沙星
6	对乙酰氨基酚 D_3	对乙酰氨基酚
7	氟西汀 D_5	氟西汀
8	红霉素 ^{13}C-D_3	红霉素
9	噻菌灵 D_4	泰乐菌素、噻菌灵
10	沙拉沙星 D_8	沙拉沙星

*也可使用目标待测物本身的同位素内标进行定量。

(五)应用特点

该方法采用固相萃取-超高效液相色谱串联质谱同时测定饮用水中 39 种 PPCPs,水样经固相萃取处理实现了对样品中目标分析物的净化和富集,经超高效液相色谱串联质谱仪进行目标分析物的定性和定量分析,能够完成饮用水中 ng/L 级水平 PPCPs 的准确测定。该方法经 4 家实验室验证,各项指标的最低检测质量浓度在 0.05~5ng/L,在方法检测范围内具有良好的线性关系,相关系数可达到 0.999 以上。生活饮用水水样测定的低、中、高浓度的加标回收率范围分别为 61%~124%、60%~123%、63.2%~124%,相对标准偏差范围分别为 0.6%~27%、1.4%~27%、0.4%~20%。

九、莠去津、呋喃丹和甲基对硫磷的检测分析

(一)指标情况

莠去津是一种除草剂,我国于 20 世纪 80 年代中期开始生产莠去津,用量逐

年增加。莠去津的水溶性使它易于经由渗滤迁移等途径进入江湖和地下水层，从而对饮用水水源造成污染。意大利和德国等一些欧洲国家已经禁止使用莠去津，美国 EPA 也已将莠去津列入控制使用类农药。呋喃丹作为杀虫剂和杀线虫剂于1969 年在美国首次获得登记，用于香蕉、大麦、咖啡、大豆等食用作物，以及景观植物、烟草等非食用作物。

呋喃丹于 1986 年在我国获正式登记，用于小麦、水稻、玉米、大豆、花生等作物。呋喃丹易溶于水，在农药施用后，一部分呋喃丹会通过渗透作用被地表径流携带进入地下水和河流，进而进入海洋和湖泊，另一部分会通过植物蒸腾、浮沉和地表挥发进入大气，并通过干湿沉降返回地面，造成水体污染。2006 年，美国 EPA 指出，含有呋喃丹的产品对消费者的急性风险、职业健康风险，以及对鸟、哺乳动物和水生生物的风险均不可接受，不符合再登记要求。我国农业部公告第199 号中规定，呋喃丹不得用于蔬菜、果树、茶叶、中草药。甲基对硫磷是一种广谱杀虫剂，主要用于棉花等作物，能够有效杀死昆虫和螨虫。

施用过程中，甲基对硫磷可通过直接喷洒和化学溶剂挥发释放到空气中，也会沉积在土壤和植物等表面。美国于 1998 年禁止在室内使用甲基对硫磷。我国农业部公告第 322 号明确指出，自 2007 年起全面禁止甲基对硫磷在农业上使用。但是由于历史上的使用，甲基对硫磷在水体、沉积物、食品、生物体、土壤和大气中仍有检出，由其引起的环境污染问题仍然存在。

《生活饮用水卫生标准》（GB 5749—2022）中莠去津和呋喃丹的限值分别为0.002mg/L 和 0.007mg/L，附录 A 中甲基对硫磷的限值为 0.009mg/L。测定莠去津、呋喃丹或甲基对硫磷的方法主要包括液相色谱法、液相色谱-质谱法、气相色谱法、气相色谱-质谱法等。液相色谱串联质谱法具有高灵敏度、高通量的特点，可采用直接进样的方式同时测定饮用水和水源水中的莠去津、呋喃丹和甲基对硫磷。

（二）样品前处理

采用硬质磨口玻璃瓶采集水样，当有余氯存在时，加入硫代硫酸钠，使硫代硫酸钠在水样中的浓度为 100mg/L，混匀以消除余氯影响，水样冷藏避光保存，保存时间为 24h。洁净的水样经 0.22μm 水系微孔滤膜过滤后测定，浑浊的水样经定性滤纸过滤后再经 0.22μm 水系微孔滤膜过滤后测定。

（三）仪器参数条件

采用液相色谱串联质谱仪进行定性和定量分析。液相色谱用于分离目标分析物，色谱柱为 C_{18} 柱（2.1mm×150mm，5μm）或其他等效色谱柱。流动相为乙腈+甲酸溶液[φ（HCOOH）=0.1%]（60：40），等度洗脱，流速为 0.3mL/min，进样体积为 20μL，柱温为 30℃。

三重四极杆串联质谱仪检测，采用多反应监测（MRM），电离方式为正离子电喷雾电离源（ESI⁺），喷雾电压为 5500V，离子源温度为 600℃，气帘气压力为 206.8kPa（30psi），喷雾气压力为 334.8kPa（50psi），辅助加热气压力为 413.7kPa（60psi），入口电压为 10V，驻留时间为 100ms。目标分析物的母离子、子离子、去簇电压、碰撞能量和碰撞池电压见表 7-19。

表 7-19　3 种农药的质谱参考条件

化合物	母离子（m/z）	子离子（m/z）	去簇电压（V）	碰撞能量（V）	碰撞池电压（V）
莠去津	216.1	174.0*	100	25	11
		104.0	100	39	11
呋喃丹	222.1	123.0*	90	29	10
		165.1	90	17	10
甲基对硫磷	264.0	232.0*	80	22	15
		125.0	80	23	15

*定量离子。

（四）结果处理

采用外标法进行定量分析。用甲醇溶解定容配制呋喃丹、莠去津和甲基对硫磷单标储备溶液，储备溶液于–20℃保存，可保存 1 年。用单标储备溶液配制混合标准使用溶液，再用此配制标准系列溶液，呋喃丹、莠去津和甲基对硫磷 3 种物质的质量浓度分别为 0.5μg/L、2.0μg/L、5.0μg/L、10.0μg/L、20.0μg/L 和 50.0μg/L。各取 20μL 标准系列溶液分别注入液相色谱串联质谱系统，测定相应的呋喃丹、莠去津和甲基对硫磷 3 种农药的峰面积，以标准系列溶液中呋喃丹、莠去津和甲基对硫磷 3 种农药的质量浓度为横坐标，以对应 3 种农药定量离子的峰面积为纵坐标，绘制标准曲线。

根据 3 种农药（莠去津、呋喃丹和甲基对硫磷）各个碎片离子的丰度比及保留时间进行定性分析，呋喃丹、莠去津和甲基对硫磷的保留时间分别为 2.24min、2.60min 和 4.21min。以 3 种农药定量离子峰面积对应标准曲线中查得的含量作为定量结果。定量结果以微克每升（μg/L）表示。

（五）应用特点

采用直接进样方式经液相色谱串联质谱法测定饮用水及其水源水中呋喃丹、莠去津和甲基对硫磷 3 种农药的含量，操作简便，测定结果可靠，方法的稳定性和重复性较好。4 家实验室向自来水中加入 3 种农药的浓度均为 0.5μg/L、10.0μg/L 和 50.0μg/L 时，日内重复测定的相对标准偏差如下：莠去津为 3.3%～4.9%、2.1%～

4.4%、1.2%～2.4%；呋喃丹为 3.0%～4.8%、2.3%～2.9%、1.2%～2.3%；甲基对硫磷为 4.3%～4.5%、3.1%～4.0%、2.2%～2.8%。10 天内日间重复测定的相对标准偏差如下：莠去津为 3.8%～4.8%、3.7%～4.6%、2.9%～4.1%；呋喃丹为 3.6%～4.7%、3.1%～3.9%、2.7%～3.9%；甲基对硫磷为 3.7%～4.7%、2.4%～3.8%、2.1%～3.5%。4 家实验室向自来水中加入 0.5μg/L、10.0μg/L 和 50.0μg/L 的 3 种农药标准，平均回收率如下：莠去津为 92.2%～96.8%、96.1%～102.0%、95.4%～98.2%；呋喃丹为 91.0%～97.8%、95.3%～102.0%、93.2%～99.6%；甲基对硫磷为 96.2%～99.8%、94.0%～98.0%、97.8%～103.0%。

十、灭草松等 6 种农药的检测分析

（一）指标情况

灭草松因具有杂草防效好、杀草谱广和耐药性较强等特点，在农业生产中被广泛应用。灭草松进入我国农药市场已有 30 多年，据不完全统计，在国内登记生产灭草松的企业中，生产原药的有 23 家，含量在 95%～98%；生产制剂的有 130 多家，其中以 480g/L 和 25%的水剂居多，另有可溶粉剂、可分散粒剂和微乳剂等剂型。与此同时，灭草松也可与其他农药制成复配剂型，如氟醚-灭草松水剂、氟胺-灭草松水剂等。近年来，灭草松的销量一直处于递增的趋势，市场效应经久不衰。施用灭草松后的农药残留是饮用水中灭草松污染的主要来源。2, 4-滴为植物生长调节剂，1944 年美国农业部报道了 2, 4-滴的除草效果，后因其用量少、成本低而一直是世界主要除草剂品种之一。在 30ppm 以下低浓度时，2, 4-滴可作为植物生长调节剂，用于防止番茄、棉花、菠萝等落花落果及形成无籽果实等。一般居民的主要暴露途径为摄入含有 2, 4-滴残留的食物和水。使用 2, 4-滴来控制水生杂草也可能引起灌溉水与饮用水水源的污染。五氯酚可用作杀菌剂、杀虫剂和除草剂，曾在我国长江流域用作血吸虫病宿主钉螺的主要防治药剂。由于其环境持久性，五氯酚常在水体、沉积物、土壤、大气、食品和生物体中广泛检出。

《生活饮用水卫生标准》（GB 5749—2022）中规定，灭草松、呋喃丹、莠去津、2, 4-滴和五氯酚的限值分别为 0.3mg/L、0.007mg/L、0.002mg/L、0.03mg/L 和 0.009mg/L。采用液相色谱法或气相色谱法测定以上物质，通常需要进行衍生化处理，操作较为复杂。采用液相色谱与质谱串联法，用串联质谱检测器（MS-MS）代替传统色谱检测器可以有效回避衍生步骤，实现绿色、简洁、高效的目的。

（二）样品前处理

用玻璃瓶采集水样，对于不含游离余氯的样品，无须额外添加保存剂，对于含游离余氯的样品，每升水样添加 0.1g 抗坏血酸。

用砂芯漏斗或配有玻璃纤维滤膜的溶剂过滤器过滤水样，以去除悬浮物、沉淀、藻类及其他微生物。向过滤后水样中加入 0.2%（体积比）的盐酸酸化，使 pH≤2，作为试样，标明标记，密封避光冷藏保存，保存时间为 7 天。

用反相 C_{18} 固相萃取柱（填充量为 60mg，容量为 3mL）或相当性能的固相萃取柱对水样进行富集浓缩。用 3mL 甲醇和 3mL 纯水活化固相萃取柱。根据测定仪器的灵敏度量取 10～200mL 酸化试样至固相萃取柱中，以 1mL/min 过柱富集，用 3mL 纯水淋洗，抽干，用 6mL 丙酮洗脱，洗脱液于 35℃下用氮气吹干，向其中加入 1mL 水，漩涡溶解 1min，用尼龙微孔滤膜过滤，供仪器测定。

（三）仪器参数条件

采用液相色谱串联质谱仪对目标分析物进行测定。色谱柱为 C_{18} 柱（2.1mm×50mm，1.7μm）或其他等效色谱柱。流动相及梯度洗脱条件见表 7-20，柱温为 35℃，进样量为 5μL。各待测物的多反应监测质量色谱图，见图 7-6。

表 7-20　流动相及梯度洗脱条件

时间（min）	流量（mL/min）	甲醇（%）	5mmol/L 乙酸铵溶液（%）
0.0	0.25	10	90
0.5	0.25	10	90
4.5	0.25	75	25
4.6	0.25	95	5
5.5	0.25	95	5
5.6	0.25	10	90
8.0	0.25	10	90

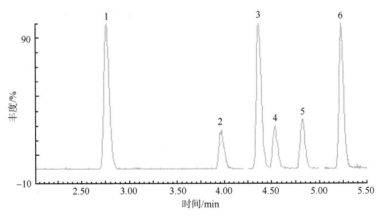

图 7-6　各待测物的多反应监测质量色谱图

1. 灭草松，2.75min；**2.** 2,4-滴，3.96min；**3.** 呋喃丹，4.36min；**4.** 甲萘威，4.54min；**5.** 莠去津，4.82min；

6. 五氯酚，5.22min

1、2、6 化合物采用 ESI⁻模式，3、4、5 化合物采用 ESI⁺模式

质谱配有电喷雾离子源，正离子和负离子模式，毛细管电压为 3.0kV，离子源温度为 105℃，脱溶剂气温度为 350℃，脱溶剂气流量为 500L/h。多反应监测模式，离子及其对应的锥孔电压、碰撞能量见表 7-21。

表 7-21　质谱采集参数

目标化合物	电离方式	母离子（m/z）	子离子（m/z）	锥孔电压（V）	碰撞能量（eV）
灭草松	ESI⁻	239.2	197.2	30	20
		239.2	132.1*	30	20
2, 4-滴	ESI⁻	219.1	161.0*	15	10
		219.1	125.0	15	25
呋喃丹	ESI⁺	222.1	165.1*	20	12
		222.1	123.0	20	12
甲萘威	ESI⁺	202.1	145.1*	15	6
		202.1	127.1	15	25
莠去津	ESI⁺	216.1	174.0*	30	18
		216.1	132.0	30	25
五氯酚	ESI⁻	263.0	263.0	30	1
		265.0	265.0*	30	1
		267.0	267.0	30	1
		269.0	269.0	30	1

*定量离子。

（四）结果处理

采用基质匹配外标法定量，取实验纯水进行样品处理，以固相萃取柱富集 10 倍后进样为例，用所得的样品溶液将混合标准使用溶液逐级稀释得到 5μg/L、20μg/L、50μg/L、200μg/L、500μg/L 的标准工作液系列，以浓度为横坐标，以峰面积为纵坐标，绘制标准曲线。按式（7-5）计算样品的浓度。

$$\rho = \rho_1 \times V_1 / (V_2 \times 1000) \tag{7-5}$$

式中，ρ 为水样中待测物质量浓度，单位为毫克每升（mg/L）；ρ_1 为从标准曲线上得到的待测物质量浓度，单位为微克每升（μg/L）；V_1 为样品溶液上机前定容体积，单位为毫升（mL）；V_2 为样品溶液所代表试样的体积，数值在 1～200，单位为毫升（mL）；1000 为毫克每升与微克每升的换算系数。

（五）应用特点

4 家实验室进行加标测定，在加标浓度为 0.0005mg/L、0.005mg/L 和 0.05mg/L 时，固相萃取法相对标准偏差范围为 1.5%～9.6%，平均回收率范围为 75%～114%；

直接进样法相对标准偏差范围为1.6%～4.8%，平均回收率范围为94%～104%。

十一、氟苯脲等11种农药的检测分析

（一）指标情况

氟苯脲、氟虫脲、除虫脲、氟啶脲、氟铃脲、杀铃脲、氟丙氧脲等苯基甲酰基脲类杀虫剂为昆虫生长调节剂，可干扰昆虫表皮几丁质的生物合成，氯虫苯甲酰胺为邻甲酰氨基苯甲酰胺类杀虫剂，敌草隆、利谷隆、甲氧隆为取代脲类除草剂。苯基脲类农药的测定早期采用液相色谱法，目前多采用液相色谱串联质谱法进行测定，主要涉及肉类、水果、蔬菜、茶叶、海藻等食品基质，以及地表水和饮用水等基质中目标分析物的测定。《生活饮用水标准检验方法 第9部分：农药指标》（GB/T 5750.9—2023）采用液相色谱串联质谱法同时分析11种苯基脲类农药。

（二）样品前处理

用棕色磨口玻璃采样瓶采集水样，采集自来水时先打开水龙头放水1min，将水样沿瓶壁缓慢导入瓶中，瓶中不留顶上空间和气泡，加盖密封。采集的水样冷藏避光保存，48h内测定。准确量取10mL水样于离心管中，以5000转/分的速度离心，取上清液作为待测液，过0.22μm微孔滤膜，上机测定。

（三）仪器参数条件

采用超高效液相色谱三重四极杆串联质谱仪对目标化合物进行定性和定量分析。液相色谱柱为C_{18}柱（2.3mm×100mm，1.7μm）或其他等效色谱柱，柱温为40℃，流速为250μL/min，进样量为10μL。液相色谱的有机流动相（流动相A）为甲醇，水相流动相（流动相B）为乙酸铵溶液[c（CH_3COONH_4）=5mmol/L]，采用梯度洗脱程序对目标分析物进行液相分离，洗脱程序见表7-22。目标分析物谱图见图7-7。

表7-22　梯度洗脱程序

时间（min）	流动相A（%）	流动相B（%）
0	40	60
5	90	10
8	90	10
12	40	60

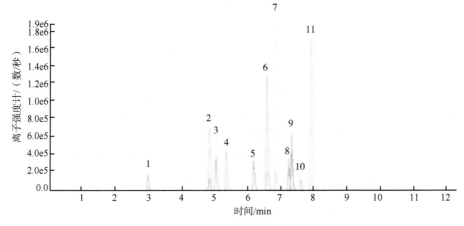

图 7-7　11 种苯基脲类农药谱图

1. 甲氧隆，3.01min；**2.** 敌草隆，4.82min；**3.** 氯虫苯甲酰胺，5.02min；**4.** 利谷隆，5.32min；**5.** 除虫脲，6.16min；
6. 杀铃脲，6.55min；**7.** 氟铃脲，6.85min；**8.** 氟丙氧脲，7.25min；**9.** 氟苯脲，7.33min；**10.** 氟虫脲，7.61min；
11. 氟啶脲，7.92min

质谱为 ESI⁻模式，多反应监测（MRM），碰撞气压力为 55.16kPa（8psi），气帘气压力为 172.38kPa（25psi），雾化气压力为 344.75kPa（50psi），加热气压力为 344.75kPa（50psi），喷雾电压为–4500V，去溶剂温度为 600℃，扫描时间为 50ms。目标分析物的保留时间、离子对（m/z）、去簇电压和碰撞能量见表 7-23。

表 7-23　11 种苯基脲类农药的保留时间、离子对、去簇电压和碰撞能量

化合物	保留时间（min）	离子对	去簇电压（eV）	碰撞能量（eV）
甲氧隆	3.01	227/212.0*/168	57	17/25
敌草隆	4.82	230.9/186*/150.0	45	24/32
氯虫苯甲酰胺	5.02	482.0/204*/202.0	36	20/27
利谷隆	5.32	246.8/159.8*/231.9	35	16/18
除虫脲	6.16	308.9/288.9*/156.0	45	9/13
杀铃脲	6.55	356.8/154.3*/84.0	60	18/55
氟铃脲	6.82	459.1/439.0*/403.1	40	20/20
氟丙氧脲	7.21	509.1/325.9*/175.0	45	27/50
氟苯脲	7.30	379.1/195.9*/358.8	35	29/9
氟虫脲	7.61	487.0/156.3*/467.0	45	21/9
氟啶脲	7.87	539.9/520.1*/356.6	60	17/30

*定量离子。

（四）结果处理

采用外标法进行定量分析。用甲醇溶液定容配制 11 种苯基脲类农药的单标储备溶液或使用有证标准物质溶液。用甲醇定容配制混合标准物质溶液，再用超纯水逐级稀释配制标准系列溶液，浓度分别为 0.5μg/L、1.0μg/L、5.0μg/L、10.0μg/L、50.0μg/L 和 200.0μg/L。分别取标准系列溶液 10μL 进样测定，以浓度为横坐标，以峰高或峰面积为纵坐标，绘制标准曲线。取 10μL 样品溶液进样测定，记录峰高或峰面积。根据各目标分析物的保留时间离子丰度比，确定被测组分的名称。根据记录的峰高或峰面积，在标准曲线上查出待测组分的浓度。

（五）应用特点

4 家实验室对水样进行 11 种苯基脲类农药加标回收测定（加标浓度为 1.0～100.0μg/L），重复测定 6 次，相对标准偏差小于 6.5%，回收率为 93.2%～109%。

十二、卤乙酸等消毒副产物的检测

（一）指标情况

生活饮用水中的卤乙酸是国内外重点关注的消毒副产物（disinfection by-product，DBP）。我国《生活饮用水卫生标准》（GB 5749—2022）中规定，二氯乙酸、三氯乙酸、溴酸盐、氯酸盐和亚氯酸盐的标准限值分别为 0.05mg/L、0.1mg/L、0.01mg/L、0.7mg/L 和 0.7mg/L。美国 EPA 对溴酸盐和亚氯酸盐的限值要求为 0.01mg/L 和 1.0mg/L。WHO 对溴酸盐、氯酸盐和亚氯酸盐的限值要求分别为 0.01mg/L、0.7mg/L 和 0.7mg/L。美国饮用水水质标准中规定溴酸盐和亚氯酸盐的限值分别为 0.010mg/L 和 1.0mg/L，规定 5 种卤乙酸（一氯乙酸、二氯乙酸、三氯乙酸、一溴乙酸、二溴乙酸）的总量限值为 0.060mg/L。WHO《饮用水水质准则》中提出溴酸盐、氯酸盐、亚氯酸盐、一氯乙酸、二氯乙酸和三氯乙酸的准则值分别为 0.01mg/L、0.7mg/L、0.7mg/L、0.02mg/L、0.05mg/L 和 0.2mg/L。

卤乙酸的检测方法主要包括气相色谱法、气相色谱质谱联用法、液相色谱质谱联用法、离子色谱质谱联用法等。气相色谱法中的衍生、萃取过程复杂烦琐，萃取剂毒性较大，易出现假阳性结果，也容易造成环境污染。离子色谱柱可实现小分子有机酸和无机酸的有效分离，但是离子色谱通常采用氢氧化钠或碳酸钠作为流动相，与质谱联用分析卤乙酸需要用 PEEK 材料的离子色谱仪，且需在离子色谱仪后加抑制器进行脱盐处理，因此离子色谱-质谱联用仪作为专用设备，推广较为困难。美国 EPA 方法 300.1 中采用离子色谱法同时测定生活饮用水中亚氯酸盐、氯酸盐和溴酸盐，水样经 AS9 离子色谱柱分离，用电导检测器检测，在 25min 内完成，检测限分别为 1.44μg/L、2.55μg/L 和 1.32μg/L。美国 EPA 方法 317 中采用离子色谱柱后衍生-紫外联用法同时测定生活饮用水中的亚氯酸盐、氯酸盐和溴酸盐，水样经 AS9 离子色谱柱分离，检测波长为 450nm，检测限为 0.89μg/L、0.92μg/L 和 0.98μg/L。

采用高效液相色谱串联质谱法可实现饮用水中二氯乙酸、三氯乙酸，以及溴酸盐、氯酸盐和亚氯酸盐的同时测定，以挥发性的甲胺溶液作为流动相，在液相色谱和质谱联用仪上实现小分子有机酸和无机酸的有效分离和测定。该方法无须复杂的衍生、萃取过程，对目标化合物的选择分离性好，灵敏度高，便于使用。

（二）样品前处理

用于测定氯酸盐、亚氯酸盐和溴酸盐的水样使用 500mL 棕色玻璃瓶采集。对于用二氧化氯或臭氧消毒的水样，采样后，在水样中通入氮气 10min，流速为 1.0L/min。向水样中加入乙二胺溶液至其浓度为 50mg/L，密封，摇匀，冷藏保存。用于测定二氯乙酸和三氯乙酸的水样，使用 50mL 具塞玻璃瓶采集。采样前先将 5mg 氯化铵置于玻璃瓶中，对于高氯化物水样，需要增加氯化铵的量。采集自来水样品时，先打开水龙头，使水流中不含气泡，3~5min 后开始采集，满瓶采样，采样过程中避免水溢出，盖好塞子，上下翻转振摇使氯化铵溶解。冷藏保存，保存时间为 7 天。水样经 0.22μm 膜过滤后直接进行测定。

（三）仪器参数条件

采用高效液相色谱-三重四极杆质谱联用仪对饮用水中二氯乙酸、三氯乙酸、溴酸盐、氯酸盐和亚氯酸盐进行定性和定量分析。色谱柱为季胺型离子色谱柱（2mm×250mm，9μm）或其他等效色谱柱。流速为 0.3mL/min，进样量 25μL，柱温为室温。流动相为乙腈：0.7mol/L 甲胺溶液=70：30。质谱离子源为电喷雾离子源，多反应监测模式，负离子扫描，喷雾电压为 −4500V，离子源温度为 450℃，气帘气压力设置为 206.8kPa（30psi），雾化气压力为 275.8kPa（40psi），辅助气压力为 275.8kPa（40psi）。采用内标法定量，二氯乙酸和三氯乙酸对应的内标为二氯乙酸-^{13}C，溴酸盐、氯酸盐和亚氯酸盐对应的内标为氯酸盐-^{18}O$_3$。目标分析物和同位素内标的质谱参数见表 7-24，色谱图见图 7-8。

表 7-24 目标化合物及相应内标物的质谱参数

目标化合物	母离子（m/z）	子离子（m/z）	去簇电压（V）	碰撞能量（eV）
二氯乙酸	126.8	82.9*	−20	−13
	126.8	34.8	−20	−22
三氯乙酸	116.8	34.8*	−20	−19
	161.0	117.0	−20	−11

续表

目标化合物	母离子（m/z）	子离子（m/z）	去簇电压（V）	碰撞能量（eV）
溴酸盐	128.7	112.8*	−60	−29
	126.8	110.8	−60	−29
氯酸盐	82.6	66.7*	−60	−31
	84.6	68.7	−60	−31
亚氯酸盐	66.8	50.8*	−83	−18
	66.8	35.1	−83	−25
二氯乙酸-¹³C（内标物）	129.9	85.0	−40	−13.9
氯酸盐-¹⁸O₃（内标物）	88.9	70.9	−93	−28.8

*定量离子。

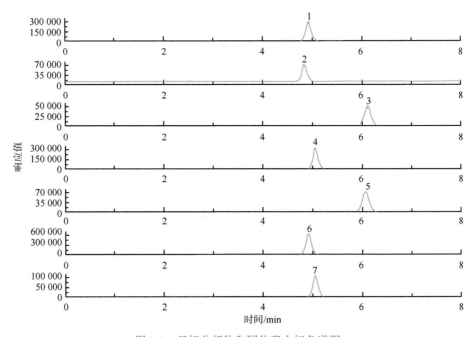

图 7-8 目标分析物和同位素内标色谱图

1. 二氯乙酸，4.86min；2. 三氯乙酸，4.77min；3. 溴酸盐，6.21min；4. 氯酸盐，5.13min；5. 亚氯酸盐，6.14min；
6. 二氯乙酸-¹³C，4.84min；7. 氯酸盐-¹⁸O₃，5.11min

（四）结果处理

使用二氯乙酸、三氯乙酸、溴酸钠、氯酸钠、亚氯酸钠标准物质或有证标准物质溶液配制标准系列溶液，其中，二氯乙酸和三氯乙酸的参考质量浓度为 10μg/L、20μg/L、40μg/L、80μg/L、120μg/L，氯酸盐（以 ClO_3^- 计）和亚氯酸盐（以 ClO_2^- 计）的参考质量浓度为 20μg/L、40μg/L、80μg/L、160μg/L、240μg/L，溴酸盐（以 BrO$_3^-$计）的参考质量浓度为 2.5μg/L、5μg/L、10μg/L、20μg/L、30μg/L，各标准点的内标浓度均为 20μg/L。

以对应标准的浓度（μg/L）为横坐标，以标准与内标的质谱定量离子峰面积的比值为纵坐标，绘制标准曲线。根据色谱图组分的保留时间和定性离子对的丰度比确定被测组分，从标准曲线上查出水样中二氯乙酸、三氯乙酸、溴酸盐、氯酸盐和亚氯酸盐的质量浓度，以微克每升（μg/L）表示。

（五）应用特点

根据全国 6 家实验室对本方法的验证结果，二氯乙酸的线性范围为 10～120μg/L，线性关系良好（$r \geqslant 0.997$），在生活饮用水中低、中、高浓度（20μg/L、40μg/L、80μg/L）条件下，回收率范围为 95.8%～115%、88.4%～116%、84.9%～102%，相对标准偏差为 1.1%～5.4%、0.4%～4.2%、0.6%～2.8%；三氯乙酸的线性范围为 10～120μg/L，线性关系良好（$r \geqslant 0.991$），在生活饮用水中低、中、高浓度（20μg/L、40μg/L、80μg/L）条件下，回收率范围为 87.6%～113%、89.3%～118%、89.7%～113%，相对标准偏差为 1.6%～9.3%、0.7%～3.7%、0.9%～3.9%；溴酸盐（以 BrO$_3^-$计）的线性范围为 2.5～30μg/L，线性关系良好（$r \geqslant 0.998$），在生活饮用水中低、中、高浓度（5μg/L、10μg/L、20μg/L）条件下，回收率范围为 84.7%～109%、83.5%～119%、84.4%～113%，相对标准偏差为 0.9%～3.5%、0.8%～4.1%和 1%～3.3%；氯酸盐（以 ClO$_3^-$计）的线性范围为 20～240μg/L，线性关系良好（$r \geqslant 0.996$），在生活饮用水中低、中、高浓度（40μg/L、80μg/L 和160μg/L）条件下，回收率范围为 91.4%～111%、86.5%～102%、84.7%～109%，相对标准偏差为 1%～4%、0.5%～7.2%、0.4%～7.8%；亚氯酸盐（以 ClO$_2^-$计）的线性范围为 20～240μg/L，线性关系良好（$r \geqslant 0.994$），在生活饮用水中低、中、高浓度（40μg/L、80μg/L、160μg/L）条件下，回收率范围为 82.4%～108%、80.6%～110%、84%～109%，相对标准偏差为 1.4%～4.1%、0.4%～5.7%、0.6%～5.1%。

十三、环烷酸的检测分析

（一）指标情况

环烷酸是重要的化工原料，主要用于制取环烷酸盐类，还可用于制取合成洗涤剂、杀虫剂、橡胶促进剂，也可用作溶剂。环烷酸钠盐是廉价乳化剂、农业助长剂、纺织工业的去污剂；铅、锰、钴、铁、钙等盐类是印刷油墨及涂料的干燥剂；铜盐、汞盐可用作木材防腐剂、农药及杀菌剂；铝盐用于润滑脂、凝固汽油和照明弹；镍盐、钴盐、钼盐可作为有机合成的催化剂和催干剂。环烷酸自然存在于原油和油砂中，炼油厂污水和油砂处理污水中含有环烷酸，同时原油泄漏也会将环烷酸引入环境中。饮用水中的环烷酸主要来自勘探、生产和运输等过程的油污。水源水中的环烷酸可能来自含环烷酸工业废水的排放污染，石油产区油砂尾矿渗漏和山谷雨水冲刷可将环烷酸引入地下水中。我国《生活饮用水卫生标准》（GB 5749—2022）中规定环烷酸限值为 1.0mg/L。

测定水或石油中环烷酸的检测方法主要包括傅里叶红外变换光谱法、液相色谱法、气相色谱-质谱法、液相色谱-质谱法、液相色谱-高分辨质谱法等，傅里叶红外变换光谱法无法识别单个环烷酸组分且灵敏度较低；液相色谱法和气相色谱-质谱法需利用衍生化处理生成稳定的化合物或者需要复杂的萃取浓缩等前处理过程，分析效率较低；液相色谱-高分辨质谱法设备较为昂贵，普及性不高。考虑到高分子环烷酸水溶性有限，且环烷酸分子量越小，毒性越大，界定了饮用水中环烷酸检测方法目标分析物重点范围，根据目标分析物的理化性质，确定采用液相色谱-质谱法测定饮用水中的环烷酸，目标分析物包括环戊基甲酸、环戊基乙酸、环己基甲酸、环戊基丙酸、环己基乙酸、环己基丙酸、环己基丁酸和环己基戊酸。

（二）样品前处理

使用干净干燥的 100mL 棕色玻璃瓶采集水样，样品在常温下可保存 3 天，在 4℃冷藏条件下可保存 7 天。水样经 0.22μm 滤膜过滤，按甲酸和水样的体积比为 1∶1000 加入甲酸后直接上机测定。

（三）仪器参数条件

采用超高效液相色谱-质谱仪进行环烷酸的定性和定量分析。液相色谱流动相 A 为纯水，流动相 B 为乙腈/异丙醇（体积比为 90∶10）溶液，流速为 0.3mL/min，采用梯度洗脱，洗脱程序见表 7-25。色谱柱为 C_{18} 反相柱（2.1mm×100mm，1.7μm）或其他等效色谱柱，样品进样量为 10μL。环烷酸色谱图见图 7-9。

表 7-25　流动相参考梯度洗脱程序

时间（min）	流动相 A（%）	流动相 B（%）
0	75	25
3.00	40	60
4.00	5	95
5.00	5	95
5.01	75	25
6.00	75	25

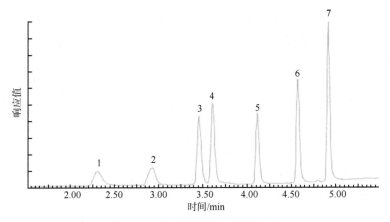

图 7-9 8 种环烷酸的标准色谱图

1. 环戊基甲酸，2.28min；2. 环戊基乙酸+环己基甲酸，2.89min；3. 环己基乙酸，3.42min；4. 环戊基丙酸，3.58min；
5. 环己基丙酸，4.10min；6. 环己基丁酸，4.56min；7. 环己基戊酸，4.91min

质谱采用 ESI，负离子模式，选择离子检测（SIM），毛细管电压为 2.5kV，离子源温度为 120℃，脱溶剂气温度为 400℃，脱溶剂气流速为 800L/h，锥孔气流速为 50L/h。8 种环烷酸的质谱参数见表 7-26。

表 7-26 8 种环烷酸的质谱参数

序号	环烷酸名称	分子式	分子量	分子离子（m/z）	锥孔电压（V）
1	环戊基甲酸	$C_6H_{10}O_2$	114.14	112.97	34.0
2	环戊基乙酸+环己基甲酸	$C_7H_{12}O_2$	128.17	126.97	30.0
3	环戊基丙酸	$C_8H_{14}O_2$	142.20	141.09	30.0
4	环己基乙酸	$C_8H_{14}O_2$	142.20	140.97	34.0
5	环己基丙酸	$C_9H_{16}O_2$	156.22	155.03	38.0
6	环己基丁酸	$C_{10}H_{18}O_2$	170.25	169.10	38.0
7	环己基戊酸	$C_{11}H_{20}O_2$	184.28	183.10	38.0

（四）结果处理

使用环戊基甲酸、环戊基乙酸、环戊基丙酸、环己基乙酸、环己基丙酸、环己基丁酸和环己基戊酸标准品，用氨水（1%）溶解配制单标储备溶液，用棕色试剂瓶于 4℃冷藏保存，可保存 3 个月。用纯水稀释单标储备溶液配制混合标准使用溶液，用 0.1%甲酸水溶液稀释混合标准使用溶液配制标准系列溶液，标准系列溶液中，环戊基甲酸的浓度分别 10.0μg/L、25.0μg/L、50.0μg/L、100.0μg/L、250.0μg/L、500.0μg/L、1000.0μg/L，环戊基乙酸的浓度分别为 4.0μg/L、10.0μg/L、20.0μg/L、40.0μg/L、100.0μg/L、200.0μg/L、400.0μg/L，其余 5 种环烷酸的浓度分别为 2.0μg/L、5.0μg/L、10.0μg/L、20.0μg/L、50.0μg/L、100.0μg/L、200.0μg/L。

该方法同时检测 8 种环烷酸，环戊基丙酸和环己基乙酸通过分子离子峰和保留时间综合定性，其他 5 种环烷酸通过分子离子峰进行定性。根据峰面积在标准曲线上查出相应的质量浓度，其中，环戊基乙酸和环己基甲酸的总量根据环戊基乙酸和环己基甲酸的总峰面积在环戊基乙酸的标准曲线上查出。环烷酸的总量按式（7-6）计算。

$$\rho = \sum_{i=1}^{6}(\rho_i) + \rho_j \qquad (7\text{-}6)$$

式中，ρ 为水样中环烷酸总量，单位为微克每升（μg/L）；ρ_i 为水样中环戊基甲酸、环戊基丙酸、环己基乙酸、环己基丙酸、环己基丁酸和环己基戊酸 6 种单体的质量浓度，单位为微克每升（μg/L）；ρ_j 为水样中环戊基乙酸和环己基甲酸的总量，以环戊基乙酸计，单位为微克每升（μg/L）。

（五）应用特点

该方法采用直接进样液相色谱-质谱法测定饮用水及其水源水中的 8 种环烷酸，可在 6min 内完成分析，精密度和加标回收实验表明方法稳定性良好。该方法操作简单、稳定性好，能够大大提高环烷酸类物质的分析效率。该方法采用 SIM 模式进行环烷酸的检测，依靠分子离子质荷比和保留时间综合定性，应注意避免干扰，检测时应保证分离度。

该方法经 6 家实验室验证，饮用水中环戊基甲酸、环戊基乙酸和环己基甲酸总量、环戊基丙酸、环己基乙酸、环己基丙酸、环己基丁酸、环己基戊酸的低、中、高三个浓度水平的加标回收率范围分别为 77.7%～117%、81.8%～109%、79.7%～115%、80%～113%、83.2%～116%、78%～118%、74.6%～111%；精密度范围分别为 0.36%～5%、0.41%～7.5%、0.45%～6.5%、0.43%～6.9%、0.33%～4.7%、0.56%～8.8%、0.72%～13%。水源水中环戊基甲酸、环戊基乙酸和环己基甲酸总量、环戊基丙酸、环己基乙酸、环己基丙酸、环己基丁酸、环己基戊酸的低、中、高三个浓度水平的加标回收率范围分别为 84.3%～100%、85%～98.1%、86.7%～97.4%、82.6%～99.3%、86.9%～98.1%、86.3%～99.1%、78.2%～94.6%；精密度范围分别为 0.39%～4.9%、1.2%～9.1%、0.76%～3.5%、0.52%～7.5%、0.22%～3.7%、0.91%～4.9%、1.2%～5%。

参 考 文 献

李帮锐，冯家力，曾栋，等，2016. 母离子扫描模式快速筛查水质中 116 种有机磷农药. 中国卫生检验杂志，26（20）：2889-2993.

宓捷波，许泓，2018. 液相色谱与液质联用技术及应用. 北京：化学工业出版社.

邱凤梅，方力，邵诚杰，2022. 液相色谱-串联质谱法检测生活饮用水中氯酸盐、溴酸盐和亚氯酸盐. 中国卫生检验杂志，32（1）：23-26.

沈璐，殷浩文，刘敏，等，2020. 固相萃取-超高效液相色谱-串联质谱法测定饮用水中 18 种典型药品和个人护理品. 理化检验（化学分册），56（6）：641-649.

盛龙生，2018. 有机质谱法及其应用. 北京：化学工业出版社.

孙静，徐雄，李春梅，等，2015. 固相萃取-超高效液相色谱-串联质谱法同时检测地表水中的 35 种农药及降解产物. 分析化学，43（8）：1145-1153.

台湾质谱学会，2018. 质谱分析技术原理与应用（简体中文版）. 北京：科学出版社.

王军淋，张京顺，胡争艳，等，2021. 超高效液相色谱-串联质谱法快速检测地表水中 12 种微囊藻毒素. 中国公共卫生，37（6）：1801-1806.

谢瑜杰，仝凯旋，彭涛，等，2023. 液相色谱-四极杆/静电场轨道阱质谱快速筛查和确证畜禽肉及水产品中 160 种兽药残留. 分析试验室，42（6）：748-759.

杨愿愿，李偲琳，赵建亮，等，2022. 超高效液相色谱-串联质谱法同时测定水、沉积物和生物样品中 57 种全/多氟化合物. 分析化学，50（8）：1243-1251.

中华人民共和国司法部司法鉴定管理局，2016. 血液、尿液中 238 种毒（药）物的检测 液相色谱-串联质谱法（SF/Z JD0107005—2016）. 北京.

Jiali F, Dongyang C, Dong Z, et al, 2014. Determination of acrylamide in water by liquid chromatography coupled to tandem mass spectrometry. LCGC Asia Pacific.

第八章 形态分析法

第一节 概　述

一、发　展　历　程

关于元素的化学形态，国际纯粹与应用化学联合会（IUPAC）的定义为"元素以同位素组成、电子态或氧化态、络合物或分子结构等不同方式存在的特定形式"，可以认为元素的化学形态是指元素以某种离子或分子存在的形式。对于化学中的形态分析，IUPAC的定义为"定性或定量地分析样品中的一种或多种化学形态的过程"。而通常所谓形态分析是指确定某种组分在所研究系统中的具体存在形式及其分布，包括元素价态分析，确定变价元素在被分析样品中以何种价态存在，若几种价态共存，确定各种价态的含量分布；化学形态分析，确定元素在被分析样品中的存在形式，如游离态、结合态（离子型结合态、共价结合态、络合态、超分子结合态等）和不同的结构态；赋存状态分析，确定元素存在的物相，如溶解态和非溶解态、胶态和非胶态、吸附态、可交换态等。

从20世纪60年代日本水俣病（甲基汞中毒）事件开始，元素形态分析得到了普遍重视和迅速发展。在20世纪70年代至80年代初，Van Loon和Suzuki分别在权威期刊 *Analytical Chemistry* 和 *Analytical Biochemistry* 上发表了元素形态分析领域的开创性研究，将广大分析工作者的研究重点转移至元素形态分析技术的开发上。经过20多年的发展，元素形态分析已经成为分析科学领域的一个重要分支，随着这一技术的不断发展，其已经为环境科学、生命科学、临床医学、营养学、毒理学、农业科学等领域提供了越来越多的有用信息。由于元素在环境中的迁移转化规律，元素的毒性、生物利用度、有益作用及其在生物体内的代谢行为在相当大的程度上取决于该元素存在的化学形态，因此元素形态分析越来越重要。

二、形态分析的特点与方法

（一）形态分析的特点

1. 元素形态分析的特点

与元素总量分析相比，元素形态分析要复杂和困难得多。

（1）样品的复杂性：样品中不仅是多种元素共存，而且常常是同一元素的多种形态共存，甚至是多种元素的多种形态共存，基体复杂，干扰因素多。因此要求分析方法具有高选择性，仅对某一个或某几个特定形态得到测定的响应信号，而目前现有的方法很少能直接鉴定元素的形态，因此必须借助分离、富集等前处理方法，还要防止形态重新分配。

（2）被测元素形态含量低：元素的形态多数在痕量甚至超痕量范围内，因此要求分析方法灵敏度高、选择性好、基体干扰少、分离能力强、提取效率高。

（3）形态的特异性：元素各形态之间的物理化学性质差别较大，很难用一种方法分离出所有的形态。

（4）样品成分的变动性：元素多种形态共存，处于动态平衡中，受各种因素的影响，形态之间易发生相互转化，要求从采样开始到最终完成各种形态分析的全过程中要严格控制分析条件，保证元素形态及其分布不发生变化。

（5）元素形态的标准参考物质：目前商品化的有证标准物质较少，未知形态的化合物的定性定量分析和溯源受到很大的制约，限制了元素形态分析的大力发展。

（6）分析条件控制的严格性：要获得可靠和可比的分析结果，需明确元素形态在不同基质中的提取条件，提取之后要保证元素形态的稳定性，因此对环境和分析人员的技术水平要求较高。

2. 样品前处理

元素形态分析的特殊性对样品前处理提出了较高要求，要求样品前处理过程不引起待测物的形态改变，样品前处理后要保持足够的稳定性，前处理方法简便快速。

对于固体样品，元素形态分析的样品前处理主要有超声辅助提取、微波辅助萃取、超临界流体萃取、酶分解等技术。

一般情况下，水样不需特殊处理，可直接上机测定或过滤膜后上机测定。对于痕量或超痕量元素形态分析，需经过浓缩富集后上机测定。目前水质中元素形态分析常用的前处理方法主要有液液萃取、固相（微）萃取、浊点萃取等。

（1）液液萃取：是利用化合物在两种互不相溶（或微溶）的溶剂中溶解度或分配系数的不同，使化合物从一种溶剂中转移到另外一种溶剂中，经过反复多次萃取，将绝大部分化合物提取出来的方法。液液萃取是一种用液态的萃取剂处理与之不互溶的双组分或多组分溶液，实现组分分离的传统分离过程，是一种广泛应用的简单操作。常用的萃取溶剂有水、苯、四氯化碳、二氯化碳、汽油、乙醚等。

（2）固相（微）萃取：是通过颗粒细小的多孔固相吸附剂选择性地吸附溶液中的目标物质，目标物质被吸附后，用体积较小的另一种溶剂洗脱（或用热解析）的方法解析目标物质，在此过程中达到分离（或富集）目标物质的目的。固相萃取具有萃取效率高、有机溶剂用量少、操作简便、易于实现自动化等优点。用于重金属元素形态分离的吸附材料主要有树脂、纤维、金属氧化物（Al_2O_3、TiO_2）、生物吸附材料及其他无机吸附材料等。

（3）浊点萃取：是基于水溶液中大多数非离子型表面活性剂的浑浊现象，当非离子表面活性剂水溶液加热超过某一温度时，表面活性剂的胶束尺寸增大，氢键的结合力不足以保持水分子连接在醚的氧原子上，溶液出现浑浊和相的分离，这种现象称为浊点现象，利用浊点现象使样品中疏水物质与亲水物质分离的萃取方法即称为浊点萃取。

（二）形态分析的方法

元素形态分析一般分为化学分析法和仪器分析法，其中最常用的是仪器分析法，包括电化学法、色谱-原子光谱/质谱联用技术等。

化学分析法包括化学沉淀技术和逐级提取技术，主要基于元素的不同形态有着不同的化学特性，用适当的方法分离或提取元素的不同形态分别进行测定，可以获得试样中元素不同形态的含量。

元素形态的电化学分析法包括循环伏安法、离子选择电极法、极谱法等，电化学分析法利用元素不同形态的电化学性质的差异将其进行分离或测定。

色谱-原子光谱/质谱联用技术包括①分离技术：气相色谱（GC）、液相色谱（LC）和毛细管电泳（CE）等；②检测技术：原子吸收（AAS）、原子荧光（AFS）、原子发射光谱（ICP-AES）和电感耦合等离子体质谱（ICP-MS）等。分析中将依据被分析物的物理化学特性，如挥发性、电荷极性、质量及分子的空间结构等性质，选择适宜的色谱分离技术进行被测物质的形态分离，然后用灵敏度高、选择性好的元素分析技术进行测定。

液相色谱是元素形态分析中最常用的分离手段。针对不同分析物的物理化学特性，可选择不同的液相色谱技术对其进行分离。常用于与原子光谱/质谱联用的液相色谱技术主要有反相色谱、正相色谱、离子交换色谱、离子对色谱、尺寸排阻色谱、亲水作用色谱等，其中又以尺寸排阻色谱、反相色谱与离子交换色谱使用最为广泛。

原子光谱技术具有灵敏度高、准确性好、干扰少、分析速度快等优点，在元素分析中获得了广泛的应用，随着接口的发展，其已广泛地应用于元素形态分析中。ICP-MS 技术以其多元素同时测定、极高的检测灵敏度及可方便地与不同分离技术联用的特点为形态分析提供了强有力的手段，使形态分析的研究得到广泛重视和迅速发展。

气相色谱-原子光谱/质谱联用可以用于分离易挥发的烷基铅、烷基锡和烷基汞等化合物的多种形态。与气相色谱不同，液相色谱分离通常在室温下或略高的温度下进行，无须调节液相色谱和原子光谱/质谱之间流路的温度。通常，液相色谱的流速与 ICP-MS 进样速度相匹配，其联用通常直接采用气动雾化将液相色谱流出物引入 ICP 系统。液相色谱与原子荧光、原子吸收联用时通常采用氢化物/冷蒸气发生的接口。因此，采用液相色谱与原子光谱/质谱联用进行元素形态分析更加简单便捷。

（三）色谱与电感耦合等离子体质谱联用技术

色谱技术是一种强有力的分离技术，包括离子色谱、液相色谱、气相色谱和毛细管电泳等，可以有效分离元素的不同价态、形态，而 ICP-MS 既可分析水溶液，也可分析含有机溶液的基质，是元素形态的强有力检测手段，两者有效结合在元素形态分析领域有其独特的优势。

LC 通常在室温下进行，对高沸点和热不稳定化合物的分离不需要经过衍生，使其更合适环境、食品及生物活性物质的分析，同时，具有更多的可改变的因素（包括固定相和流动相等），使得 LC 的适用性更广泛。

ICP-MS 技术的发展使形态分析的研究真正引起广泛重视并得到迅速发展。该技术具有极高的检测灵敏度（10^{-15}）及可以方便与不同分离技术联用的特点，为形态分析提供了强有力的检测手段。

以下是液相色谱-电感耦合等离子体质谱联用的总体原则。

1. 方法原理

试样中的待测组分经液相色谱分离，按照保留时间先后通过联用接口系统进入四极杆电感耦合等离子体质谱，经电离后根据离子的质荷比（m/z）进行分离检测，按其质荷比及保留时间进行定性分析，按其质荷比所对应的信号响应值进行定量分析。

2. 仪器组成

主要分为两大部分：液相色谱部分和电感耦合等离子体质谱部分；液相色谱部分主要由输液系统、进样系统、分离系统（色谱柱）及联用接口组成，电感耦合等离子体质谱部分主要由离子源（ICP）、质量分析器（四极杆）、离子检测器及数据采集处理系统组成，见图 8-1。

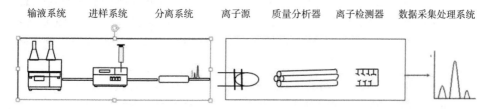

| 输液系统 | 进样系统 | 分离系统 | 离子源 | 质量分析器 | 离子检测器 | 数据采集处理系统 |

图 8-1 液相色谱-电感耦合等离子体质谱联用仪示意图

3. 样品处理

样品在进入液相色谱-电感耦合等离子体质谱仪之前，应根据分析目的、样品性质和待测组分选择合适的方法进行样品前处理。一般原则：①保持待测组分的稳定；②消除测量的干扰物质；③流动相应与液相色谱-电感耦合等离子体质谱仪兼容；④防止污染；⑤尽可能提高样品中待测组分的提取效率；⑥同时做空白试验。

4. 分析方法

（1）分析条件的选择：液相色谱使用的流动相须与电感耦合等离子体质谱仪的工作条件匹配，并根据分析需要对电感耦合等离子体质谱仪工作条件进行优化。根据分析需要选择流动相的种类和流速、色谱柱的种类和进样体积、电感耦合等离子体离子源的功率、冷却气流速、辅助气流速、载气流速、采样位置、离子透镜参数、质谱测量方式等参数，使仪器的分析性能达到最佳。一般原则：待测组分色谱分离度不小于1.0，流动相中有机物的浓度不超过5%。

（2）干扰的消除

1）色谱干扰：分离度是衡量色谱系统分离效能的关键指标。当分离度小于1.0时，会影响定性定量的准确性，为了提高色谱的分离度，可采用以下一种或几种方法：①减少进样量；②降低流动相流速；③改变流动相中各组分的比例；④改变色谱柱的温度；⑤增加色谱柱长度；⑥更换色谱柱种类。

2）同量异位素干扰：可通过测定不受干扰的同位素或使用干扰校正方程来减少或消除同量异位素干扰。

3）多原子离子干扰：减少或消除多原子离子干扰可采用以下一种或几种方法。①优化操作条件，降低多原子离子产率；②采用碰撞/反应池技术；③采用干扰校正方程进行校正；④采用适当的样品分离方法去除干扰基质。

4）双电荷离子干扰：减少或消除双电荷离子干扰可采用以下一种或几种方法。①优化操作条件，降低双电荷产率；②采用干扰校正方程进行校正。

5）基体效应干扰：抑制或减少基体效应干扰可采用以下一种或几种方法。①稀释样品；②标准加入法；③去除基体；④采用有机进样系统。

（3）定性方法：在相同的条件下分析样品溶液与标准溶液，将样品溶液的色谱图与标准溶液的色谱图进行比较，根据保留时间和质荷比（m/z）进行定性分析。为了确认未知组分峰的单一性，可以改变分离条件进行测定，如改变流动相和固定相等。

（4）定量方法：可进行峰面积或峰高测量，采用标准曲线法、内标法、标准加入法、同位素稀释法进行测定，使用工作站进行数据处理时，需按色谱峰峰形选择合理的积分参数，得出准确的色谱峰面积或峰高。

通常采用标准曲线法进行定量分析，将不少于 6 个混合标准系列溶液按质量浓度由低到高分别注入液相色谱-电感耦合等离子体质谱联用仪中进行测定，以标准系列溶液中待测组分的浓度为横坐标，以色谱峰面积或峰高为纵坐标，绘制校准曲线，计算回归方程，其相关系数不低于 0.995。所绘制的校准曲线范围应尽可能涵盖所需测量点。在相同的条件下分析试样溶液，记录色谱峰的面积或高度，通过与校准曲线或回归方程比较得到试样溶液中待测组分的浓度。

（四）色谱与原子荧光联用技术

原子荧光光谱分析具有元素专一性和较高的分析灵敏度，但其自身没有元素价态或形态的分辨能力。色谱技术因其使用灵活、分离能力强而得到了广泛应用，成为当前与原子荧光联用的主流分离技术。色谱-原子荧光联用目前已经成为 As、Se、Sb、Sn 等元素不同化学形态的常用分析手段之一。

图 8-2 给出了常见的色谱-原子荧光联用的结构示意图；主要包括前处理单元、色谱单元、接口单元、蒸气发生单元和原子荧光单元。在整个联用系统中，接口单元是其中最重要的部件，它的作用在于连接并匹配色谱单元和蒸气发生单元、原子荧光单元，既要保证样品的无损导入，又要保证较小的死体积、抑制色谱峰的展宽。因此接口是影响色谱-原子荧光联用技术灵敏度的关键，目前接口还有较大的改进空间。

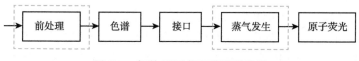

图 8-2　色谱-原子荧光联用示意图

色谱-原子荧光联用系统通常按色谱进行分类，可分为原子荧光与气相色谱、液相色谱、毛细管电泳联用三大类，其中以原子荧光与液相色谱联合应用最广。

1. 液相色谱-原子荧光联用技术

（1）方法原理：试样中含特定元素的各待测组分随流动相进入色谱柱后被分离，特定元素再以一定方式生成气态物质并在原子化器中还原成基态原子；根据各组分中特定元素的基态原子受光源特定波长辐射激发后发出的荧光时间分辨信号（即色谱图），从而进行待测组分形态的定性和定量分析。根据试样与标准物质各待测组分色谱峰的保留时间对比进行定性分析，根据试样与标准物质各待测组分的色谱峰高或峰面积对比进行定量分析。

（2）仪器组成：液相色谱-原子荧光联用主要分为二大部分，即液相色谱部分和原子荧光部分；液相色谱部分主要由输液系统、进样系统、分离系统（色谱柱）、联用接口组成，原子荧光部分主要由蒸气发生系统、气液分离器、原子化器、检测器、数据处理系统组成（图 8-3）。

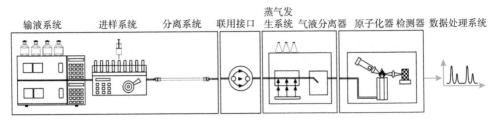

图 8-3　液相色谱-原子荧光联用示意图

（3）分析方法的关注点

1）液相色谱条件的选择：应根据试样和待测分离组分的性质，选择合适的分离模式、色谱柱类型、流动相、进样体积、柱温及洗脱程序。

2）原子荧光光谱仪分析条件的选择：根据分析需要选择合适的空心阴极灯及灯电流、原子化器高度、光电倍增管负高压、载气和屏蔽气的气体流量等参数，使仪器的分析性能满足测试需求。

3）基线稳定性的确认：仪器开机稳定后，检查仪器的基线噪声和基线漂移，确认基线的波动对分析测定没有影响。

4）干扰的消除

A. 化学干扰：可采取化学分离等手段对干扰进行消除。

B. 荧光淬灭干扰：提高原子化效率；减少原子蒸气中的干扰粒子。

5）定性分析：在相同的分析条件下，分别测定标准物质和试样中各待测组分色谱峰的保留时间；若样品中的全部组分已经确定且达到基线分离，待测组分的保留时间可作为定性的依据。

6）定量分析：通常采用标准曲线法进行定量分析。将不少于 6 个的混合标准系列溶液按质量浓度由低到高分别注入液相色谱-原子荧光联用仪中进行测定，以标准系列溶液中待测组分的浓度为横坐标，以色谱峰面积为纵坐标，绘制校准曲线，计算回归方程，其相关系数不低于 0.995。

2. 气相色谱-原子荧光联用技术

原子荧光（AFS）作为气相色谱（GC）的检测器，为元素形态分析提供了简单、高选择性和高灵敏度的检测手段，目前 GC-AFS 已被用于分析各种生物和环境样品中的痕量 Hg、Sn 和 Pb 等元素形态。

随着 GC-AFS 联用技术的发展，其在有机汞测定方面表现出了较大的优势，出现了专用的接口，有机汞样品经 GC 分离后，被送入高温裂解单元分解为原子态的 Hg，被载气带入 AFS 中检测。如图 8-4 所示，高温裂解单元作为接口将 GC 和 AFS 连接，该接口被广泛应用于 GC-AFS 测定有机汞的工作中。其中的高温裂解单元可采用加热到 700～900℃的石英管，保证有机汞能够完全转化为 Hg，即经过色谱柱分离后的单质汞、甲基汞衍生物质、乙基汞衍生物质等依次通过热裂解管，在高温下还原成汞蒸气，进入冷原子荧光检测，保证汞化合物在 AFS 中获得最高的灵敏度。GC-AFS 和 GC-ICP-MS 测定有机汞时具有相当的灵敏度和选择性，而 GC-AFS 由于运行成本低，操作简单，在痕量汞化合物分析中更具优势。

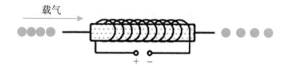

图 8-4　热裂解管工作示意图

目前已有成熟商用仪器吹扫捕集-气相色谱-冷原子荧光分析仪，可用于饮用水、食品中烷基汞的测定。由于饮用水中烷基汞含量低，吹扫捕集-气相色谱-冷原子荧光分析仪采用吹扫捕集进行样品浓缩富集，如图 8-5 所示，经热脱附后采用色谱柱进行分离，待测组分再依次进入高温裂解管、冷原子荧光检测器，采用软件分析处理，实现汞化合物的分析测定。该方法大大减少了有机试剂的使用量，绿色环保，与传统气相色谱法测定烷基汞相比，检出限可达到 0.002ng/L，取样量也从气相色谱法规定的 1L 减至 25～40mL。吹扫捕集-气相色谱-冷原子荧光技术采用填充柱作为气相分离柱，降低了仪器的成本。采用冷原子荧光检测器分析汞具有灵敏度高、分析时间短、操作简单、抗干扰能力强等独特的优势。

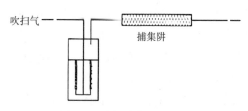

图 8-5　吹扫捕集示意图

1）吹扫捕集-气相色谱-冷原子荧光分析原理：样品中的甲基汞和乙基汞经过四丙基硼化钠衍生，生成挥发性的甲基丙基汞和乙基丙基汞，经过吹扫捕集、热脱附、气相色谱分析后，再高温裂解成汞蒸气，用冷原子荧光测汞仪进行检测。根据保留时间定性，外标法定量。

2）仪器由进样系统、吹扫捕集器、分离系统、冷原子荧光检测器、数据处理系统组成，如图 8-6 所示。

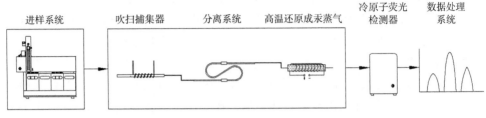

图 8-6　吹扫捕集-气相色谱-冷原子荧光示意图

3）特点：吹扫捕集-气相色谱-冷原子荧光技术在分析样品时采用吹扫捕集在线浓缩富集，无须传统的液液萃取、固相萃取等预处理过程，大大提高了工作效率和分析准确性。将待测样品加入衍生剂进行衍生反应，衍生化反应完全后可直接上机分析。

吹扫捕集-气相色谱-冷原子荧光技术的优势主要体现在样品于捕集阱中进行浓缩富集，同时对于某些分子可能导致激发态原子的荧光猝灭，采用 Tenax 捕集阱可以消除痕量气体的猝灭效应；采用常压填充柱，成本大幅下降。

三、应 用 领 域

元素形态分析主要应用于食品安全、环境、生物样品分析等领域，下文重点介绍以下主要元素形态分析的应用。

1. 砷形态分析

砷是一种类金属元素，天然存在于食物和水中。砷具有多种不同的形态，但毒性差异较大。各种形态砷的毒性依次为砷化氢（H_3As）＞亚砷酸盐[As（Ⅲ）]＞砷酸盐[As（Ⅴ）]＞一甲基砷酸（MMA）＞二甲基砷酸（DMA）＞三甲基砷氧化物（TMAO），砷胆碱（AsC）和砷甜菜碱（AsB）几乎无毒，无机砷的毒性最大，有机砷的毒性较小。砷的危害主要源于无机砷，无机砷暴露的主要来源是食品和水。针对食品中存在的不同毒性的含砷化合物，我国《食品安全国家标准 食品中污染物限量》（GB 2762—2022）规定了食品中总砷和无机砷的限量。《食品安全国家标准 食品中总砷及无机砷的测定》（GB 5009.11—2024）中采用液相色谱-原子荧光光谱联用和液相色谱-电感耦合等离子体质谱（ICP-MS）联用技术测定食品中无机砷。

虽然我国《生活饮用水卫生标准》（GB 5749—2022）只对饮用水中总砷的

限量进行规定，但研究发现地方性砷中毒的发病与饮用水中砷形态的存在形式高度相关，进行饮用水中砷形态的研究具有非常重要的意义，将为饮水型含砷地方病的科学防控提供重要支持。以下文献研究了饮用水中砷和砷形态。

伯英等（2010）采用 ICP-MS 和 HPLC-ICP-MS 分析了内蒙古、山西典型地方性砷中毒地区地下水、地表水和自来水中砷的含量和形态。结果发现这两个地区地下水中砷含量超标情况较严重，其中内蒙古自治区巴彦淖尔市临河区狼山镇先锋七社和山西朔州市山阴县大营村地下水砷含量平均值分别为 368.9μg/L 和 443.5μg/L，分别有 75% 和 100% 的水样超过 GB 5749—2006 中农村小型集中和分散式供水砷含量限值 0.5μg/L。内蒙古自治区巴彦淖尔市五原县乃日乡的 175 份水样中，也有 59% 的地下水样砷含量高于 50μg/L，且砷形态主要以无机砷为主。

陕红等（2014）建立了 HPLC 和 ICP-MS 联用技术测定农业水环境样品中 As（Ⅲ）、MMA、DMA、As（Ⅴ）4 种砷形态的分析方法。方法检出限低（0.7～0.98μg/L），测定结果显示，农田废水中砷的主要存在形态为 As（Ⅴ），其次为 As（Ⅲ）。

张建伟等利用 HPLC-ICP-MS 联用技术建立了生活饮用水中 As（Ⅴ）、MMA、As（Ⅲ）、DMA、AsB 五种砷形态的分析方法。测定丰水期、平水期与枯水期的北京市城区有代表性的水源水、出厂水及管网水中的砷形态，所有样品均未检出砷形态。

佟建冬等采用 HPLC-AFS 法分析测定吉林省地方性砷中毒病区饮用水中砷的存在形态，选择吉林省洮南市、通榆县的饮水型砷中毒病区和高水砷区作为调查点，采集居民饮用水水样，对水样中的砷含量及不同形态砷化物进行测定，并分析水井深度和水砷含量的关系，共检测水样 161 份，其中，As（Ⅴ）含量范围为 0.004～0.226mg/L，As（Ⅲ）含量范围为 0.004～0.309mg/L，总砷含量范围为 0.009～0.509mg/L。调查水井 101 个，水砷含量≥0.05mg/L 的 94 份水样主要集中在井深≥50m 的水井中，饮用水中的砷主要以无机砷形式存在。

2023 年 3 月 17 日发布的《生活饮用水标准检验方法》（GB/T 5750—2023）收录了 LC-AFS 和 LC-ICP-MS 测定饮用水中砷形态的方法。

2. 汞形态分析

汞是影响人类和生态系统健康的剧毒元素之一，也是研究最多的环境污染物之一。在自然界中，汞以金属汞、无机汞和有机汞的形态存在。无机汞有一价及二价化合物，有机汞有甲基汞、乙基汞、苯甲基汞等。汞的化学形态决定了它的生物利用度、传输、持久性和对人体的影响，不同形态汞的毒性不同，有机汞的毒性大于无机汞，其中甲基汞的毒性最强。1956 年日本水俣湾有机汞污染导致的水俣病事件中，患者有 2248 人（其中死亡 1004 人），该事件引起了世界范围对甲基汞的关注，各国针对鱼肉中甲基汞含量均制定了严格的限量标准：国际食品法典委员会（CAC）限定鱼类产品中甲基汞的含量为 0.5mg/kg；我国限定鱼类中甲基汞含量同样为 0.5mg/kg。

汞形态分析常用的分离方法包括气相色谱法、液相色谱法和毛细管电泳法；常用的检测技术为原子荧光光谱和电感耦合等离子体质谱。汞在环境和生物样品中含量较低，一般样品分离检测前要进行预富集，由于汞在水产类样品中含量相对较高，较成熟的方法有碱消解法和酸提取法。《食品安全国家标准 食品中总汞及有机汞的测定》（GB 5009.17—2014）率先将 LC-AFS 纳入甲基汞的测定，现行有效的《食品安全国家标准 食品中总汞及有机汞的测定》（GB 5009.17—2022）中甲基汞的测定方法为 LC-AFS 和 LC-ICP-MS。

我国《生活饮用水卫生标准》（GB 5749—2022）中规定了生活饮用水中总汞和氯化乙基汞的限量，由于饮用水中甲基汞、乙基汞含量较低，需采用浓缩富集的形式进行样品前处理。目前已采用固相萃取和液液萃取的方式进行饮用水中烷基汞的样品前处理。同时李浩然等（2021）、吴建刚等（2015）、王媛等（2020）、杜维等（2017）均采用吹扫捕集-气相色谱-冷原子荧光法对生活饮用水、矿泉水、地表水中的烷基汞进行分析测定。通过优化考察仪器条件，探讨衍生试剂、乙酸-乙酸钠和柠檬酸-柠檬酸钠缓冲液对烷基汞测定的影响，建立吹扫捕集-气相色谱-冷原子荧光技术测定水中烷基汞的方法，该法操作简单、快速、灵敏度高，可满足水质中痕量烷基汞的测定要求。

2023 年 3 月 17 日发布的《生活饮用水标准检验方法》（GB/T 5750—2023）收录了 LC-AFS、LC-ICP-MS 和吹扫捕集-气相色谱-冷原子荧光技术测定饮用水中甲基汞和氯化乙基汞的方法。

3. 硒形态分析

硒是人体必需微量元素，具有抗氧化、提高机体免疫力的功能。缺硒会引起人体免疫力下降，导致肿瘤、心血管疾病等，长期缺硒会罹患克山病和大骨节病等疾病。由于硒在生物体内阈值较窄，硒摄入过量也会导致中毒。同时硒的生物活性和毒性与其化学形态息息相关。硒的形态主要有亚硒酸 Se（Ⅳ）、硒酸盐 Se（Ⅵ）、硒代半胱氨酸（SeCys）、硒甲基硒代半胱氨酸（MeSeCys）、硒代蛋氨酸（SeMet）、硒脲、硒代胱氨酸（SeCys2）等。目前常用的分析检测技术有高效液相色谱-原子荧光光谱联用技术（HPLC-AFS）、高效液相色谱-电感耦合等离子体质谱联用技术（HPLC-ICP-MS）、毛细管电泳-电感耦合等离子体质谱联用技术（CE-ICP-MS）等。我国《生活饮用水卫生标准》（GB 5749—2022）和《食品安全国家标准 饮用天然矿泉水检验方法》（GB 8537—2018）对饮用水中硒的限量进行了规定，没有规定硒形态的限重。目前大量学者进行了食品、农产品、生物样品中 SeCys2、MeSeCys、SeMet、Se（Ⅳ）和 Se（Ⅵ）等硒形态的研究，由于不同样品基质的复杂，硒形态在样品提取、稳定性等方面存在诸多问题，还需进一步研究，目前没有国家标准检验方法，只有行业标准、地方标准和团体标准发布。

辛晓东等以 C_8 色谱柱为分析柱，以 EDTA-TBAOH-乙酸铵-甲醇为流动相，采用 HPLC-ICP-MS 对水中 Se（Ⅳ）和 Se（Ⅵ）进行检测，检出限分别为 0.05μg/L、0.03μg/L；对济南市 4 座水库中的水样进行测定，Se（Ⅵ）浓度为 3.7～6.2μg/L。

陈绍占等（2021）以 Hamilton PRP-X100 阴离子交换色谱柱为分析柱，以 40mmol/L 磷酸氢二铵为流动相等度洗脱，采用 HPLC-ICP-MS 对末梢水、瓶装水、水源水中 Se（Ⅳ）、Se（Ⅵ）、SeCys2、MeSeCys 和 SeMet 进行检测。方法检出限为 0.10～0.25μg/L，结果显示，末梢水、瓶装水中主要的硒形态为无机硒[Se(Ⅳ)和 Se（Ⅵ）]，Se（Ⅳ）含量为 ND～174.2μg/L，Se（Ⅵ）含量为 ND～33.7μg/L；水源水中检出了 SeCys2，含量为 ND～3.17μg/L。

2023 年 3 月 17 日发布的《生活饮用水标准检验方法》（GB/T 5750—2023）收录了 LC-ICP-MS 测定水质硒形态的方法。

4. 铬形态分析

铬（Cr）是人体必需微量元素，参与糖代谢调节、促进蛋白质合成和生长发育等。铬的毒性与其价态密切相关，三价铬[Cr（Ⅲ）]和六价铬[Cr（Ⅵ）]是自然界中最常见的稳定价态。Cr（Ⅵ）毒性大，具有致畸、致癌和致突变等毒性。国际癌症研究机构把 Cr（Ⅵ）归为 Ⅰ 类致癌物，属于严格控制的有害物质，而 Cr（Ⅲ）是人和动物必需的微量元素。

虽然广大研究者对食品中铬形态测定方法进行了许多研究，但由于食品基质复杂，其中 Cr（Ⅲ）和 Cr（Ⅵ）的提取效率、稳定性等问题还需要继续研究，目前标准测定方法还在研制中。

我国《生活饮用水卫生标准》（GB 5749—2022）规定水质中 Cr（Ⅵ）限量为 0.05mg/L。目前常用的分析检测技术有二苯硝酰二肼分光光度法、HPLC-ICP-MS、IC-ICP-MS 等。

陈绍占等（2018）建立了水质中三价铬[Cr（Ⅲ）]和六价铬[Cr（Ⅵ）]同时测定的 HPLC-ICP-MS 方法，样品和标准溶液经 8mmol/L 的 EDTA-2Na 络合，50℃水浴处理 1h，采用 Dionex IonPac AG7 阴离子交换柱分离，以 57mmol/L 硝酸铵和 0.6mmol/L EDTA-2Na 为淋洗液，Cr（Ⅵ）和 Cr（Ⅵ）的检出限分别为 0.05μg/L 和 0.02μg/L。通过分析发现，饮用水中的铬主要以 Cr（Ⅵ）形式存在。

2023 年 3 月 17 日发布的《生活饮用水标准检验方法》（GB/T 5750—2023）收录了 LC-ICP-MS 测定饮用水中三价铬和六价铬的方法。

5. 碘形态分析

碘是具有重要生物效应的微量元素之一，与人体的生长发育、新陈代谢密切相关，关于碘的研究一直备受关注。目前碘总量的测定方法很多，常用的有容量法、催化比色法、离子选择性电极法、X 射线荧光光谱法、阴极溶出伏安法、离子色谱法、中子活化法等。电感耦合等离子体质谱法以其简便准确的特性在碘的测定中得到广泛应用。随着研究的深入，碘和碘形态的研究受到广泛关注。

刘列钧等（2012）在一项水源型高碘地区水碘形态的调查中发现，存在碘离子和碘酸根两种形态的高碘水源，提示在研究高碘的危害时应考虑碘形态的影响。在自然界中，水中碘可以碘离子（I^-）、碘酸根离子（IO_3^-）、高碘酸根离子（IO_4^-）和碘分子（I_2）4 种形态存在，4 种形态的组合与水的酸碱度密切相关，在调查中发现的水中碘的形态主要是 I^- 和 IO_3^-。

陈俊良等（2017）应用 HPLC-ICP-MS 联用技术对内蒙古锡林郭勒盟（简称锡盟）与新疆塔城市高碘地区地下水总碘及碘形态进行测定，以 ICS-A23 为色谱柱，以 0.03mol/L 的碳酸铵溶液为流动相，结果表明采集的锡盟地区地下水中碘以碘化钾形态为主。

方黎等（2009）以 IonPac AS14 为分析柱，以 50mmol/L $(NH_4)_2CO_3$ 为淋洗液，对经稀释 200 倍的海水应用 IC-ICP-MS 进行碘酸钾和碘化钾测定。方法检出限为 2.60～4.60μg/L，采集的珠江口附近海面样品中碘酸钾含量为 32.48～42.40μg/L；碘化钾含量为 17.69～21.76μg/L。

张翼等（2009）以 Dionex IonPac AS14 为色谱柱，以 30mmol/L $Na_2S_2O_3$ 为淋洗液，应用 IC-ICP-MS 对海水中的 IO_3^- 和 I^- 进行分析测定，海水经 0.45μm 滤膜过滤，该方法检出限分别为 0.5μg/L 和 1.0μg/L，结果显示海水中 IO_3^- 为 367.3mg/L，I^- 为 157.7mg/L。

侯艳霞等（2011）以 Dionex IonPac AS14 阴离子交换柱作为分析柱，以 50mmol/L 碳酸铵为流动相，采用 HPLC-ICP-MS 测定饮用水中碘酸根和碘离子，在碘含量高的井水中检出碘酸根和碘离子。

陈绍占等（2016）选用 Dionex IonPac AS16 阴离子交换色谱柱作为分析柱，以 30mmol/L 氢氧化钾为淋洗液，对不同形态溴和碘经色谱分离后用电感耦合等离子体质谱进行检测，方法简便、灵敏、准确可靠，适用于饮用水中溴和碘形态的分析。

刘崴等（2007）研究了 HPLC-ICP-MS 测定天然水中 IO_3^- 和 I^- 的方法。采用 ICS-A23 色谱柱，以 $(NH_4)_2CO_3$ 为流动相，IO_3^- 和 I^- 的方法检出限 0.035μg/L 和 0.025μg/L。

6. 溴形态分析

溴是一种自然水体中存在的元素，通常以 Br^- 的形式存在。目前最常用的水净化方式就是向水中通入臭氧以杀灭细菌，而臭氧氧化过程中可将 Br⁻ 转换成 BrO_3^-，这是一种公认的致癌物质。

沈金灿等（2005）使用 DIONEX Carbopac PA-100 色谱柱，以 5mmol/L NH$_4$NO$_3$ 为淋洗液，采用 IC-ICP-MS 分析了饮用水中痕量 BrO_3^- 及 Br⁻，方法检出限分别为 0.22μg/L 和 0.54μg/L，分析结果表明个别矿泉水中的 BrO_3^- 含量超出溴酸盐的限值。

苏宇亮等（2008）以 IonPac AS14 为分离柱，以 30mmol/L 的(NH$_4$)$_2$CO$_3$ 为淋洗液，采用 IC-ICP-MS 分析了水中 BrO_3^- 和 Br⁻ 的含量，方法检测限分别为 0.12μg/L、0.21μg/L。

第二节　方法应用

一、砷的检测分析

（一）指标情况

砷及其化合物主要应用于农药、玻璃制造、合金冶炼、半导体电子元件、防腐剂、医用消炎药等生产中。饮用水砷污染的来源主要有人为活动来源和天然来源两个方面。人为活动来源是由于人类的工农业生产活动直接或间接地将砷及其化合物排放到环境中，造成地表水及地下水污染，主要包括含砷矿的开采、含砷农药的使用、农业灌溉、木材保存及含砷废水的排放等；天然来源主要指由于自然环境条件变化使地下水的含砷量增加，包括：①淋溶-蓄积作用形成局部地下高砷水；②富砷矿物中砷及固定在岩石上的砷溶解于流经的地下水中，使水中砷含量增加；③当水源的含水层为富砷的湖沼相地层水时，表现为局部地区局限深度的水井含砷量偏高。我国《生活饮用水卫生标准》（GB 5749—2022）常规指标中将砷的限值定为 0.01mg/L。

近年来，水质检测技术发展迅速。液相色谱串联电感耦合等离子体质谱技术分析速度快、准确度和精密度高、测定范围广；液相色谱原子荧光法灵敏度高，无须对样品进行预浓缩，对浑浊水样也仅需离心过滤即可上机测定，方法简单易行，且该方法采用特殊的气态氢化物发生技术，可有效降低各种基体干扰。目前液相色谱原子荧光法仪器价格低，普及率较高，操作简单，在形态分析上应用较为广泛。这两种方法均适用于水源水及生活饮用水中砷形态的分析检测。

（二）液相色谱-电感耦合等离子体质谱法

1. 样品前处理

用聚乙烯瓶采集样品，采样前应先用水样荡洗采样器、容器和塞子 2～3 次，采样量 0.5L。样品采集后尽快测定，如无法立即测定，可于 0～4℃冷藏保存 5 天。若采样时用浓硝酸调节 pH≤2，可于 0～4℃冷藏保存 7 天。取 100mL 水样，经 0.45μm 水相微孔滤膜过滤后置于进样瓶中。若样品浑浊度较高，可离心后取上清液进行过滤。

需注意的是，在进样前要将水样 pH 调至弱酸性或中性，以防 pH 过低损坏色谱柱；水样在保存过程中可能会发生 As（Ⅲ）和 As（Ⅴ）的相互转化，采集水样后尽快完成检测。

2. 仪器参数条件

采用液相色谱串联电感耦合等离子体质谱仪进行定性和定量分析。液相色谱用于分离目标分析物，流动相为含 1.5mmol/L 磷酸二氢钾、0.01%四丁基氢氧化铵及 5%甲醇的水溶液，pH 5.5；配制方法为准确称量 0.205g 磷酸二氢钾，溶解于纯水中，加入 1000μL 四丁基氢氧化铵、50mL 甲醇，用纯水定容至 1000mL，调节 pH 为 5.5。流速为 1.4mL/min，进样量为 50μL，洗脱方式为等度洗脱，柱温为 30℃。

电感耦合等离子体质谱仪的参考条件是 RF 功率为 1280W，载气流速为 1.14L/min，分析时间为 6min，分析物质量为 75。使用质谱调谐液调整仪器各项指标，使仪器灵敏度、氧化物、双电荷分辨率等指标达到测定要求。色谱图见图 8-7。

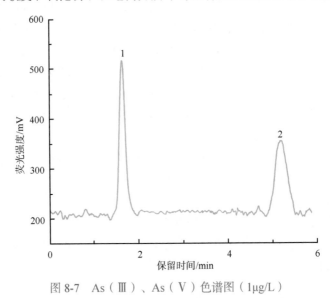

图 8-7　As（Ⅲ）、As（Ⅴ）色谱图（1μg/L）

1. As（Ⅲ）；2. As（Ⅴ）

3. 结果处理

采用外标法进行定量分析，使用经过标定的 As（Ⅲ）、As（Ⅴ）混合标准储备溶液或直接使用有证标准物质，采用逐级稀释的方式配制标准系列溶液，可配制浓度为 0μg/L、1μg/L、5μg/L、10μg/L、20μg/L、50μg/L 和 100μg/L 的混合标准系列溶液，实际样品测定条件与标准曲线测定条件保持一致，直接进样上机测定。以质量浓度为横坐标，以色谱峰面积为纵坐标，绘制工作曲线。根据 As(Ⅲ)、As(Ⅴ)的保留时间进行定性分析，根据标准曲线计算样品中 As(Ⅲ)、As(Ⅴ)的质量浓度。

需要注意的是，在不同品牌的仪器及色谱柱条件下，As(Ⅲ)、As(Ⅴ)保留时间具有差异性，需检测人员采用单一标准物质进行检测确认保留时间；若仪器不具有柱温箱，应尽量保持相对稳定的室内温度，保留时间偏移时，应加标确认。

4. 应用特点

采用液相色谱-电感耦合等离子体质谱法测定生活饮用水及其水源水中的 As(Ⅲ)、As(Ⅴ)，根据方法学验证结果可见，该方法灵敏度和准确度高，精密度好，前处理方法较为简单，抗干扰能力强，方法线性范围宽，适用于水源水及生活饮用水中无机砷的价态分析检测。检测方法经 4 家实验室验证，用实际样品（水源水、出厂水）、纯水加标进行低（1～5μg/L）、中（20～30μg/L）、高浓度（50～100μg/L）的精密度试验，纯水中 As(Ⅲ)的加标回收率范围为 87.8%～99.7%，相对标准偏差为 0.5%～6%；As(Ⅴ)的回收率范围为 93.4%～99.7%，相对标准偏差为 0.5%～7.8%。生活饮用水中 As(Ⅲ)的加标回收率范围为 83%～104%，相对标准偏差为 0.7%～7%；As(Ⅴ)的回收率范围为 95.5%～105%，相对标准偏差为 0.6%～9.2%。水源水中 As(Ⅲ)的加标回收率范围为 83.8%～101%，相对标准偏差为 0.3%～6.7%；As(Ⅴ)的回收率范围为 84.5%～105%，相对标准偏差为 0.6%～6.2%。

（三）液相色谱原子荧光法

1. 样品前处理

用聚乙烯瓶或硬质玻璃瓶采集样品，采样前应先用水样荡洗采样器、容器和塞子 2～3 次，采样量应大于 0.1L。样品采集后尽快测定，如无法立即测定，可于 0～4℃冷藏保存 5 天。若采样时用硝酸调节 pH≤2，可于 0～4℃冷藏保存 7 天。水源水需经 8000 转/分离心 10min，取一定量的上清液经 0.45μm 水相微孔滤膜过滤于进样瓶中；出厂水和末梢水直接用 0.45μm 水相微孔滤膜过滤于进样瓶中。

2. 仪器参数条件

采用液相色谱串联原子荧光法进行定性和定量分析。液相色谱的色谱柱选用阴离子交换色谱柱（250mm×4.1mm）或其他等效色谱柱，阴离子交换色谱保护柱（柱长 10mm，内径 4.1mm）或其他等效色谱柱。流动相为 40mmol/L 磷酸二氢铵溶液。洗脱方式为等度洗脱，流速为 1.0mL/min。进样体积为 100μL。

原子荧光检测参考条件：光电倍增管负高压为 320V；砷空心阴极灯电流为 100mA，辅阴极灯电流为 50mA；原子化方式为火焰原子化；氩载气流速为 300mL/min，氩屏蔽气流速为 900mL/min；还原剂为 20g/L 硼氢化钠溶液和 3.0g/L 氢氧化钠溶液；载流为盐酸溶液（盐酸：水=12：88）。砷形态化合物标准溶液的色谱图见图 8-8。

采用外标法进行定量分析，使用经过标定的砷形态混合标准储备溶液或直接使用有证标准物质，采用逐级稀释的方式配制标准系列溶液，可配制 0μg/L、2.0μg/L、4.0μg/L、6.0μg/L、8.0μg/L、10.0μg/L、15.0μg/L、20.0μg/L 的砷形态混合标准系列使用溶液，现用现配。需要注意的是，可根据样品中各砷形态的实际浓度适当调整标准系列溶液中各砷形态的浓度。实际样品测定条件与标准曲线测定条件保持一致，直接进样上机测定。以质量浓度为横坐标，以色谱峰面积为纵坐标，绘制工作曲线。根据标准色谱图组分的保留时间确定被测组分，以样品峰面积或峰高从各自标准曲线上查出各砷形态的质量浓度。

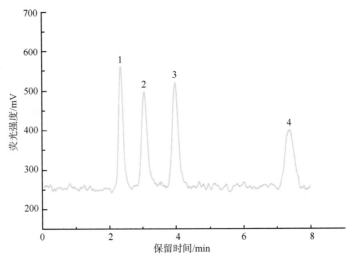

图 8-8　砷形态化合物标准溶液（浓度均为 10μg/L）的色谱图
1. 亚砷酸盐；**2.** 二甲基砷；**3.** 一甲基砷；**4.** 砷酸盐

3. 应用特点

本方法使用液相色谱对生活饮用水中的 As（Ⅲ）、As（Ⅴ）、DMA 和 MMA 进行分离，采用氢化物发生原子荧光光度计进行检测。整个实验过程前处理简单，方法稳定性好，准确度高。该方法缺点：由于生活饮用水中砷含量较低，在不浓缩的情况下，需要较高的灯电流和负高压进行信号放大，对仪器灵敏度有较高要求。6 家实验室对生活饮用水进行浓度范围为 5～20μg/L 的低、中、高 3 个浓度水平的加标回收及精密度实验。亚砷酸盐的加标回收率范围为 80.3%～111%，相对标准偏差范围为 0.76%～7.4%；砷酸盐的加标回收率范围为 81.5%～113%，相对标准偏差范围为 1.2%～6.9%；MMA 的加标回收率范围为 81.8%～107%，相对标准偏差范围为 0.61%～8.9%；DMA 的加标回收率范围为 84.5%～107%，相对标准偏差范围为 0.36%～5.9%。6 家实验室对水源水进行浓度范围为 5～20μg/L 的低、中、高 3 个浓度水平的加标回收及精密度实验。亚砷酸盐的加标回收率范围为 77.7%～114%，相对标准偏差范围为 0.84%～7%；砷酸盐的加标回收率范围为 81.5%～109%，相对标准偏差范围为 0.58%～9.3%；MMA 的加标回收率范围为 78.5%～104%，相对标准偏差范围为 0.44%～9.5%；DMA 的加标回收率范围为 84.5%～109%，相对标准偏差范围为 0.35%～9.3%。

对生活饮用水进行加标回收实验时，水样中的余氯可能造成亚砷酸盐缓慢向砷酸盐转化，加标样现配现测，或者以无机砷（亚砷酸盐含量与砷酸盐含量的加和）来计算亚砷酸盐和砷酸盐的加标回收率。

二、硒的检测分析

（一）指标情况

硒（Se）是稀散非金属之一，其用途非常广泛，可应用于冶金、玻璃、陶瓷、电子、太阳能、饲料等众多领域，工业冶金是其主要的污染途径。硒是人体必需微量元素之一，具有预防癌症、清除体内自由基、抗衰老、抗氧化等作用，能保护细胞膜的结构和功能，增强机体免疫力，对于心血管功能、生育、视力等有重要影响。硒缺乏会导致克山病、冠心病、大骨节病、糖尿病等多种疾病。虽然硒对人体是有益的营养元素，但研究发现硒的安全阈值较窄，硒摄入量超过安全阈值则会对人体造成伤害，发生急性或慢性硒中毒。在我国湖北恩施曾发生大范围人畜脱毛、脱甲症等中毒症状，陕西安康市紫阳县也有类似现象发生，为高硒土壤环境所致。因此，科学、合理地摄入硒元素对健康才是安全有效的。有研究表明，一般人群可通过饮水和食物摄入硒，尤其是谷类和鱼类。我国《生活饮用水卫生标准》（GB 5749—2022）扩展指标中将硒的限值定为 0.01mg/L。

硒在自然界中存在的形态分为无机硒和有机硒。无机硒主要有单质硒、硒化物、亚硒酸盐、硒酸盐等；有机硒主要有硒代半胱氨酸、硒代胱氨酸、硒代蛋氨酸、硒甲基硒代半胱氨酸、硒脲等。硒的毒性和生物利用度在很大程度上取决于硒的化学形态，如亚硒酸盐的毒性略大于硒酸盐，无机硒的毒性大于以氨基酸和蛋白质结合的有机硒。硒代氨基酸、植物中的硒化合物、水溶性亚硒酸钠和硒酸钠的生物利用度较高。因此，对水中不同形态硒的检测评价具有重要意义。

目前国内外分析硒形态常用的分离方法主要为色谱技术。色谱技术主要包括气相色谱和高效液相色谱。电泳技术在硒形态分析中的应用也有报道，主要包括毛细管电泳和凝胶电泳。常用的检测方法有电感耦合等离子体质谱、原子荧光光谱、原子发射光谱、原子吸收光谱等。

高效液相色谱（HPLC）是硒形态分析中使用最多的分离手段，通过使用不同类型的 HPLC（排阻色谱、反相色谱、离子交换色谱），这些硒形态化合物可以得到有效分离。电感耦合等离子体质谱（ICP-MS）是以电感耦合等离子体作为离子源的一种无机质谱技术，由于灵敏度高、选择性强等优点，其已成为元素形态分析中应用最多的检测器。HPLC-ICP-MS 联用技术成为近年来研究硒形态的主流技术。

（二）样品前处理

用聚乙烯塑料瓶采集水样 500mL，采样前用待测水样将样品瓶清洗 2～3 次。将水样充满样品瓶并加盖密封，0～4℃冷藏避光条件下生活饮用水可保存 7 天，水源水可保存 2 天。需注意的是，澄清水样可直接进行测定，必要时水样经 0.45μm 微孔滤膜过滤后测定。

（三）仪器参数条件

采用液相色谱串联电感耦合等离子体质谱仪进行定性和定量分析。液相色谱用于分离目标分析物，色谱柱为阴离子交换保护柱（20mm×2.1mm，10μm）或其他等效保护柱；阴离子交换分析柱（250mm×4.1mm，10μm）或其他等效分析柱；流动相为 40mmol/L 磷酸氢二铵（pH=6.0）；流速为 1.2mL/min；进样体积为 100μL。

电感耦合等离子体质谱仪参考条件：射频功率为 1200～1550W，采样深度为 8mm，雾化室温度为 2℃，载气流速为 0.65L/min，补偿气流速为 0.45L/min，氦气碰撞气流速为 4.8mL/min，积分时间为 0.5s，检测质量数为 78。5 种硒形态混合标准溶液的色谱图见图 8-9。

（四）结果处理

采用外标法进行定量分析，使用经过标定的亚硒酸根、硒酸根、硒代胱氨酸、硒代蛋氨酸、硒甲基硒代半胱氨酸 5 种硒形态混合标准储备溶液或直接使用有证标准物质，采用逐级稀释的方式配制硒形态混合标准使用液，可配制浓度为 0.0μg/L、2.0μg/L、5.0μg/L、10.0μg/L、25.0μg/L、50.0μg/L、100.0μg/L 的标准系列溶液，现用现配。可根据样品中各硒形态的实际浓度适当调整标准系列溶液中各硒形态的质量浓度。设定仪器最佳条件，待基线稳定后，将 5 种硒形态混合标准系列溶液按质量浓度由低到高分别注入液相色谱-电感耦合等离子体质谱联用仪中进行测定，以标准系列溶液中目标化合物的浓度为横坐标，以色谱峰面积为纵坐标，制作标准曲线。根据色谱保留时间与硒元素的质荷比定性，根据标准曲线计算样品中亚硒酸根、硒酸根、硒代胱氨酸、硒代蛋氨酸、硒甲基硒代半胱氨酸的质量浓度。

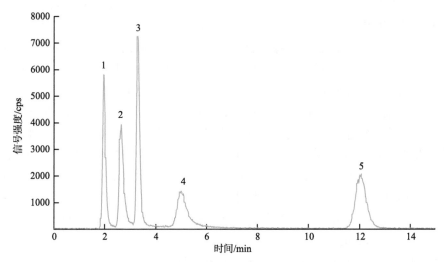

图 8-9　5 种硒形态混合标准溶液（浓度均为 10μg/L）的色谱图
1. 硒代胱氨酸；2. 硒甲基硒代半胱氨酸；3. 亚硒酸根；4. 硒代蛋氨酸；5. 硒酸根

（五）应用特点

该方法用于测定生活饮用水中硒形态时，具有线性范围宽、精密度高、准确性好、灵敏度高等优点，能满足生活饮用水中亚硒酸盐和硒酸盐，瓶装水和水源水中亚硒酸盐、硒酸盐、硒代胱氨酸、硒甲基硒代半胱氨酸、硒代蛋氨酸的测定要求。该检测方法经 6 家实验室对生活饮用水进行浓度范围为 1.0～50.0μg/L 的低、中、高浓度的加标回收及精密度实验，亚硒酸根的加标回收率范围为 89.7%～114%，相对标准偏差小于 5%；硒酸根的加标回收率范围为 91.4%～118%，相对标准偏差小于 5%；6 家实验室对水源水进行浓度范围为 2.0～70.0μg/L 的低、中、高浓度的加标回收及精密度实验，亚硒酸根的加标回收率范围为 89.9%～111%，相对标准偏差小于 5%；硒酸根的加标回收率范围为 82.9%～110%，相对标准偏差小于 5%；硒代胱氨酸的加标回收率范围为 80.1%～117%，相对标准偏差小于 5%；硒甲基硒代半胱氨酸的加标回收率范围为 82.1%～110%，相对标准偏差小于 5%；硒代蛋氨酸的加标回收率范围为 81.1%～112%，相对标准偏差小于 5%。

三、铬的检测分析

（一）指标情况

铬是ⅥB族元素，在地壳中的平均含量为 0.010%～0.011%，广泛分布于自然界中，也是生物体所必需的微量元素之一。铬可以形成+2、+3、+4、+6 等多种价态化合物，水中铬主要以三价或六价的形式存在。在工业上，铬广泛用于电镀、染料、制革、纺织等行业，随着工业三废的排放，含铬化合物被排放到环境中，从而造成水的污染。不同价态的铬具有不同的毒性，Cr（Ⅲ）是人体必需的微量元素，参与人体和动物体内糖与脂肪的代谢。医学研究证实，六价铬的危害比三价铬大 100 倍，且易被人体吸收，在体内蓄积产生毒害作用，接触、吸入或吞入可能会导致皮肤敏感、癌症或遗传基因缺陷，对人类和环境有持久危险性。三价铬和六价铬的生物利用度不同。一般来说，三价铬化合物是相对稳定和难溶的，而六价铬化合物具有高流动性、可溶性和生物活性。饮用水中三价铬和六价铬的含量对人体健康有直接影响。对水质中三价铬和六价铬的定量分析具有十分重要的意义。我国《生活饮用水卫生标准》（GB 5749—2022）常规指标中将六价铬的限值定为 0.05mg/L。

测定铬的方法主要有分光光度法、原子吸收光度法，一般原子光谱测定的是总铬，目前我国对饮用水中六价铬的检测主要采用二苯碳酰二肼分光光度法，该实验方法步骤烦琐，物理和化学干扰较多。

随着色谱与光谱联用技术的发展，元素的形态与价态分析有了长足的发展。由于 ICP-MS 具有灵敏度高、检出限低、动态线性范围宽和多元素同位素检测等优点，近年来成为元素分析领域应用最广泛的分析技术。液相色谱-电感耦合等离子体质谱法广泛应用于水、环境、食品、中药、生物样品等领域中元素形态的分析，是公认的元素形态分析最有效的方法之一。采用液相色谱-电感耦合等离子体质谱法测定生活饮用水及水源水中不同铬形态的含量，灵敏度高，测定范围、检出限和灵敏度均满足相应要求。

（二）样品前处理

用聚乙烯塑料瓶采集水样，采样前用待测水样将样品瓶清洗 2～3 次。将水样充满样品瓶并加盖密封，冷藏避光条件下尽快测定。样品前处理过程中，应吸取 25mL 水样至 50mL 容量瓶中，加入 10mL 40mmol/L 乙二胺四乙酸二钠溶液，用氨水溶液（2:98）调 pH 至 7.0 左右，用水稀释至刻度，乙二胺四乙酸二钠溶液的最终浓度为 8mmol/L，将样品溶液倒入具塞锥形瓶中，置于 50℃水浴中加热

1h，冷却后经 0.45μm 水相微孔滤膜过滤，待测。同时做空白试验。

（三）仪器参数条件

采用液相色谱串联电感耦合等离子体质谱仪进行定性和定量分析。液相色谱用于分离目标分析物，色谱柱为阴离子交换分析柱（50mm×4mm，10μm）或其他等效分析柱；流动相为 60mmol/L 硝酸铵和 0.6mmol/L 乙二胺四乙酸二钠（pH=7.0）；流速为 1.0mL/min；进样体积为 50μL。

电感耦合等离子体质谱仪参考条件：射频功率为 1200～1550W，采样深度为 5～8mm，雾化室温度为 2℃，载气流速为 1.05L/min，冷却气流速为 14L/min，氦气碰撞气流速为 4.8mL/min，积分时间为 0.3～1s，检测质量数为 52。六价铬和三价铬混合标准溶液的色谱图见图 8-10。

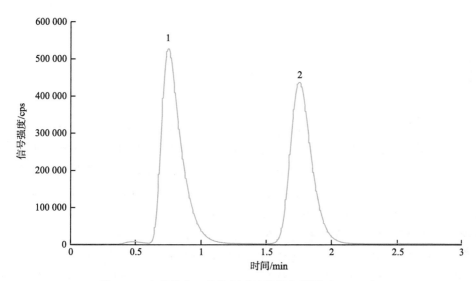

图 8-10　六价铬和三价铬标准溶液的色谱图（10μg/L）
1. 三价铬；**2.** 六价铬

（四）结果处理

采用外标法进行定量分析，使用经过标定的六价铬和三价铬两种铬形态混合标准储备溶液或直接使用有证标准物质，用流动相将六价铬和三价铬混合标准使用溶液逐级稀释成浓度分别为 0μg/L、1.0μg/L、5.0μg/L、10.0μg/L、50.0μg/L、100.0μg/L、150.0μg/L 的标准系列溶液，现用现配。可根据样品中六价铬和三价铬的实际浓度适当调整标准系列溶液中六价铬和三价铬的质量浓度。设定仪器最佳条件，待基线稳定后，测定六价铬和三价铬混合标准溶液（10μg/L），确定六价铬和三价铬的分离度符合要求后（$R \geqslant 1.5$），将六价铬和三价铬标准系列溶液按质量浓度由低到高的顺序分别注入液相色谱-电感耦合等离子体质谱联用仪中进行测定，以标准系列溶液中目标化合物的浓度为横坐标，以色谱峰面积为纵坐标，制作标准曲线。以色谱保留时间与铬的质荷比定性，根据标准曲线计算样品中六价铬和三价铬的质量浓度。

（五）应用特点

该方法用于测定生活饮用水中铬形态时，具有线性范围宽、精密度高、准确性好、灵敏度高等优点，能满足生活饮用水及水源水中三价铬和六价铬的测定要求。6 家实验室分别对纯水、生活饮用水、矿泉水、水源水进行低、中、高浓度的加标回收及精密度实验，三价铬的加标回收率范围为 81.1%～112%，相对标准偏差小于 5.0%；六价铬的加标回收率范围为 80.2%～109%，相对标准偏差小于 5.0%。

四、氯化乙基汞的检测分析

（一）指标情况

汞是一种剧毒元素，其毒性与化学形态密切相关。汞在水体中以无机汞和有机汞的形式存在。水环境中汞及其化合物早已被欧美各国、日本、中国等列为重点优先控制的污染物之一，由于汞在自然界中的赋存形态不同，产生的毒性和环境行为亦不相同。研究表明，有机汞具有亲脂性、生物累积和生物放大效应，且毒性远大于无机汞；有机汞中烷基汞的毒性最大，是无机汞的数百倍，并易于通过血脑屏障和胎盘引起中枢神经系统永久性损伤和胎儿水俣病。在水环境中，无机汞通过生物的甲基化、乙基化作用形成相应的有机汞，从而可被动植物吸收并通过食物链富集而放大，最终危及人类健康。我国《生活饮用水卫生标准》（GB 5749—2006）附录 A 中规定氯化乙基汞的限值为 0.0001mg/L。

就烷基汞形态的分析方法而言，我国两个相关国家标准——《水质 烷基汞的测定 气相色谱法》（GB/T 14204—93）和《环境 甲基汞的测定 气相色谱法》（GB/T 17132—1997）分别采用巯基棉富集和巯基纱布-巯基棉二次富集，气相色谱法测定。但这两种方法操作烦琐，实用性较差。而文献报道烷基汞的测定方法主要有气相色谱法（GC）、气相色谱-质谱法（GC-MS）、液相色谱法（HPLC）、毛细管电泳法（CE）。其中气相色谱法和气相色谱-质谱法需要衍生，操作烦琐，且衍生剂可能与水中基质发生反应，导致回收率低；液相色谱法、毛细管电泳法测定汞形态的灵敏度不高。采用分离设备与元素选择性检测器在线联用是目前汞形态分析的发展趋势，液相色谱法联用原子光谱法或电感耦合等离子体质谱法是目前的主流方法。其中 HPLC-ICP-MS 灵敏度高，如地方标准《环境样品中甲基汞、乙基汞及无机汞高效液相色谱-电感耦合等离子体质谱法（HPLC-ICP-MS）测定》（DB35/T 895—2009）中就采用这种方法，但相关仪器昂贵；HPLC-AFS 具有灵敏度高、操作简单等优点，且已在我国省市级实验室大量配备，可实现广泛推广。此外，水中烷基汞含量低，必须对其进行富集预处理，主要方法有液液萃取法、蒸馏法和固相萃取法。液液萃取法操作复杂，溶剂耗费大；蒸馏法水样原本存在的无机汞容易引起正干扰；固相萃取法是目前最常见的富集方法，如现行国标采用的巯基棉柱，其他如 C_{18} 柱、WAX 柱等亦有报道。

近年来，水质检测技术的发展迅速，对烷基汞形态分析方法进行优化后发现，液相色谱-原子荧光法在配合固相萃取前处理方法时，操作简便、易自动化、灵敏度高、准确性好；液相色谱-电感耦合等离子体质谱法准确性好、精密度高，测定范围广，灵敏度高；吹扫捕集-气相色谱-冷原子荧光法灵敏度高、适用性好、操作简便。这三种方法均适用于生活饮用水中烷基汞的分析检测，其中吹扫捕集-气相色谱-冷原子荧光法还适用于水源水中烷基汞的分析检测。

（二）液相色谱-原子荧光法

1. 样品前处理

该方法仅用于生活饮用水中氯化甲基汞和氯化乙基汞的测定。

用聚乙烯塑料瓶采集水样，采样前用待测水样将样品瓶清洗 2～3 次。1L 水样中加入 4mL 盐酸（ρ_{20}=1.19g/mL），将水样充满样品瓶并加盖密封，0～4℃冷藏避光条件下可保存 7 天。

需注意的是，在进样前需要将水样经 0.45μm 水相滤膜过滤。固相萃取柱预先用 3mL 甲醇和 3mL 纯水活化。取过滤后的水样 200mL，以约 5mL/min 的速度通过固相萃取柱，抽干固相萃取柱，用 4.0mL 洗脱液洗脱，收集洗脱液，用洗脱液定容至 4.0mL。

2. 仪器参数条件

采用液相色谱串联原子荧光法进行定性和定量分析。液相色谱用于分离目标分析物，仪器参数参考条件：色谱柱为 C_{18} 柱（4.6mm×250mm，5μm）或其他等效色谱柱；流动相为 5%甲醇水溶液，含 60mmol/L 乙酸铵和 10mmol/L L-半胱氨酸；流速为 1.0mL/min；进样体积为 100μL；柱温为 25℃。

原子荧光仪的参考条件：泵速为 65 转/分，紫外灯为开，负高压为 295V，汞灯电流为 50mA，载气流速为 400mL/min，屏蔽气流速为 500mL/min，载液为 7%盐酸溶液，还原剂为 5g/L 硼氢化钾溶液+5g/L 氢氧化钾溶液。色谱图见图 8-11。

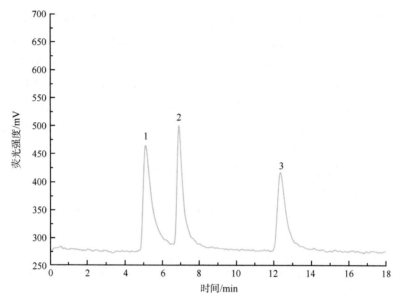

图 8-11　甲基汞和乙基汞标准物质色谱图（2.0μg/L）

1. 无机汞；2. 甲基汞；3. 乙基汞

3. 结果处理

采用外标法进行定量分析，使用经过标定的甲基汞和乙基汞混合标准储备溶液或直接使用有证标准物质，采用逐级稀释的方式配制标准系列溶液，可配制浓度为 0μg/L、0.5μg/L、1.0μg/L、2.0μg/L、5.0μg/L、10.0μg/L 的混合标准系列溶液，实际样品测定条件与标准曲线测定条件保持一致，直接进样上机测定。以质量浓度为横坐标，以色谱峰面积为纵坐标，绘制工作曲线。根据甲基汞、乙基汞的保留时间进行定性分析，根据标准曲线计算样品中甲基汞、乙基汞的质量浓度，再通过换算系数得出样品中氯化甲基汞、氯化乙基汞的质量浓度。

4. 应用特点

采用巯基固相萃取柱富集水中甲基汞和乙基汞，用高效液相色谱-原子荧光光谱联用法测定生活饮用水中的甲基汞和乙基汞，根据方法学验证结果可见，该方法前处理简单，回收率稳定，灵敏度和准确度高，满足生活饮用水对甲基汞和乙基汞的限值要求，可应用于生活饮用水中甲基汞和乙基汞的同时测定。检测方法经 6 家实验室验证，用实际样品（末梢水）、纯水加标进行低（0.02μg/L）、中（0.1μg/L）、高（0.2μg/L）浓度的精密度试验，甲基汞的回收率为 85.2%～109%，相对标准偏差为 0.41%～5.1%；乙基汞的回收率为 81.7%～109%，相对标准偏差为 0.96%～4.9%。

（三）液相色谱-电感耦合等离子体质谱法

1. 样品前处理

该方法仅用于生活饮用水中氯化甲基汞和氯化乙基汞的测定。

用聚乙烯塑料瓶采集水样，采样前用待测水样将样品瓶清洗 2～3 次。1L 水样加入 4mL 盐酸（ρ_{20}=1.19g/mL），将水样充满样品瓶并加盖密封，0～4℃冷藏避光条件下可保存 7 天。

取均匀水样 500mL，置于 1L 分液漏斗中，加 5g 氯化钠，分别依次使用 40mL、30mL、20mL 二氯甲烷萃取，每次振荡 5min，静置分层 10min，收集下层萃取液至 250mL 锥形瓶中，向萃取液中加入无水硫酸钠至溶液澄清透明，将萃取液直接转移至 250mL 分液漏斗中，用二氯甲烷洗涤锥形瓶两次，将洗涤液转移至分液漏斗中，准确加入 4mL 半胱氨酸/乙酸铵溶液反萃取，振荡 5min，静置分层 10min，取上层反萃取溶液，待测。

2. 仪器参数条件

采用液相色谱串联电感耦合等离子体质谱进行定性和定量分析。液相色谱用于分离目标分析物，仪器参数参考条件：色谱柱为 C_{18} 分析柱（4.6mm×150mm，5μm）或其他等效色谱柱，C_{18} 预柱（4.6mm×10mm，5μm）或其他等效色谱预柱；流动相为甲醇溶液（3：97）+乙酸铵（60mmol/L）+L-半胱氨酸溶液（1：999）；流速为 1.0mL/min；进样体积为 50μL。

电感耦合等离子体质谱仪参考条件：射频功率为 1200～1550W，采样深度为 8mm，雾化室温度为 2℃，载气流速为 1.05L/min，积分时间为 0.3s，检测质量数为 202。甲基汞和乙基汞标准物质色谱图见图 8-12。

3. 结果处理

采用外标法进行定量分析，使用经过标定的甲基汞和乙基汞混合标准储备溶液或直接使用有证标准物质，采用逐级稀释的方式配制标准系列溶液，可配制浓度为 0μg/L、1.0μg/L、5.0μg/L、10.0μg/L、20.0μg/L、50.0μg/L 的混合标准系列溶液。需注意的是，可根据样品中甲基汞和乙基汞的浓度适当调整混合标准系列溶液中甲基汞和乙基汞的浓度。设定仪器最佳条件，待基线稳定后，测定甲基汞和乙基汞混合标准溶液，确定甲基汞和乙基汞的分离度，待分离度达到要求后（$R \geqslant 1.5$），将甲基汞和乙基汞混合标准系列溶液按质量浓度由低到高的顺序分别注入液相色谱-电感耦合等离子体质谱联用仪中进行测定，以待测化合物的浓度为横坐标，以色谱峰面积为纵坐标，制作标准曲线。根据甲基汞、乙基汞的保留时间进行定性分析，根据标准曲线计算样品中甲基汞、乙基汞的质量浓度，再通过换算系数得出样品中氯化甲基汞、氯化乙基汞的质量浓度。

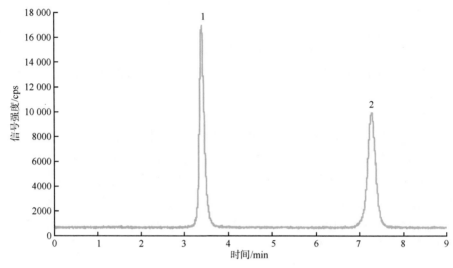

图 8-12　甲基汞和乙基汞标准物质色谱图（10μg/L）

1. 甲基汞；**2.** 乙基汞

4. 应用特点

采用液相色谱串联电感耦合等离子体质谱法测定生活饮用水中的甲基汞和乙基汞，根据方法学验证结果可见，该方法线性范围宽、灵敏度高、适用性好、稳定可靠，满足生活饮用水对甲基汞和乙基汞的限值要求，可应用于生活饮用水中甲基汞和乙基汞的同时测定。检测方法经 6 家实验室验证，用实际样品（末梢水）、纯水、瓶装水加标进行低（0.05μg/L）、中（0.1μg/L）、高（0.2μg/L）浓度的精密度试验，甲基汞回收率为 80%～110%，相对标准偏差为 0.6%～5%；乙基汞的回收率为 80.4%～111%，相对标准偏差为 0.8%～7.5%。

（四）吹扫捕集-气相色谱-冷原子荧光法

1. 样品前处理

用聚乙烯塑料瓶采集水样，采样前用待测水样将样品瓶清洗 2～3 次。1L 水样中加入 4mL 盐酸，将水样充满样品瓶并加盖密封，0～4℃冷藏避光条件下可保存 7 天。

在棕色玻璃样品瓶中加入 25mL 或者 40mL（依据原位或异位进样方式而定）的水样，依次加入 500μL 乙酸-乙酸钠缓冲溶液和 50μL 四丙基硼化钠溶液（10g/L），迅速盖紧盖子摇匀并静置 30min。

2. 仪器参数条件

采用吹扫捕集-气相色谱串联原子荧光进行定性和定量分析。吹扫捕集可以使用原位或者异位吹扫捕集装置，参考条件：载气为氮气或氩气；吹扫捕集时间为10min（流速为150mL/min）；热脱附温度为130～200℃；热脱附时间为12s（流速为30～340mL/min）；捕集管干燥时间为2～5min（流速为150～270mL/min）。气相色谱用于分离目标分析物，仪器参数参考条件：色谱柱为填充色谱柱（填料固定液为OV-3，柱长340mm，内径1.59mm）或其他等效色谱柱；气相色谱柱温度为40℃；载气为氩气，流速为30～40mL/min；裂解温度为700～800℃。

原子荧光参考条件：光电倍增管（PMT）负高压为650V，载气流速为30～60mL/min，按不同型号仪器设定最佳仪器条件。色谱图见图8-13。

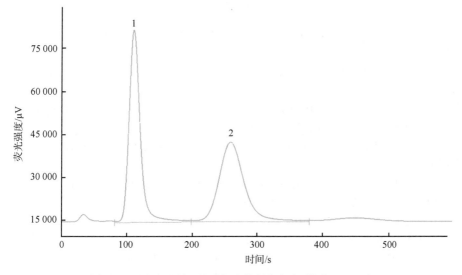

图 8-13　甲基汞和乙基汞衍生物的气相色谱图（5ng/L）
1. 甲基汞衍生物；**2.** 乙基汞衍生物

3. 结果处理

采用外标法进行定量分析，设定仪器最佳条件，取 25mL（采用原位时）或者 40mL（采用异位时）纯水于棕色样品瓶中，分别准确吸取一定量的甲基汞和乙基汞混合标准溶液（10.0μg/L）、甲基汞和乙基汞混合标准使用溶液（1.0μg/L）于样品瓶中，稀释成浓度为0ng/L、0.5ng/L、1.0ng/L、2.0ng/L、5.0ng/L、10.0ng/L的甲基汞和乙基汞混合标准系列溶液。按浓度从低到高的顺序依次对标准系列溶液进行测定。以标准系列溶液中目标化合物的浓度（ng/L）为横坐标，以其对应的峰面积为纵坐标，绘制甲基汞和乙基汞的校准曲线。根据甲基汞衍生物、乙基汞衍生物的保留时间进行定性分析，根据标准曲线计算样品中甲基汞、乙基汞的质量浓度，再通过换算系数得出样品中氯化甲基汞、氯化乙基汞的质量浓度。

4. 应用特点

采用吹扫捕集-气相色谱-冷原子荧光法测定生活饮用水和水源水中的甲基汞和乙基汞，根据方法学验证结果可见，该方法灵敏度高、适用性好、操作简便，满足生活饮用水对甲基汞和乙基汞的限值要求，可应用于生活饮用水和水源水中甲基汞和乙基汞的同时测定。该检测方法经 6 家实验室验证，用实际样品（末梢水）、纯水、水源水加标进行低（0.5ng/L 和 1.0ng/L）、中（5.0ng/L）、高浓度（10.0ng/L）的精密度试验，甲基汞加标回收率为 75%～124%，相对标准偏差为0.5%～5.4%；乙基汞的加标回收率为 70.5%～116.5%，相对标准偏差为 0.6%～6%。

参 考 文 献

伯英，罗立强，2010. 内蒙古河套地区水体中砷的地球化学特征. 生态与农村环境学报，26（1）：312-314.

陈光，林立，钱聪，等，2012. 离子色谱-电感耦合等离子体质谱联用测定饮用水中的三价铬和六价铬. 农业机械，（6）：127-130.

陈俊良，杨红霞，刘崴，等，2017. HPLC-ICP-MS 法研究内蒙古锡盟和新疆塔城高碘地区地下水的总碘及碘形态特征. 岩矿测试，36（6）：614-623.

陈绍占，刘丽萍，张妮娜，等，2016. 饮用水中溴和碘形态的离子色谱-电感耦合等离子体质谱联用测定法. 环境与健康杂志，33（10）：920-923.

陈绍占，张妮娜，刘丽萍，2021. 液相色谱-电感耦合等离子体质谱联用技术分析水中 5 种硒形态. 中国卫生检验杂志，31（9）：1048-1051.

陈绍占，张妮娜，刘丽萍，等，2018. 离子色谱-电感耦合等离子体质谱法快速测定饮用水中铬形态. 中国卫生检验杂志，28（5）：524-527.

邓勃，尹洧，2021. 实用原子光谱分析. 2 版. 北京：化学工业出版社.

杜维，李爱，贺小敏，2017. 吹扫捕集-气相色谱/冷原子荧光法联用测定地表水中甲基汞研究. 环境科学与管理，42（11）：135-137.

方黎，吴杰，苏宇亮，2009. 离子色谱-电感耦合等离子体质谱联用法测定海水中碘的形态. 现代科学仪器，（4）：121-123.

国家市场监督管理总局，中华人民共和国国家卫生健康委员会，2022. 食品安全国家标准 食品中污染物限量（GB 2762—2022）.

侯贤灯，江桂斌，2022. 原子光谱分析前沿. 北京：科学出版社.

侯艳霞，刘丽萍，杜振霞，2011. 高效液相色谱-电感耦合等离子体质谱法测定饮用水中碘酸根和碘离子. 理化检验（化学分册），47（11）：1262-1265.

李冰，陆文伟，2017. 电感耦合等离子体质谱分析技术. 北京：中国质量出版社/中国标准出版社.

李浩然，陶晶，张永，等，2021. 基于吹扫捕集-气相色谱-原子荧光法分析研究生活饮用水中烷基汞. 首都公共卫生，15（5）：306-311.

刘列钧, 王海燕, 李秀维, 等, 2012. 我国水源型高碘地区水碘形态的研究. 疾病监测, 27(11): 891-893.

刘崴, 杨红霞, 李冰, 等, 2007. 高效液相色谱-电感耦合等离子体质谱测定地下水中碘形态稳定性. 分析化学, 35(4): 571-574.

陕红, 袁志华, 刘丹丹, 等, 2014. HPLC-ICP-MS 法测定农业废水中有机砷与无机砷的方法研究. 农业资源与环境学报, 31(2): 197-201.

沈金灿, 荆淼, 陈登云, 等, 2005. 离子色谱-电感耦合等离子体质谱联用法测定水中痕量 BrO_3^- 及 Br^-. 分析化学, 33(7): 993-995.

苏宇亮, 吴杰, 方黎, 2008. IC-ICP-MS 法测定水中 BrO_3^- 和 Br^-. 中国给水排水, 24(10): 82-84.

佟建冬, 纪晓红, 张春华, 等, 2017. 吉林省地方性砷中毒病区饮水砷的形态研究. 中华地方病学杂志, (9): 682-684.

王媛, 张雯, 刘华良, 等, 2020. 吹扫捕集/GC-冷原子荧光法测定包装饮用水中烷基汞. 环境监测管理与技术, 32(3): 52-62.

吴建刚, 赵金平, 赵志南, 2015. 四丙基硼化钠衍生吹扫捕集冷原子荧光光谱法同时测定水中的甲基汞和乙基汞. 环境化学, 34(2): 390-391.

辛晓东, 李伟, 胡芳, 等, 2015. 高效液相色谱–电感耦合等离子体质谱法分析水中硒的形态. 化学分析计量, 24(1): 14-17.

张建伟, 李沛镨, 金红, 2021. HPLC-ICP-MS 联用技术应用于饮用水中砷形态分析的方法研究. 给水排水, 47(S2): 37-42, 47.

张翼, 徐子刚, 姚琪, 等, 2009. 离子色谱-电感耦合等离子体质谱联用测定不同形态碘元素. 浙江大学学报(理学版), 36(4): 439-441.

中华人民共和国国家卫生和计划生育委员会, 2015. 食品安全国家标准 食品中总汞及有机汞的测定(GB 5009.17—2014).

中华人民共和国国家卫生和计划生育委员会, 2015. 食品安全国家标准 食品中总砷及无机砷的测定(GB 5009.11—2014).

中华人民共和国国家卫生健康委员会, 国家市场监督管理总局, 2021. 食品安全国家标准 食品中总汞及有机汞的测定(GB 5009.17—2021).

第九章　流动注射与连续流动法

第一节　概　述

流动分析是在封闭的管路中将一定体积的试样注入连续流动的载液中，试样与试剂在化学反应模块中按特定的顺序和比例混合、反应，进入流动检测池进行光度检测。流动分析法分为两种类型，一种是流动注射分析仪（FIA），另一种是连续流动分析仪（CFA），两种流动分析技术的基本原理一致，但仪器设计时有所区别。连续流动分析技术引入了气泡，防止液体浓度的扩散，试剂与样品在气泡间进行完全反应，是片段流；而流动注射技术没有加入气泡，通过液体扩散反应，试样在管道中的反应时间有限制，反应不完全，是连续流。

一、流动注射分析技术

（一）发展历程

流动注射技术是由丹麦分析化学家 J. 鲁西卡（J. Ruzicka）在 20 世纪 70 年代提出的一种新型的连续流动分析技术。这种技术是把一定体积的试样溶液注入一个流动着的、非空气间隔的试剂溶液（或水）载流中，被注入的试样溶液流入反应盘管，形成一个区域，并与载流中的试剂混合、反应，再进入流通检测器进行测定分析及记录。试样溶液于严格控制的条件下在试剂载流中分散，因而只要试样溶液注射方法，以及在管道中存留时间、温度和分散过程等条件相同，不要求反应达到平衡状态就可以按照比较法，由标准溶液所绘制的工作曲线以峰面积计算形式测定试样溶液中被测物质的浓度。

（二）基本原理及仪器构成

1. 基本原理

流动注射分析的基本原理是把一定体积的试样注射到一个运动着的、无空气间隔的、由适当液体组成的连续载流中，被注入的试样形成一个带，然后被载流带到一个检测器中连续记录其吸光度、电极电位或其他物理参数，根据产生的信号计算被测试液的浓度。全自动流动注射分析仪是基于流动注射分析的基本原理设计的，试剂在封闭的管路中连续流动，一定体积的样品通过样品注入阀注入载流，载流携带样品在封闭的编结反应器与试剂混合，形成具有一定吸光度的混合物，混合物流过光度检测器，形成检测峰形。样品与样品之间、样品与试剂之间无须加入气泡，无须达到物理混合和化学反应平衡状态即可重复测定，实现快速准确的分析。

流动注射分析技术具有以下特点：①所需仪器设备结构较简单、紧凑。集成或微管道系统的出现致使流动注射技术朝微型跨进一大步。采用的管道多数是由聚乙烯、聚四氟乙烯等材料制成的，具有良好的耐腐蚀性能。②操作简便、易于自动连续分析。流动注射技术把吸光分析法、荧光分析法、原子吸收分光光度法、比浊法和离子选择电极分析法等分析流程管道化，除去了原来分析中大量而烦琐的手工操作，并由间歇式流程过渡到连续自动分析，避免了操作中的人为差错。③分析速度快、精密度高。反应不需要达到平衡后就能测定，因而分析频率很高，一般为 60～120 个样品/小时。例如，在测定废水中的 S^{2-} 时，分析频率高达 720 个样品/小时。注射分析过程的各种条件可以得到较严格的控制，因此提高了分析的精密度，相对标准偏差一般可达 1%以内。但对于挥发酚、氰化物等复杂化合物，过程检测速度只有 10 个样品/小时，样品、试剂消耗也非常大。④试剂、试样用量少，适用范围较广。流动注射分析试样、试剂的用量，每次仅需数十微升至数百微升，不但节省了试剂，降低了费用，还对诸如血液、体液等稀少试样的分析显示出独特的优点。流动注射技术既可应用于多种分析化学反应，也可采用多种检测手段，能够完成复杂的萃取分离、富集过程，因此扩大了其应用范围，从而广泛应用于临床化学、药物化学、农业化学、食品分析、冶金分析和环境分析等领域中。然而由于管路细，流动注射分析仪容易由于样品悬浮物或试剂悬浮物而堵塞。

2. 仪器构成

流动注射分析仪由流体驱动单元、进样阀、反应器、检测器、计算机工作站（控制软件及数值输出）及拓展辅助设备（样品预处理和自动稀释器等）6 个主要部分组成（图 9-1）。

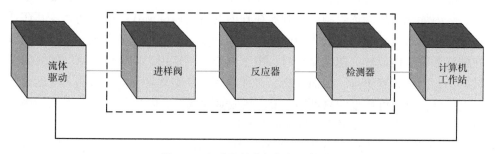

图 9-1　流动注射分析仪仪器构成

（1）流体驱动单元：最常用的流体驱动单元是蠕动泵，它依靠转动的滚轮带动滚柱挤压富有弹性的改性硅橡胶管来驱动液体流动。

蠕动泵工作示意图见图 9-2，当泵管夹于压盖与滚柱之间，滚轮转动使泵管两个挤压点之间形成负压，将载流抽吸至管道内连续流动。滚柱滚动的线速度和泵管内径大小决定了载液的流量。这种泵结构简单、方便，且不与化学试剂直接接触，避免了化学腐蚀的问题。通过调节泵速和泵管内径可获得所需载液速度。

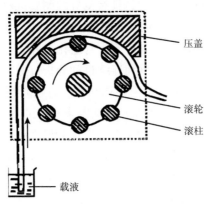

图 9-2　蠕动泵工作示意图

泵管的用途是输送载流和试剂，因此应具有一定的弹性和耐磨性，且壁厚均匀。常用的泵管为 Tygon，这是加有适量添加剂的聚乙烯或聚氯乙烯管，适用于水溶液、稀酸和稀碱溶液。

（2）进样阀：进样方式有注射注入和阀切换，后者常用。进样阀类似于高效液相色谱的进样阀。当阀的转子转至"采样"位置时，样品被泵吸至定量取样孔内；当转子转至"注入"位置时，因定量取样孔直径大，对载流阻力小，所以载流自然进入取样孔，将"样品塞"带至反应器中。由于阀的旁路管内径小，管道长，阻力大，因此在"注入"位置时，旁路管中基本无载流通过。

（3）反应器：流动注射分析使用的反应器一般有 3 种。①空管式反应器：这种反应器又可分为直管式和盘管式两种。直管式的内径为 0.3～0.5mm，常由聚乙烯、聚丙烯或聚氯乙烯等制成。载流在管内的流动属层流式"样品塞"，其在迁移过程中的展宽是纵向扩散和径向扩散的综合结果。盘管式又称螺旋式。当载流在螺旋形管道内以较高速度流动时，由于离心力的作用，使"试样塞"的纵向扩散减小，展宽程度下降，因而提高了进样频率。展宽程度下降，检测灵敏度自然提高。盘管材料可用聚四氟乙烯、聚乙烯或聚丙烯等，内径在 0.5mm 左右。内径过大，展宽加剧；内径过小，易堵塞。②填充床反应器：这种反应器类似于色谱分析中的填充柱。管中填充惰性颗粒填料，如玻璃珠，一般情况下，填料直径越小，"试样塞"展宽程度越小。采用填充床反应器的优点是在反应器内接触充分，反应时间延长，易获得较高灵敏度，但是载流通过的阻力大，需采用高压泵。③单珠串反应器：在管内，填充颗粒直径为管子直径 60%～80%的大粒填料，因此极易得到规则的填充结构。反应器内径约 0.5mm。单珠串反应器中的载流流动阻力大，仍可采用普通蠕动泵作载流动力。

（4）检测器：流动注射分析中的检测手段有分光光度法、浊度法、化学发光法、荧光法、原子吸收光谱法、火焰光度法、离子选择电极电位法和伏安法等。最常用的检测器为分光光度法检测器。

流通池在保证一定光路长度（一般为 10～20mm）的透光面积的前提下，其容积应尽可能小，以减小载流量和试样量，并维持试剂-试样界面的原有扩散模式，以提高分析精度。这就要求光电检测系统灵敏、稳定。此外，流通池的设计应没有死角且稍有倾斜，以利于排出偶然带入的气泡。

（5）计算机工作站：流动注射分析仪最终由一台计算机通过控制软件来操作运行。数据的输出及分析参数的设定均通过计算机来操作设定。

（6）拓展辅助设备：流动注射分析仪可拓展的设备有自动稀释器及在线样品预处理装置。

二、连续流动分析技术

（一）发展历程

20 世纪 50 年代初，医药临床科学家 Leonard Skeggs 创新性地将气泡加入连续流动的反应流中，消除了样品之间的干扰和带过，Technicon AutoAnalyzer 因此而诞生，并成为当时自动分析的垄断仪器。20 世纪 60 年代后期推出的 AutoAnalyzer Ⅱ 已具有极高的准确性、很小的零件和线性输出。新的技术如在线溶剂萃取、在线蒸馏和消化相继推出。到 1975 年，全世界已有 8000 多篇有关连续流动化学分析或更确切地说是片段流动分析的文章相继发表在权威化学分析杂志上。Technicon 公司的 Lloyd Snyder 定义了片段分析的扩散来源之后，出现了一种每小时能分析 100 个样品的更快的微流技术，同时仪器开始由计算机控制，数据的计算开始由计算机处理。

1987 年，Technicon 公司重组为临床和工业两个部门。1988 年，德国布朗卢比（BRAN+LUEBBE）公司收购了其生产流动分析仪的工业部门，此后，流动分析仪的研发和生产转到德国汉堡。布朗卢比公司继承了 Technicon 公司的传统研究和创新，并结合德国的设计技术和极高的制造水准，推出了精度更高、寿命更长的 AA3。此后，开始出现很多连续流动分析仪生产厂家，如德国的 SEAL 公司(原布朗卢比公司),荷兰的 Skalar 公司,法国的 Alliance 公司,意大利的 Systea 公司等。目前国内主要连续流动分析仪生产厂家有上海伏米科技有限公司、北京瑞升特科技有限公司、北京海光仪器有限公司等。

(二)基本原理及仪器构成

1. 基本原理

连续流动分析装置是一种现代湿化学分析仪,被用于工业实验室的复杂化学反应自动分析,可以分析大部分类型的液体样品,如水、土壤提取液、饮料或化合物。

连续流动分析仪采用空气片段连续流动分析(CFA)技术进行自动样品分析,该技术在一个连续流动的系统中将样品和试剂混合,少量的标准溶液和样品通过一个采样器被蠕动泵吸出流过整个系统。泵还连续不断地泵送各个分析方法所需的试剂并吸入空气将流体分割成片段。每个样品被均匀的气泡分割,在每个液段中样品和试剂反应并显色,然后进入比色计进行比色,以峰高或者吸光度与标准物质校准曲线比较测定。

连续流动分析仪的特点:①所需仪器设备结构较简单、紧凑。采用的管道多数是由惰性玻璃制成,流动性、浸润性能好,具有良好的耐腐蚀性能。②操作简便、易于自动连续分析。把吸光分析法、荧光分析法、原子吸收分光光度法、比浊法和离子选择电极分析法等分析流程管道化,除去了原来分析中大量而烦琐的手工操作,并由间歇式流程过渡到连续自动分析,避免了操作过程中的人为差错。③分析速度快、分析精密度高。因为反应完全,所以灵敏度最高;在同一管路里面同时有几十个样品通过,第 1 个结果出来后,一般每分钟出来 1 个结果;如果采用多通道系统,可以同时测量多个参数。④试剂、试样用量少,适用性较广。分析试样、试剂的用量为数百微升到 2mL,不但节省了试剂,而且降低了环境保护、二次污染的压力。⑤管路粗,一般内径为 1.2~3mm,不容易堵塞。样品无须过滤和去气,操作较为简便。⑥可以配备超声乳化自动进样器解决样品代表性问题,也可以配备 1~5m 长光线比色池,提高检测灵敏度。

2. 仪器构成

单通道连续流动化学分析仪由一个自动进样器、一个高精度蠕动泵、一个化学分析模块、一个比色计和一个数据处理系统组成,如图 9-3。多通道连续流动分析仪由一个自动进样器、多个高精度蠕动泵、多个化学分析模块、多个比色计和一个数据处理系统组成,如图 9-4。

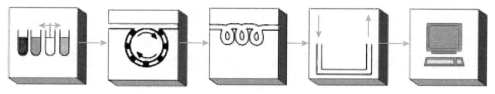

图 9-3　单通道连续流动化学分析仪的构成

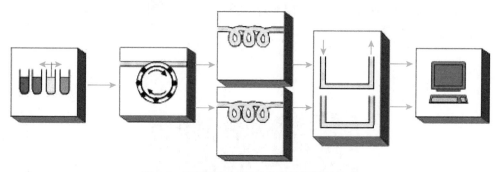

图 9-4　双通道连续流动化学分析仪的构成

　　自动进样器由计算机程序控制，按事先设定的取样程序将样品取出。蠕动泵定量输送样品和试剂。蠕动泵将试剂按事先固化好的顺序定量注入化学反应模块中，空气气泡同时被注入化学分析模块中，将每一个样品分割成组成相同的样品段。样品和试剂在化学分析模块中经过惰性玻璃圈，在其中上下旋转而混合，经过透析器、恒温器、在线蒸馏器、在线消化器、分离器等但不限于多种模块，最后与显色剂反应而显色。所有的反应在化学分析模块中完成，然后显色的液体流入比色计中进行比色。控制软件记录峰高，与标准曲线比较，计算浓度。因为系统在不断流动，自动进样器在不断取样，所以在计算机屏幕上陆续输出每一个样品的测量结果。

　　化学模块是分析系统的一部分，化学反应在此部分进行。化学模块放置在泵之后，包含所有需要的反应部件，如混合圈、渗析器、加热池、镉还原柱等。在反应的末端，样品或试剂混合液体直接从化学模块进入数字比色计中进行比色分析。化学模块中各组成部件及其作用：①渗漏导出管，出现漏液时可自行排出，不会影响设备。②混合圈，由化学惰性玻璃制成，用来保证两股流体混合（如样品/试剂或试剂/试剂），保证反应所需要的延迟时间。它们通常安装在增加试剂的液流后面。③螺旋管，具有不同的匝数（5 匝、10 匝和 20 匝），图 9-5 所示为 10匝螺旋管。④渗析器，依靠薄膜把干扰的固体颗粒或大分子物质从流体中分离。某些方法渗析器也被用于稀释样品流。⑤加热池，用于需要加热以便控制、启动或加速特别的化学反应。加热池与化学分析模块构成一体，具有可更换的螺旋管，并带有高度精密调温器，温度可达 160℃。对于更高的温度要求，可以连接一个外部加热恒温浴。⑥紫外线消解器，对于总磷、总氮、总氰化物等指标，可进行在线紫外线消解。⑦检漏仪，如果泄漏发生在化学分析盒，化学分析盒中的检漏仪能传送警报到软件，这取决于化学分析盒上提供的两个触头。当足够的液体到达转换接点桥路时，渗漏报警器将被激活，泵便会自动停止。⑧溶剂萃取单元，如阴离子表面活性剂测定及氯仿萃取挥发酚的测定。⑨离子交换柱，如硫酸盐测定。镉还原柱用于测定低含量的硝酸盐。⑩蒸馏器，可用于苯酚、氟化物、氨、氟化物、乙醇及其他参数。

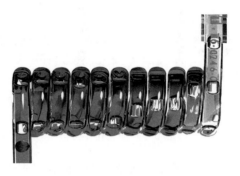

图 9-5　螺旋管

　　数字比色计包含检测器和所有模块的电子控制单元。标准的检测器是一个分光光度计。数字比色计为系统提供检测模块，同时为其他模块提供电子控制。它与化学模块相邻，化学反应最终的样品或试剂经过这里。标准检测模块是高灵敏光度计，其依据颜色的深浅测定样品的浓度。一个数字比色计可最多放两个光度计。也可选择其他检测器，如火焰光度计、紫外光度计、电极数字比色计。数字比色计包含检测器和所有模块的电子控制单元。标准的检测器是一个分光光度计。检测器根据 Lambert-Beer 定律进行测定，比色分析是在最大吸收波长处进行的数据处理，可记录比色计的信号并对数据进行处理。样品前处理装置有在线蒸馏器、在线消解器等。

第二节　方法应用

一、挥发酚类的检测分析

（一）指标情况

　　挥发酚类是指在蒸馏时能与水蒸气一同蒸出的挥发性酚类化合物，一般为一元酚，包括苯酚、甲酚、二甲酚等。当人体过量摄入时，可引起出疹、头晕及各种神经系统症状。天然水中一般不含酚类化合物，但受某些工业废水污染后可被检出。其污染源主要来自焦化、煤气制造、石油精炼、木材防腐、石油化工及制药行业所排放的工业废水等。挥发酚类可以表征水中有机物的污染程度，是水质评价的一个重要指标，其化合物多有恶臭，特别是苯酚，在饮用水加氯消毒时能形成臭味更强的氯酚，引起饮用者的反感。因此，准确测定饮用水中挥发酚含量对判断水质好坏具有重大的实际意义。我国《生活饮用水卫生标准》（GB 5749—2022）水质扩展指标中将挥发酚类（以苯酚计）的限值定为 0.002mg/L。

挥发酚类的检测方法有分光光度法、气相色谱法、液相色谱法等。《生活饮用水标准检验方法》（GB/T 5750—2006）给出的挥发酚类检测方法为分光光度法，包括直接比色法和萃取法两种，这两种方法虽然满足检测工作要求，但长时间的蒸馏预处理过程和烦琐的实验步骤会耗费大量的人力、物力。这些缺点导致检测方法的效率低、不可控因素多、偶然误差大，进而对检测人员的操作技能提出了较高的要求。由于 4-氨基安替吡啉直接分光光度法的最低检测质量浓度为 0.10mg/L 挥发酚（以苯酚计），不满足生活饮用水卫生标准对挥发酚指标的限值要求，因此，2023 版修订时将该法予以删除。另外，作为经典方法的 4-氨基安替比林三氯甲烷萃取分光光度法，需要用有毒试剂三氯甲烷进行萃取，也在一定程度上增加了对操作人员健康及环境污染的风险。

随着流动注射技术的不断发展，流动注射法和连续流动法被应用于饮用水中挥发酚类的测定，这两种方法通过在线蒸馏、自动进样等方式，在满足卫生标准限值的前提下提高了测定效率及准确性，减少了有毒试剂的使用。

（二）流动注射法

1. 样品前处理

对于生活饮用水中的余氯，可加入少量抗坏血酸去除。试剂中的干扰物质主要是铁氰化钾和 4-安替比林，有纯度和颜色干扰，应尽量采用纯度级别高的试剂。每天过滤铁氰化钾，不可多加，于棕色玻璃瓶中存放。配制试剂和清洗需用无酚水，并用玻璃瓶存放。

芳香胺、硫化物、氧化性物质、油和焦油等均会干扰酚的测定。芳香胺在 pH 为 1.4 时可去除；硫化物在 pH 低于 2 时可通过酸化水样加搅拌、曝气去除；氯等氧化性物质可通过加入过量的硫酸亚铁铵去除；油和焦油可在分析之前通过三氯甲烷萃取去除。

2. 仪器参数条件

参考仪器说明书，输入系统参数，确定分析条件，并将工作条件调整至测定挥发酚类的最佳状态。样品通过流动注射分析仪被带入连续流动的载液流中，与磷酸混合后进行在线蒸馏；含有挥发酚类的蒸馏液与连续流动的 4-氨基安替比林及铁氰化钾混合，挥发酚类被铁氰化物氧化生成醌类物质，再与 4-氨基安替比林反应形成红色物质，于波长 500nm 处进行比色测定。仪器参考条件见表 9-1。

表 9-1 仪器参考条件

自动进样器	蠕动泵	加热蒸馏装置	流路系统	数据处理系统
初始化正常	转速设为 35 转/分，转动平稳	加热温度稳定于（150±1）℃	无泄漏，试剂流动平稳	基线平直

3. 结果处理

使用经过标定的酚标准储备溶液或直接使用有证标准物质，采用逐级稀释的方式配制酚标准系列溶液，可配制挥发酚类质量浓度（以苯酚计）分别为 0μg/L、2.0μg/L、5.0μg/L、10.0μg/L、20.0μg/L、30.0μg/L 和 50.0μg/L 的标准系列溶液（所列测量范围受不同型号仪器的灵敏度及操作条件的影响而变化时，可酌情改变上述测量范围）。待流路系统稳定后，依次测定标准系列溶液及样品。测定样品时，如已知有余氯存在，需去除余氯的干扰。取 50mL 待测水样，加入 0.5mL 硫酸亚铁铵溶液 $\{\rho[(NH_4)_2Fe(SO_4)_2 \cdot 6H_2O]=1.1g/L\}$ 混匀后测定。通过所测样品的吸光度，从校准曲线或回归方程中查得样品溶液中挥发酚类的质量浓度（mg/L，以苯酚计）。

4. 应用特点

该方法能够实现全自动分析，节省时间和试剂，操作简便，线性范围宽，精密度高，准确性好，适用于生活饮用水及其水源水中挥发酚类的测定。经 4 家实验室测定两种浓度的人工合成水样，其相对标准偏差为 2.3%～6.3%，回收率为 89%～104%。

（三）连续流动法

1. 样品前处理

同流动注射法。

2. 仪器参数条件

连续流动分析仪是利用连续流，通过蠕动泵将样品和试剂泵入分析模块中混合、反应，并泵入气泡将流体分割成片段，使反应达到完全的稳态，随后进入流通检测池进行分析测定。在酸化条件下，样品通过在线蒸馏，释放出的酚在有碱性铁氰化钾氧化剂存在的溶液中与 4-氨基安替比林反应，生成红色的络合物，按照仪器说明书流程图安装挥发酚模块，依次将管路放入对应的试剂瓶中，并按照给出的最佳工作参数进行仪器调试，使仪器基线、峰高等各项指标达到测定要求，待基线平稳之后，自动进样，于 50mm 流通池中、505nm 处进行比色测定。仪器参考条件见表 9-2。

表 9-2　仪器参考条件

进样速率	进样：清洗时间比	加热蒸馏装置	流路系统	数据处理系统
30 个样品/小时	2：1	温度稳定于（145±2）℃	无泄漏，气泡规则，试剂流动平稳	基线平直

3. 结果处理

使用经过标定的酚标准储备溶液或直接使用有证标准物质，采用逐级稀释的方式配制酚标准系列溶液，可配制挥发酚类质量浓度（以苯酚计）分别为 0μg/L、1.8μg/L、4.0μg/L、10.0μg/L、20.0μg/L、50.0μg/L、100.0μg/L 和 200.0μg/L 的标准系列溶液（所列测量范围受不同型号仪器灵敏度及操作条件的影响而变化时，可酌情改变上述测量范围）。待流路系统稳定后，依次测定标准系列溶液及样品。测定样品时，如已知有余氯存在，需去除余氯的干扰。取 50mL 待测水样，加入 0.5mL 硫酸亚铁铵溶液{$\rho[(NH_4)_2Fe(SO_4)_2 \cdot 6H_2O]=1.1g/L$}混匀后测定。数据处理系统会将标准溶液的浓度与其仪器响应信号值一一对照，自动绘制校准曲线，用线性回归方程来计算样品中挥发酚类的浓度（μg/L，以苯酚计）。

4. 应用特点

该方法能够实现全自动分析，节省时间和试剂，操作简便，线性范围宽，精密度高，准确性好，适用于生活饮用水及其水源水中挥发酚类的测定。经 4 家实验室测定含挥发酚类 10.0～180.0μg/L（以苯酚计）的水样，重复测定 6 次，其相对标准偏差为 0.1%～1.9%。在水样中加入酚标准溶液（浓度 2.0～12.0μg/L，以苯酚计），测得回收率为 95.1%～101%。

日常应用该方法时的注意事项：①日常用 0.01mol/L 硫酸清洗模块和比色池。将铁氰化钾缓冲液试剂管路放入 0.01mol/L 硫酸中，所有其他试剂管路应该放入去离子水中。②样品杯必须非常干净。对于低浓度范围的测试，用 0.01mol/L 硫酸浸泡样品杯至少 15min。再用去离子水清洗 2 次并用样品或标准溶液润洗。③为了得到最好的结果，准备好的试剂应该用 0.5μm 或更小孔径的真空膜过滤。试剂、纯水和标准溶液应该与大气污染物隔绝。④为了降低噪声，规则的气泡模式是必需的。如果气泡不规则，检查所有的塑料管是否有正确的润湿（气泡前后端均为圆形）。更换泵管或模块的其他部件后用 0.5mol/L 氢氧化钠清洗所有管路 15min。对于新的管路，如果有需要，可以增加润湿剂的浓度。⑤建议将平滑项设置为 16，基线设为 12%，对于 0～150μg/L 浓度范围，增益应该在 500～580。

二、阴离子合成洗涤剂的检测分析

（一）指标情况

阴离子合成洗涤剂（LAS）是通过直链烷基苯（LAB）与多种磺化剂的磺化反应而生成的。目前，工业上一般采用三氧化硫-空气混合物磺化的方法进行生产。阴离子合成洗涤剂不是单一的化合物，可能包括具有不同链长和异构体的几个或全部有关的 26 个化合物，对颗粒污垢、蛋白污垢和油性污垢有显著的去污效果，其中，十二烷基苯磺酸钠（DBS）是人们日常生活中常用的洗衣粉、洗洁精、洗衣液等合成洗涤剂的主要成分，被使用后绝大部分随着生活污水进入天然水体，在水体或人体内会逐步蓄积，污染水质或影响人体健康。因此，必须加强对水中阴离子合成洗涤剂的监测。我国《生活饮用水卫生标准》（GB 5749—2022）水质扩展指标中将阴离子合成洗涤剂的限值定为 0.3mg/L。

阴离子合成洗涤剂的检测方法主要为化学法和仪器法。

（1）化学法主要是分光光度法，包括亚甲蓝分光光度法和二氮杂菲分光光度法，两种方法所需检测设备要求简单，但前处理样品工作量较大，且需采用三氯甲烷、甲苯等有毒溶剂逐一萃取，手工方法操作烦琐，样品分析周期较长，三氯甲烷易挥发，对操作人员存在较大的潜在健康危害。

（2）仪器法主要采用流动注射技术进行测定，随着流动注射技术的不断发展，将流动注射法和连续流动法应用于饮用水中阴离子合成洗涤剂的测定，待测样品及使用的试剂在相对密闭的管路中完成在线萃取并由仪器自动完成检测，不仅操作简便、稳定性好、快速准确，也在很大程度上减少了对实验人员的伤害。

（二）流动注射法

1. 样品前处理

样品采集所用玻璃器皿不宜用合成洗涤剂清洗。样品采集后宜在 0～4℃冷藏保存，保存时间为 24h。当保存时间超过 24h 时，将甲醛水溶液（质量分数为 35%～40%）作为保存剂，加入量为水样体积的 1%，保存时间为 7 天。可用滤纸过滤或离心处理浑浊水样。

2. 仪器参数条件

工作原理：通过注入阀将样品注入一个连续流动载流、无空气间隔的封闭反应模块中，载流携带样品中的阴离子合成洗涤剂，使之与碱性亚甲蓝溶液混合反应生成离子络合物,该离子络合物可被三氯甲烷萃取,通过萃取模块分离有机相和水相。包含离子络合物的三氯甲烷再与酸性亚甲蓝溶液混合,反萃取洗涤三氯甲烷,再次通过萃取模块分离有机相和水相。于波长 650nm 处,对包含离子络合物的三氯甲烷进行比色分析,有机相的蓝色强度与阴离子合成洗涤剂的质量浓度成正比。

参考仪器说明书,安装阴离子合成洗涤剂分析模块,设定仪器参数,将工作条件调整至最佳状态。通过三氯甲烷泵管注入三氯甲烷,其他泵管注入纯水,检查整个流路系统的密封性及液体流动的顺畅性。待基线稳定后,经所有泵管注入对应试剂,并确认进入检测器的为三氯甲烷有机相,水相不能进入检测器。待基线再次稳定后可自动进样进行测定(不同品牌或型号仪器的测试参数有所不同,可根据实际情况进行调整)。仪器参考测试参数见表 9-3。

表 9-3　仪器参考测试参数

周期时间 (s)	洗针时间 (s)	注射时间 (s)	进样时间 (s)	出峰时间 (s)	进载时间 (s)	到阀时间 (s)	峰宽 (s)
200	50	50	80	100	80	80	180

3. 结果处理

DBS 标准储备溶液应采用能提供溯源的有证标准物质溶液,以逐级稀释的方式配制 DBS 标准系列溶液,标准系列溶液中阴离子合成洗涤剂(以 DBS 计)的质量浓度分别为 0mg/L、0.05mg/L、0.10mg/L、0.20mg/L、0.50mg/L、1.00mg/L。分别往样品杯中加入标准系列溶液和待测样品后,放入仪器中依次测定。以对应的阴离子合成洗涤剂质量浓度为横坐标,以峰面积信号值为纵坐标,仪器自动绘制标准曲线并计算样品含量。若样品含量超出标准曲线线性范围,则稀释样品后进样。按式(9-1)计算水样中阴离子合成洗涤剂(以 DBS 计)的质量浓度。

$$\rho(\text{DBS}) = \rho_1(\text{DBS}) \times f \qquad (9\text{-}1)$$

式中,ρ(DBS)为水样中阴离子合成洗涤剂(以 DBS 计)的质量浓度,单位为毫克每升(mg/L);ρ_1(DBS)为由标准曲线得到的阴离子合成洗涤剂(以 DBS 计)的质量浓度,单位为毫克每升(mg/L);f 为稀释倍数。

4. 应用特点

采用流动注射法测定水中的阴离子合成洗涤剂,方法简便快速,节省人力,且消耗试剂量少,具有线性范围广、准确度高、精密度高及检出限低等优点,适用于大批量常规水样的检测。经 6 家实验室分别用水源水、生活饮用水进行低、中、高浓度加标实验,重复测定 6 次。水源水中阴离子合成洗涤剂测定结果相对标准偏差为 0.33%~3.1%,回收率为 87.8%~106%;生活饮用水相对标准偏差为

0.32%～2.9%，回收率为 82%～107%。

（三）连续流动法

1. 样品前处理

采样前用纯水清洗所有接触样品的器皿。玻璃器皿不宜用合成洗涤剂清洗。样品采集后宜在 0～4℃冷藏保存，保存时间为 24h。当保存时间超过 24h 时，用甲醛水溶液（质量分数为 35%～40%）作为保存剂，加入量为水样体积的 1%，保存时间为 7 天。

生活饮用水中阴离子合成洗涤剂测试的基质干扰物质主要有以下几种：钙离子干扰、酚盐干扰、阳离子干扰及硝酸盐干扰等。当试样溶液中含有钙离子、酚盐及硝酸盐等时，多种离子的干扰会比较严重，须进行干扰消除。对于钙镁离子浓度较高的水样，可预先用离子交换树脂处理，并向样品中加入过量的焦磷酸钠（3mmol/L），焦磷酸钠可与钙离子络合，从而消除钙离子的干扰。在实际样品测定中，该干扰消除法可消除大部分样品中金属离子的干扰，使得检测结果更接近真实值。试剂、玻璃器皿和仪器中残留的污染物会干扰目标化合物的测定，采用全程序空白及实验室试剂空白控制实验过程中的污染。

2. 仪器参数条件

连接仪器管路后，启动仪器和进样器，运行软件，设定工作参数，检查分析流路的密闭性和液体流动的顺畅性，在分析前对仪器进行调谐和基线校准，以保证检出限、灵敏度、定量测定范围满足方法要求。调整仪器使其进入可测试状态，将样品编号或名称输入样品列表，并适当设置曲线重校点和清洗点（一般每 10 个样品重校一次）。然后将无色澄清无干扰的样品或经消除干扰后的样品放入样品列表中所对应的自动进样器位置上，按照与绘制校准曲线相同的条件，进行样品的测定。

3. 结果处理

DBS 标准储备溶液采用能提供溯源的有证标准物质溶液，以逐级稀释的方式配制 DBS 标准系列溶液，标准系列溶液中阴离子合成洗涤剂（以 DBS 计）的质量浓度分别为 0mg/L、0.050mg/L、0.100mg/L、0.200mg/L、0.400mg/L、0.600mg/L、0.800mg/L 和 1.000mg/L。按编排好的程序开始运行，包括标准曲线、基线校正、带过校正、漂移校正、样品测定等，软件按峰高和浓度值自动绘制标准曲线并计算样品含量。若样品含量超出标准曲线线性范围，则应将样品稀释后再进样。按式（9-2）计算水样中阴离子合成洗涤剂（以 DBS 计）的质量浓度。

$$\rho(DBS) = \rho_1(DBS) \times f \tag{9-2}$$

式中，ρ（DBS）为水样中阴离子合成洗涤剂（以 DBS 计）的质量浓度，单位为毫克每升（mg/L）；ρ_1（DBS）为由标准曲线得到的阴离子合成洗涤剂（以 DBS 计）的质量浓度，单位为毫克每升（mg/L）；f 为稀释倍数。

4. 应用特点

该方法测定生活饮用水中阴离子合成洗涤剂时，以 DBS 作为标准物质，当检测光程为 10mm 时，最低检测质量浓度（取 100mL 水样计）为 0.050mg/L，测定范围为 0.050～1.000mg/L。6 家实验室用该方法测定末梢水中阴离子合成洗涤剂，测试方法精密度为 0.6%～6.5%，通过加标回收实验测试方法准确度为 82.3%～107%。6 家实验室用该方法测定地表水（水源水）中阴离子合成洗涤剂，测试方法精密度为 2.2%～8.7%，通过加标回收实验测试方法准确度为 81.6%～112%。结果表明该方法适用性好、准确度高、稳定可靠，满足生活饮用水对阴离子合成洗涤剂的限值要求，适用于生活饮用水中阴离子合成洗涤剂的测定。

三、氰化物的检测分析

（一）指标情况

氰化物多数是人工制造的，但也有少量存在于天然物质中，如苦杏仁、枇杷仁、桃仁、木薯和白果等。污染环境的氰化物主要来自工业生产。煤焦化时，在干馏条件下碳与氨反应，也会产生氰化物。氰化物可用作工业生产的原料或辅料，如 HCN 用于生产聚丙烯腈纤维，氰化钠用于金属电镀、矿石浮选，也用于染料、药品和塑料生产；氰化钾用于白金的电解精炼，金属的着色、电镀，以及制药等化学工业。这些工业部门的废水中均含有氰化物。氰化物在水体中存在的形式比较多样，有简单的氰化物，如 HCN、KCN、NH_4CN 等，它们易溶于水，毒性较大；也有络合氰化物，如锌氰、镉氰、铁氰络合物等，其毒性虽然比简单氰化物小，但由于在水体中受 pH、温度、日光照射等影响，能分解为简单氰化物，故可认为仍具有较大毒性。我国《生活饮用水卫生标准》（GB 5749—2022）水质常规指标中将氰化物的限值定为 0.05mg/L。

氰化物的化学分析法主要有分光光度法、滴定法等。其中，滴定法、分光光度法均需要对样品进行预蒸馏，虽然所需检测设备要求简单，但前处理样品工作量较大，若玻璃仪器气密性差，则吸收效率不好，会影响测定结果的准确度，且显色耗时较长。

流动注射技术应用于检测饮用水中氰化物的含量，具有分析速度快、准确度和精密度高、在线样品前处理、设备操作简单、样品和试剂消耗量少的特点，可以广泛应用于饮用水中氰化物含量的检测分析中，同时减少了实验人员直接接触有毒有害试剂的次数，减少了对人体的危害。

（二）流动注射法

1. 样品前处理

样品贮存于塑料瓶或硬质玻璃瓶中，容器使用前用无氰水清洗并干燥；采样时应用所采水样荡洗 3 次。样品采集后须立即加氢氧化钠固定，使样品 pH＞12；样品应及时测定，或者于 4℃以下冷藏，并在采样后 24h 内分析；当样品含有大量硫化物时，应先加碳酸铅或者碳酸镉去除硫化物，然后用氢氧化钠固定。如果样品浑浊，在分析前可对样品进行过滤；加亚硫酸钠溶液可去除活性氯等氧化物干扰；加氨基磺酸可去除亚硝酸离子干扰；正己烷快速萃取可去除中性或者酸性油干扰（大于 40mg/L 时），水相用于测定；HCO_3^-浓度高于 1000mg/L 对分析有干扰，须稀释后再测定。

2. 仪器参数条件

工作原理：在 pH 为 4 左右的弱酸条件下，水中氰化物经流动注射分析仪进行在线蒸馏，通过膜分离器分离，然后用连续流动的氢氧化钠溶液吸收；用含有乙酸锌的酒石酸作为蒸馏试剂，使氰化铁沉淀，去除铁氰化物或亚铁氰化物的干扰，非化合态的氰在 pH＜8 的条件下与氯胺 T 反应，转化成氯化氰（CNCl）；氯化氰与异烟酸-巴比妥酸试剂反应，形成紫蓝色化合物，于波长 600nm 处进行比色测定。

参考仪器说明书，开机、调整流路系统，输入系统参数，确定分析条件，并将工作条件调整至测氰化物的最佳测定状态。仪器参考条件见表 9-4。

表 9-4　流动注射分析仪的参考测试参数

自动进样器	蠕动泵	加热蒸馏装置		流路系统	数据处理系统
初始化正常	转速设为 35 转/分，转动平稳	蒸馏部分：稳定于（125±1）℃		无泄漏，试剂流动平稳	基线平直
		显色部分：稳定于（60±1）℃			

3. 结果处理

使用氰化物（以 CN⁻计）标准储备溶液或直接使用有证标准物质溶液，稀释为质量浓度分别为 0mg/L、0.002mg/L、0.005mg/L、0.010mg/L、0.020mg/L、0.030mg/L 和 0.050mg/L（以 CN⁻计）的标准系列溶液。流路系统稳定后，依次测定标准系列溶液及样品。以所测样品的吸光度，从校准曲线或回归方程中查得样品溶液中氰化物的质量浓度（mg/L）。

4. 应用特点

该方法能够实现全自动分析，节省时间和试剂，操作简便，线性范围宽，精密度高，准确性好，适用于水源水及生活饮用水中氰化物的测定。经 4 家实验室分别测定浓度为 0.005mg/L 和 0.030mg/L 的人工合成水样，其相对标准偏差为 0.79%～3.8%，回收率为 96.9%～101%。

（三）连续流动法

1. 样品前处理

样品贮存于塑料瓶或硬质玻璃瓶中，容器在使用前用无氰水清洗并干燥；采样时应用所采水样荡洗 3 次。样品采集后须立即加氢氧化钠固定，使样品 pH>12；样品及时测定，或者于 4℃以下冷藏，并在采样后 24h 内分析；当样品含有大量硫化物时，应先加碳酸铅或者碳酸镉去除硫化物，然后用氢氧化钠固定。如果样品浑浊，在分析前可对样品进行过滤；加亚硫酸钠溶液可去除活性氯等氧化物干扰；加氨基磺酸可去除亚硝酸离子干扰；正己烷快速萃取可去除中性或者酸性油干扰（大于 40mg/L 时），水相用于测定；HCO_3^- 浓度高于 1000mg/L 对分析有干扰，须稀释后再测定。

2. 仪器参数条件

工作原理：在酸性条件下，样品通过在线蒸馏，释放出的氰化氢被碱性缓冲液吸收变成氰离子，然后与氯胺 T 反应转化成氯化氰，再与异烟酸-吡唑啉酮反应生成蓝色络合物，最后进入比色池于 630nm 波长下比色测定。

按照仪器说明书流程图安装氰化物模块，依次将指定内径的管路放入对应的试剂瓶中，并按照最佳工作参数进行仪器调试，使仪器基线、峰高等各项指标达到测定要求，待基线平稳之后，自动进样。仪器参考条件见表 9-5。

表 9-5　仪器参考条件

进样速率	进样：清洗时间比	加热蒸馏装置	流路系统	数据处理系统
30个样品/小时	2：1	温度稳定于（125±2）℃	无泄漏，气泡规则，试剂流动平稳	基线平直

3. 结果处理

使用氰化物（以 CN⁻计）标准储备溶液或直接使用有证标准物质溶液，逐级稀释为质量浓度分别为 0mg/L、0.002mg/L、0.005mg/L、0.010mg/L、0.020mg/L、0.050mg/L、0.100mg/L 和 0.150mg/L（以 CN⁻计）的标准系列溶液。流路系统稳定大约 5min 后，进行标准曲线系列的测定。建立校准曲线之后，进行样品及质控样品等的测定。数据处理系统会将标准溶液的浓度与其仪器响应信号值逐一对照，自动绘制校准曲线，用线性回归方程来计算样品中氰化物的浓度（mg/L，以 CN⁻计）。

4. 应用特点

4 家实验室测定含氰化物（以 CN⁻计）0.010～0.150mg/L 的水样，重复测定 6 次，相对标准偏差为 0.4%～2.0%。在水样中加入氰化物（以 CN⁻计），标准浓度为 0.002～0.014mg/L，测得回收率为 92.3%～103%。

日常应用时注意事项：①日常清洗模块和比色池应用 0.01mol/L 硫酸清洗。将铁氰化钾缓冲液试剂管路放入 0.01mol/L 硫酸中，所有其他试剂管路应该放入去离子水中。②样品杯必须非常干净。对于低浓度范围的测试，用 0.01mol/L 硫酸浸泡样品杯至少 15min，再用去离子水清洗 2 次并用样品或标准溶液润洗。③废液瓶里加入含有酚酞试剂的氢氧化钠溶液，以免氰化氢对人体造成危害。④为了降低噪声，规则的气泡模式是必需的。如果气泡不规则，检查所有的塑料管是否有正确的润湿（气泡前后端均为圆形）。更换泵管或模块的其他部件后用 0.5mol/L 氢氧化钠清洗所有管路 15min。对于新的管路，如果需要，可以增加润湿剂的浓度。⑤样品中的颗粒物能够导致输送管道的阻塞并干扰光度计的测量，颗粒物＞0.1mm 时应当通过过滤来去除。

四、氨（以 N 计）的检测分析

（一）指标情况

氨是人体上呼吸道刺激物，暴露后会立即刺激鼻部和咽喉。由于呼吸道阻塞或感染和其他继发性并发症，急性接触氨气可导致人死亡。皮肤对水中溶解的氨或氨气极其敏感，暴露会产生皮肤灼伤、水疱和病变。氨主要用于肥料，有助于提高玉米和小麦等作物的产量。作为含氮化合物的前体物质，所有合成氮化合物都来自氨。氨在水中的溶液（即氢氧化铵）可用作许多物体表面的通用清洁剂。氨会产生相对无条纹的光泽，因此其最常见的用途之一是清洁玻璃、瓷器和不锈钢。氨还可用于发酵，在发酵工业中使用 16%～25%的氨溶液作为微生物的氮源并在发酵过程中调节 pH。我国《生活饮用水卫生标准》（GB 5749—2022）水质常规指标中将氨（以 N 计）的限值定为 0.5mg/L。

目前，国内外对水中氨氮的检测方法主要包括分光光度法、蒸馏-滴定法、电极法、气相分子吸收光谱法、流动注射法和连续流动法等。在这些方法中，分光光度法原理简单、操作方便，是目前运用较为广泛的分析方法，其中纳氏试剂分光光度法具有简便、准确、灵敏等优点，常被作为测定饮用水中氨氮的首选方法，但该方法取样量较大，同时，测定时需要使用汞盐等剧毒试剂，会对环境造成二次污染；酚盐分光光度法、水杨酸分光光度法的显色均需要约 90min 才能稳定，测定时间较长。蒸馏-滴定法适用于生活污水和工业废水中氨氮的测定，可测定氨氮浓度高达1000mg/L 的样品，该方法主要应用于高浓度废水中氨氮的分析测定，存在操作烦琐、耗时较长等弊端。电极法采用的是氨气敏电极，指示电极为玻璃电极，参比电极为银-氯化银电极，该法操作简单、线性范围宽、分析速度快，但是在实际过程中发现，电极易受到水中表面活性剂等物质的污染和干扰，且电极使用寿命短，重现性不好。气相分子吸收光谱法是将氨和铵盐氧化成亚硝酸盐，然后在酸和乙醇的作用下转化为二氧化氮气体，之后载入测量系统，测定其对特征光谱的吸收。该方法测定氨氮的优点是结果准确可靠、抗干扰性强、线性范围宽（0.08～100mg/L），不受样品色度和浊度的干扰；缺点是需要使用专门的气相分子吸收光谱仪，设备价格昂贵，对人员的操作水平要求较高，因此未得到广泛使用。

流动分析技术是一种湿化学分析技术，包括流动注射分析技术和连续流动分析技术，仪器组成一般包括自动进样器、高精度蠕动泵、化学分析模块、检测器和数据处理系统等。该技术具有操作简便易行、快速、高精度、低消耗、灵活多样等特点，适于大批量水样的检测。

（二）流动注射法

1. 样品前处理

水样中的氨不稳定，采样时每升水样加 0.8mL 硫酸（ρ_{20}=1.84g/mL），0～4℃冷藏保存，尽快分析。

无色澄清、无干扰影响的水样可直接测定。加酸保存的样品，测试前应将水样调至中性；水样中如含有余氯，会形成氯胺干扰测定，可加入适量的硫代硫酸钠（$Na_2S_2O_3 \cdot 5H_2O$，3.5g/L）溶液去除余氯；单纯的悬浮物可通过离心或采用0.45μm 水性滤膜过滤等方式进行处理；当水样浑浊、带有颜色或含有较多铁、锰金属离子等干扰物质时，可通过预蒸馏或在线蒸馏等方式进行处理。

2. 仪器参数条件

参考仪器说明书，开机、输入系统参数，确定分析条件。调整流路系统，载流、缓冲溶液、水杨酸钠溶液、亚硝基铁氰化钠溶液及二氯异氰尿酸钠溶液分别在蠕动泵的推动下进入仪器，流路系统中的试剂流动平稳，无泄漏现象。在碱性介质中，水样中的氨、铵离子与二氯异氰尿酸钠溶液发生次氯酸根反应，生成氯胺。在 50～60℃的条件下，以亚硝基铁氰化钠作为催化剂，氯胺与水杨酸钠反应形成蓝绿色络合物，在 660nm 波长下比色测定。仪器使用前后按照说明书对管路进行必要的清洗。不同品牌或型号仪器的测试参数有所不同，可根据实际情况进行调整，仪器参考条件见表9-6。

表 9-6　流动注射分析仪的参考测试参数

自动进样器	蠕动泵	加热装置	流路系统	数据处理系统
初始化正常	转速设为 35 转/分, 转动平稳 (取样速率 40 个样品/小时)	加热温度稳定于 (50±2)℃	无泄漏, 试剂流动平稳	基线平直

3. 结果处理

使用氨（以 N 计）标准储备溶液或直接使用有证标准物质溶液，逐级稀释为质量浓度分别为 0mg/L、0.02mg/L、0.05mg/L、0.10mg/L、0.30mg/L、0.50mg/L、1.00mg/L、1.50mg/L 和 2.00mg/L 的标准系列溶液。待基线稳定后，将标准系列溶液倒入样品杯。以氨（以 N 计）标准系列溶液质量浓度为横坐标，以响应信号值为纵坐标绘制标准曲线。然后将待测水样倒入样品杯，依次进行测定，并适当设置曲线重校点和清洗点，一般每 10 个样品重校一次。当水样中的氨（以 N 计）含量超出标准曲线检测范围时，可取适量水样稀释后上机测定。按式（9-3）计算水中氨（以 N 计）的质量浓度。

$$\rho(NH_3 - N) = \rho_1(NH_3 - N) \times f \tag{9-3}$$

式中，$\rho(NH_3 - N)$ 为水中氨（以 N 计）的质量浓度，单位为毫克每升（mg/L）；$\rho_1(NH_3 - N)$ 为由标准曲线得到的氨（以 N 计）的质量浓度，单位为毫克每升（mg/L）；f 为稀释倍数。

4. 应用特点

采用流动注射法测定生活饮用水及水源水中的氨，具有操作简便易行、回收率稳定、灵敏度和准确度高、精密度好等特点，试剂用量少，满足生活饮用水对氨（以 N 计）的限值要求，能够较好地适用于大批量常规水样的检测。7 家实验室在 0.02～2.00mg/L 浓度范围内选择低、中、高浓度分别对水源水和生活饮用水进行 6 次加标，水源水测定的相对标准偏差为 0.04%～2.2%，加标回收率为 86%～114%。生活饮用水测定的相对标准偏差为 0.07%～1.7%，加标回收率为 86%～108%。

（三）连续流动法

1. 样品前处理

水样中氨不稳定，采样时每升水样加 0.8mL 硫酸（$\rho_{20}=1.84g/mL$），于 0～4℃冷藏保存，尽快分析。

无色澄清、无干扰影响的水样可直接测定。加酸保存的样品，测试前应将水样调至中性；水样中如含有余氯，会形成氯胺干扰测定，可加入适量的硫代硫酸钠（$Na_2S_2O_3 \cdot 5H_2O$，3.5g/L）溶液去除；单纯的悬浮物可通过离心或采用 0.45μm

水性滤膜过滤等方式进行处理；当水样浑浊、带有颜色或含有较多铁、锰金属离子等干扰物质时，可通过预蒸馏或在线蒸馏等方式进行处理。

2. 仪器参数条件

参考仪器说明书，开机、输入系统参数，确定分析条件。调整流路系统，载流、缓冲溶液、水杨酸钠溶液、亚硝基铁氰化钠溶液及二氯异氰尿酸钠溶液分别在蠕动泵的推动下进入仪器，流路系统中的试剂流动平稳，无泄漏现象。在碱性介质中，水样中的氨、铵离子与二氯异氰尿酸钠溶液发生次氯酸根反应，生成氯胺。在37～40℃的条件下，以亚硝基铁氰化钠作为催化剂，氯胺与水杨酸钠反应生成蓝绿色络合物，在660nm波长下比色测定。在蠕动泵的推动下，样品和试剂按特定的顺序和比例进入化学反应模块，并被气泡按一定间隔规律地隔开，在密封的管路中连续流动、混合、反应，显色完全后进入流动检测池进行检测。仪器使用前后按照说明书对管路进行必要的清洗。不同品牌或型号仪器的测试参数有所不同，可根据实际情况进行调整，仪器参考条件见表9-7。

表9-7　连续流动分析仪的参考测试参数

进样速率	进样：清洗时间比	加热装置	流路系统	数据处理系统
40个样品/小时	3：1	温度稳定于（37±2）℃	无泄漏，气泡规则，试剂流动平稳	基线平直

3. 结果处理

使用氨（以N计）标准储备溶液或直接使用有证标准物质溶液，逐级稀释为质量浓度分别为0mg/L、0.02mg/L，0.05mg/L、0.10mg/L、0.30mg/L、0.50mg/L、1.00mg/L、1.50mg/L和2.00mg/L的标准系列溶液。待基线稳定后，将标准系列溶液倒入样品杯。以氨（以N计）标准系列溶液质量浓度为横坐标，以响应信号值为纵坐标绘制标准曲线。然后将待测水样倒入样品杯，依次进行测定，并适当设置曲线重校点和清洗点，一般每10个样品重校一次。当水样中的氨（以N计）含量超出标准曲线检测范围时，可取适量水样稀释后上机测定。按式（9-4）计算水中氨（以N计）的质量浓度。

$$\rho(NH_3 - N) = \rho_1(NH_3 - N) \times f \qquad (9-4)$$

式中，$\rho(NH_3 - N)$为水中氨（以N计）的质量浓度，单位为毫克每升（mg/L）；$\rho_1(NH_3 - N)$为由标准曲线得到的氨（以N计）的质量浓度，单位为毫克每升（mg/L）；f为稀释倍数。

4. 应用特点

采用流动注射法测定生活饮用水及水源水中的氨，具有操作简便易行、回收率稳定、灵敏度和准确度高、精密度好等特点，试剂用量少，满足生活饮用水对氨（以 N 计）的限值要求，能够较好地适用于大批量常规水样的检测。7 家实验室在 0.02～2.00mg/L 浓度范围内选择低、中、高浓度分别对水源水和生活饮用水进行 6 次加标，水源水测定的相对标准偏差为 0.12%～3.9%，加标回收率为 80%～111%。生活饮用水测定的相对标准偏差为 0.12%～3.6%，加标回收率为 84%～106%。

第十章 显微分析方法

第一节 概　述

　　显微分析方法主要是指利用显微镜等仪器将肉眼所不能分辨的微小物体或物体的微细部分高倍放大，以观测和研究其结构和特性的方法。显微分析不仅能够获得微观的结构特征，还可以通过与能谱、波谱、光谱、质谱等技术的结合，同步实现微区的化学成分分析。显微镜是进行显微分析的主要工具，依据光源和透镜类型的不同，可将显微镜分为光学显微镜和电子显微镜。本节主要从光学显微镜和电子显微镜的发展历程、基本原理和应用领域介绍水质检测领域的显微分析方法。

一、发 展 历 程

　　16 世纪末，光学显微镜的发明打开了人类通往微观世界的大门，19 世纪后期，科学家提出了光学显微镜的完善理论，显微镜的制造克服了色差、球差及不稳定性等干扰，成为科学研究试验的重要工具之一，在医学、药学、地质学、矿物学、生物学、植物学、材料科学等学科的创立和发展过程中起重要作用。20 世纪不同功能的光学显微镜及应用技术不断发展，如暗视野显微镜、相差显微镜、偏光显微镜、微分干涉显微镜、荧光显微镜等。但受限于光的衍射效应，光学显微镜存在分辨率极限（阿贝极限），小于 0.2μm 的结构和物体在普通光学显微镜下无法识别。科学家们想方设法绕过这一物理极限，20 世纪 80 年代发展起来的激光扫描共聚焦显微镜以激光作为光源，在荧光显微镜基础上采用共轭聚焦的原理和装置，使用空间针孔阻挡散焦光来提高显微图像的光学分辨率和对比度。21 世纪的超分辨率荧光显微镜从原理上打破了原有的光学远场衍射极限对光学系统极限分辨率的限制，在荧光分子帮助下使光学显微技术进入了纳米维度。

　　在光学显微技术快速发展的同时，电子显微技术也得以迅速发展。20 世纪 20 年代，科学家用电子衍射现象验证了电子的波动性，发现电子波长比 X 射线短，中心旋转对称的电磁场对电子束有聚焦作用，这与玻璃透镜对光线的汇聚类似，为电子显微镜的问世提供了理论基础。20 世纪 30 年代，第一台透射电子显微镜

（transmission electron microscope，TEM，简称透射电镜）诞生，其空间分辨率达到 50nm，开启了人类通往原子世界的大门。20 世纪 40 年代，商业化生产的透射电镜可以达到纳米级分辨率。20 世纪 50 年代，电子显微技术得到进一步发展和系统化，并研制出第一台扫描电子显微镜（scanning electron microscope，SEM，简称扫描电镜）。20 世纪 60 年代末，电子显微镜达到原子分辨率，在生物学和材料学的研究中被广泛应用。20 世纪 70 年代以来，扫描电镜快速发展，成为研究物质表面结构的有力工具。

分辨率是显微技术的核心，在其发展历程中，人们一直致力于提高显微镜的分辨能力。随着计算机技术和工具的不断进步，光学设计的理论和方法也在不断改进，显微成像技术大大提高。电子显微镜的分辨能力由最初的 50nm 提升至亚纳米的原子尺度（配备球差校正器），并结合能谱、波谱、阴极荧光等多种分析手段，附件功能也得到了极大拓展，如用于元素组成和分布测试的波长色散谱仪、X 射线能谱仪、俄歇电子能谱仪、电子能量损失谱仪等，使电子显微技术不仅获得微观的结构特征，也可以分析其组成成分。随着纳米科技时代的到来，显微镜被广泛应用于纳米材料的结构及成分分析。20 世纪 80 年代，基于量子隧道效应发明了扫描隧道显微镜，并由此发展出原子力显微镜、扫描电化学显微镜、近场扫描光学显微镜等以探针与样品之间相互作用为基础的扫描探针显微镜系列，进一步使得操纵原子成为可能。其中常用的原子力显微镜是依赖针尖与样品表面接触产生的原子作用力来成像，除了应用于聚合物、半导体等领域，其也是研究细胞、蛋白质、核酸等生物形态结构和性能的有力工具。

近年来，各学科的交叉和联系越来越紧密，在显微分析技术的基础上发展出显微技术与其他技术的联用技术，如显微红外分析、显微拉曼分析就是将传统光学显微镜分别与红外光谱仪或拉曼光谱仪耦合，两种技术的优势结合使光束高精度地聚集在样品的微小面积上，达到对微小尺寸样品进行光谱分析的目的，将常规的光谱分析拓展到显微尺度。这也使光谱分析由早期的只能对样品微区单点进行测试，发展到对特定区域面扫描并结合化学成像分析，实现了光谱信息与空间信息的结合。相较于普通光谱技术，显微光谱技术的灵敏度、分辨率、测量精度和应用范围都有了显著提高，目前已在高分子材料、生物、医药化学等领域得到广泛应用。

显微分析方法为细胞学和组织学的研究奠定了基础，对生物学、遗传学、微生物学、病理学、医学和检验学的发展有极大的促进作用，是现代科学研究工作中重要的分析方法之一。此外，显微分析方法在卫生防疫、食品安全、环境监测、质量检验、石油探矿和地层鉴定、矿物学、法医学、考古学等方面都有广泛的应用。

二、基本原理

（一）原理（理论）

1. 显微镜的成像原理

显微镜进行放大成像是通过透镜来实现的。光学显微镜使用的是光学透镜，电子显微镜使用的是电磁透镜。两种显微镜的透镜材质及结构不同，但都是通过改变信息激发源（可见光、高能电子束）的运行路径来达成放大成像的效果。虽然高能电子束在电磁透镜中的运行轨迹比可见光穿越光学透镜时复杂得多，但最终的放大成像效果基本相似。

光学透镜的成像基于光的折射现象。透镜可以看作许多棱镜按照特别设计的结构所进行的组合。通常情况下，光通过凸透镜时，经过两次折射后汇聚在透镜另一侧的焦点（平行光）或像平面上；光通过凹透镜时，经过两次折射后按照焦点和虚像各点连线所形成的角度发散出去，如图10-1所示。显微系统中，凸透镜的主要作用是对光线进行汇聚、成像（实像、虚像、放大、缩小），也可对光路进行调整，其是显微系统放大成像的主体部件。而凹透镜在显微系统中常常被用于消除系统像差对图像分辨率的影响。

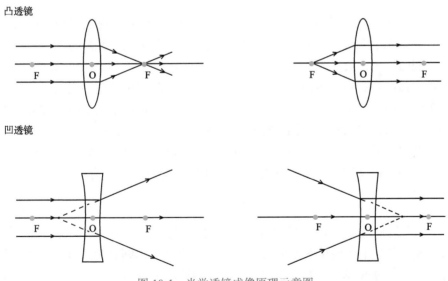

凸透镜

凹透镜

图 10-1　光学透镜成像原理示意图

电磁透镜对电子束的汇聚类似于光学透镜对光线的汇聚。电磁透镜利用电流通过绕制在软磁材料上的铜线圈产生轴对称的均匀弯曲磁场，在较小的空间尺寸获得极大的电磁折射率，使所有靠近且平行于线圈中轴入射的电子束汇聚于中轴同一点（类似于玻璃透镜的焦点），将电子束汇聚成尺寸极小的电子束斑，从而拥有远大于光学显微镜的放大倍率。如图 10-2 所示，当电流通过铜芯线圈时，将产生一个以线圈轴中心对称分布的闭环磁场，电子在穿越磁场时因切割磁力线而受洛伦兹力作用发生向心的偏转折射，该偏转方向和电子运行方向叠加后使得电子在磁场中沿圆锥螺旋曲线轨迹运行，最终使电子束从磁场另一端飞出后被重新汇聚。改变线圈电流的大小，可以改变电磁透镜对电子束的折射率。电子显微镜通过对透镜电流的调节，可无级变换电磁透镜的焦点位置，达到改变整个透镜系统放大倍率的目的。

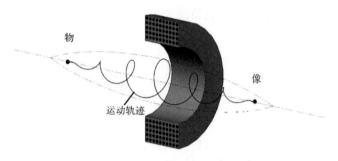

图 10-2　电磁透镜成像原理示意图

2. 显微镜的分辨率

无论是光学显微镜还是电子显微镜，其最重要的性能指标就是分辨能力，具体就是一个光学系统能分开两个物点的能力，在数值上是指刚能清楚地分开两个物点之间的最小距离。显微镜的分辨率主要受像差和衍射效应影响。光学系统内，借助于透镜组合和折射表面形状设计，可将像差消除到可忽略的程度，其分辨率基本上由衍射决定。光学仪器成像过程中，可认为是把物平面上的无数微小的点转换成艾里斑，然后再把它们叠加起来呈现在像平面上。依据瑞利判据的规定，当一个艾里斑的中心位于另一个艾里斑的第一级暗环上时，刚好能分辨出两个艾里斑的图像。根据经典的阿贝公式[式（10-1）]，显微镜的分辨率 d 为

$$d = \frac{0.61\lambda}{n\sin\alpha} \qquad (10\text{-}1)$$

式中，λ 为照明光波波长；n 为透镜与物体之间的介质对光的折射率；α 为透镜的孔径半角。光学上也使用 $NA = n\sin\alpha$，记为数值孔径。由阿贝公式可知，当介质折射率一定时，波长越短，数值孔径越大，显微镜的分辨能力越高。光学显微镜在使用尽量大的孔径角和高折射率的物质浸没物镜时，由于可见光波长的限制，其极限分辨能力达到 0.2μm，此时有效放大倍数约为 1000 倍。此外由阿贝公式可知，显微镜的分辨率和放大倍数没有直接关联，高放大倍数是有用的，但超越分辨率极限继续放大是无效的，此时得到的图像轮廓虽大，但细节不清。

根据德布罗意的观点，运动的微观粒子具有波粒二象性，电子束流也具有波动性，而且电子波长比可见光要短得多，因此电子显微镜具有比光学显微镜高得多的分辨能力。其理论分辨率也是根据瑞利判据定义的。电子波长随加速电压变化，当加速电压为 100kV 时，电子的波长为 0.0037nm，理论分辨率约 0.002nm。但电磁透镜中，大的孔径角引起大的像差（球差、色差、像散、畸变），实际分辨率不能达到理论值。

3. 显微镜的像差及校正

像差是影响显微镜成像的关键因素。光通过透镜时会出现球差和色差这两类像差，使图像细节衬度变差，造成图像清晰度下降，影响显微系统的成像效果。由光的能量差异而引起的像差称为色差。任何光束都很难保证光的能量完全一致，不同能量的光线对应不同色彩，在介质中的传播速度也不同，通过透镜时，折射程度也会存在差别，在焦平面或像平面上将形成一个弥散斑，使图像模糊不清，影响图像的分辨率。透镜的球形表面造成的像差称为球差。透镜中心区与边缘区对光线折射会有差异，使轴上某个物点发出的光束穿越透镜后汇聚在透镜后方光轴上的不同位置，在像平面上形成一个弥散斑，从而影响图像的分辨率。消除像差影响有利于显微系统获取高分辨像。通过合理安排不同形态（凸透镜、凹透镜）、不同材质的透镜，可以使色差相互抵消，从而实现整个透镜系统色差的消除。利用光阑只让近光轴光线通过、曲配（透镜两个曲面使用不同曲率半径）或组合透镜的方式可以减少球差。

电磁透镜的成像过程中也同样存在像差，主要包括球差、色差和像散。电磁透镜的球差是由于透镜边缘部分对射线的折射比旁轴部分强，属于透镜的近轴缺陷。色差来源于电子的波长差异（不同的运动速度），电磁透镜对不同波长电子的折射率不同。像散是由旁轴电子引起的，磁场强度不是严格轴对称，使透镜在不同方向有不同的聚焦能力。电子显微镜主要使用电磁球差校正器来消除透镜球差。球差校正器是使用多极子校正装置产生的磁场对电子束做一个补偿散射（如同凹透镜对光线的散射），从而消除聚光镜边缘所引起的球差。

像差对扫描电镜和透射电镜的成像效果影响不同，其效果与两种电子显微镜所针对的样品及所获取的样品信息有关。透射电镜观察的是超薄样品，厚度仅几十纳米，样品中的信息扩散基本可忽略不计，同时电子束和样品之间的热转换也不如扫描电镜充分。扫描电镜所观察的样品相对电子束来说可视为无穷厚，电子束射入样品所引起的信号扩散较大。使用的电子信息是溢出样品表面的二次电子和背散射电子，改变电子束立体角对其溢出范围的影响不可忽略。透镜球差的改善会带来两个结果：束流密度和立体角的增加。束流密度的增加可在使信息激发区缩小的同时增加信号强度，这对获得高分辨像有利；电子束立体角的增加将扩大散射电子的散射角,有利于提高图像的 Z 衬度,这是形成高分辨像所需的条件。球差校正对提高透射电镜分辨率的效果十分明显。扫描电镜一般无法分辨小于 1nm 的细节,球差校正对扫描电镜的改善效果有限。因此,目前仅在场发射透射电镜中应用了球差校正器,扫描电镜中却并未使用这样的校正器。电子显微镜减少色差主要依靠单色器。其原理是将电子束按照能量进行分离,然后选取某个能量段的电子束,从而降低电子束的能量差。其缺点是电子束强度会随着色差的改善而同步降低,这就要求样品本身能产生充足的信息,信号接收器的接收效果也要得到相应的提升。单色器目前主要被用于高端的热场发射扫描电镜。安装单色器仅是对色差较大的光源进行纯化,很难使被纯化的光源的品质(本征亮度)有很大的提升。像散可以通过透镜设计的改良完全消除,现代透镜设计中设有一个八极磁场像消散器,消除各级透镜的像散。

(二)仪器构造

显微镜是人们用以观察微观世界的仪器,其作用就是将人眼无法分辨的物体或物体上的微小细节放大到人眼所能分辨的尺寸。显微镜的基本组成包括光源、透镜系统及信息接收处理系统。光源是样品信息的激发源(可见光或电子束),透镜系统对激发源或由其激发的样品信息进行操控,所形成的放大的样品信息经接收处理系统形成最终的放大图像。透镜系统是显微镜放大成像最关键的部件,显微镜的成像模式主要有平行束成像和汇聚束成像两种。平行束成像模式是通过透镜系统对含有样品特征信息的透射光或反射光进行汇聚、放大,从而形成图像,绝大部分光学显微镜使用这种成像模式。汇聚束成像模式不是通过透镜放大图像,而是将电子束汇聚成极细的电子探针,通过缩小电子束在样品上的扫描范围来放大图像,主要应用在电子显微镜中。平行束成像模式的成像速度快,有利于原位动态观察,但汇聚束成像模式的分辨率更高。

1. 光学显微镜

光学显微镜以自然光或内置灯源为光源,其透镜系统为玻璃制作的光学透镜。光学系统直接决定和影响显微镜光学性能的优劣,主要由目镜、物镜、反光镜和聚光器组成。透镜是组成显微镜光学系统最基本的光学元件,物镜、目镜及聚光镜等部件均由单个和多个透镜组成。物镜是决定显微镜性能的最重要部件,其作用是接近被观察的物体,主要参数包括放大倍数、数值孔径和工作距离。目镜安装在镜筒的上端,将已被物镜放大的分辨清晰的实像进一步放大,达到人眼能容易分辨清楚的程度。聚光器由聚光镜和可变光阑组成,起到汇聚光线的作用。反光镜装在聚光器下面,使由光源发出的光线或天然光射向聚光器。显微镜的机械装置也是重要组成部分,主要由镜座、镜臂、载物台、镜筒、物镜转换器和调焦装置组成。

光学显微镜工作时，物体先经过物镜呈放大的实像，再经目镜呈放大的虚像，二次放大，便能看清楚微小的物体，如图 10-3 所示。在光学显微镜的各种成像技术中，明场、暗场、偏光和荧光成像是为了使需要观察的样本结构可见，而相差、微分干涉等是将样本结构中的相位变化显现出来，很多情况下同时使用几种成像技术。明场成像是最基本的显微成像技术，其他所有的成像技术都是以明场成像为基础的。光源通过集光镜和聚光镜聚焦到样本上，收集透射或反射的光，以形成可以查看的图

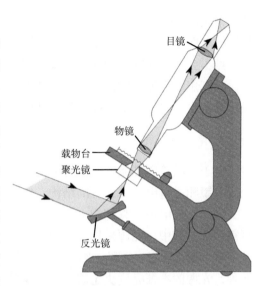

图 10-3 光学显微镜基本结构示意图

像。暗视野显微镜技术是利用斜射照明法将光线改变途径，不让光束由下至上地通过被检物体，使照明光线不直接进入物镜，利用被检物体表面反射或衍射的光形成明亮图像，所需要的特殊附件是暗视野聚光镜。相差显微镜利用被检物体的光程之差进行镜检，也就是利用光的干涉现象，将人眼不可分辨的相位差变为可分辨的振幅差，使无色透明的物质也可清晰可见。其结构上的不同在于环状光阑、相板、合轴调整望远镜。偏光显微镜的特点是将普通光改变为偏振光进行成像，以鉴别某一物质是单折射性（各向同性）还是双折射性（各向异性），主要应用在矿物、地质材料科学研究等领域。偏光显微镜需要具备起偏镜、检偏镜、专用无应力物镜和旋转载物台等附件。微分干涉显微镜也是将相位差转化为振幅变化后进行成像，利用特制的渥拉斯顿棱镜来分解光束。分解出来的光束的振动方向相互垂直且强度相等，光束分别在距离很近的两点上通过被检物体，在相位上略有差别。由于两光束的裂距极小，不出现重影现象，使图像呈现出立体的三维感觉。微分干涉相衬显微镜需要起偏镜、检偏镜、渥拉斯顿棱镜等附件。荧光显微镜是在落射光照明下的成像技术，光源来自被检物体的上方，在光路中具有分光镜，光源照射用荧光染色剂染色过的被检物体，使之受激发后产生荧光，然后观察。荧光显微镜多使用超高压汞灯或 LED 光源，需具备相应的滤光镜系统。

传统的光学显微镜使用的是场光源，激光扫描共聚焦显微镜利用激光通过照明针孔形成点光源，其结构更加复杂，除了包括传统光学显微镜的基本结构外，还有激光系统、扫描装置、共聚焦系统和计算机系统。其工作原理如下：由激光器发出激光，通过照明针孔形成点光源，经由分光镜反射后又通过物镜聚焦到焦面上，样品也在焦面上被激发产生荧光，荧光通过物镜返回到分光镜，通过探测

针孔聚焦进入探测器,转换为电信号形成图像。由于照明针孔与探测针孔相对于物镜焦平面是共轭的,焦平面上的点同时聚焦于照明针孔和探测针孔,焦平面以外的点不会在探测针孔处成像,即共聚焦。共聚焦显微镜能够将离焦的杂散光滤除,只有焦平面那层的信号进入探测器,通过扫描可获得无损伤连续光学切片,经三维重建可观察三维剖面或整体结构。

2. 电子显微镜

电子显微镜以高能电子束为光源,其透镜系统为电磁透镜。其类型主要包括扫描电镜和透射电镜,二者的结构、成像方式及所呈现的样品信息均不相同。

（1）扫描电镜:其结构上主要包括光源、透镜系统、信息接收及处理系统、真空系统。其中,光源采用三级电子枪的结构设计产生高能电子束,主要分为热发射电子枪（阴极、栅极、阳极）和场发射电子枪（阴极、第一阳极、第二阳极）两种,光源的本征亮度决定着扫描电镜的分辨率。透镜系统的基本结构一般包括聚光镜（汇聚电子枪产生的电子束）、物镜（将电子束汇聚在样品表面）、扫描线圈（产生交变磁场拖动电子束在样品表面进行扫描）、消像散线圈（消除因镜筒精度差异造成的磁场不均匀分布,形成电子束强度的各向差异）、极靴（引导、改善磁流体,形成高强度、均匀且封闭的磁场）。信息接收及处理系统由探头、信息处理器、信号放大器、扫描信号发生器及显示器组成,接收和处理样品的各种表面形貌信息（主要是二次电子、背散射电子）及扫描信号,将样品信息以图像的形式呈现出来。真空系统是电子显微镜的重要组成部分,可保持电镜在高真空度下工作,排除气体分子对高能电子束的干扰,关键部件是真空泵。电子显微镜真空度直接影响电子显微镜的性能,镜筒高真空是高分辨率的基本保证之一。

扫描电镜工作时,电子枪产生的高能电子束经电磁透镜系统在样品表面聚焦成极细的电子束,利用扫描线圈产生交变磁场,拖动电子束在样品表面进行扫描,激发样品表面的各种电子信息,由信息接收及处理系统形成样品表面形貌像,如图 10-4 所示。其中,溢出样品表面的二次电子、背散射电子及特征 X 射线是扫描电镜成像和分析所需的主要电子信息。在形成形貌像的同时,扫描电镜还可以利用装载在样品仓的分析附件,如能谱探头和电子背散射衍射探头获取由样品表面溢出的背散射电子和特征 X 射线等信息,进行形貌微区的元素定性、半定量、特定元素的区域定量、元素区域分布状况等分析。

（2）透射电镜:与扫描电镜类似,透射电镜的结构也可以分为光源、透镜系统、信息接收及处理系统、真空系统。其主要组成部件是相同的,主要区别在于扫描电镜的样品位于透镜光路之外,透射电镜的样品位于透镜的光路之中,电子束穿越样品,在样品下方所形成的透射电子和散射电子是透射电镜成像的主要电子信息。

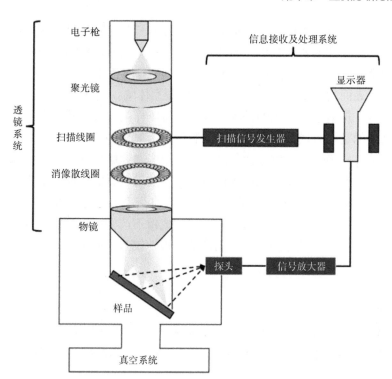

图 10-4 扫描电镜基本结构示意图

如图 10-5 所示，透射电镜工作时，电子枪产生高能电子束，通过聚光镜沿着主光轴汇聚成尖细明亮电子束并投射于厚度低于 100nm 的样品上，电子与样品中的原子及原子核外电子相互作用后，碰撞而改变方向并产生立体角散射。根据散射时的能量变化得失分为弹性散射和非弹性散射，弹性散射电子经过物镜和中间镜形成电子衍射像、衍射衬度像和相位衬度像；散射角大小与样品密度及厚度相关，据此可以形成明暗不同的影像，能最大程度真实地呈现样品结构信息。透射电镜不仅能显示样品微观形貌，利用电子衍射还可以获得晶体学信息。非弹性散射电子产生 X 电子，能用于 X 射线能谱元素成分分析。

电子显微镜通过不同的电子信息呈现出不同的样品信息，形成的图像也存在较大的差别。扫描电镜使用的是溢出样品表面、位于样品上方的

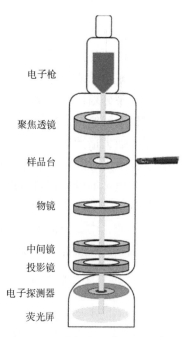

图 10-5 透射电镜基本结构示意图

二次电子和背散射电子信息，获得的是带有强烈三维空间信息的表面形貌像。扫描电镜对样品尺寸的要求宽松，高能电子束一般难以穿透样品，因此电子的扩散对其分辨率的影响较大，使得扫描电镜的分辨率很难优于 1nm。扫描电镜直观地呈现了样品表面的三维微观形貌，图像有强烈立体感，空间形态的伸展十分宽广、充分且直观。透射电镜使用的是穿越样品、位于样品下方的透射电子和散射电子信息，获得的是带有样品内部信息的投影像、衍射像和倒映像。这几种图像均将三维空间信息转换成了二维平面信息。所以单张图像所呈现的空间结构特征不直观、不完全，获得的样品表面形貌信息较少。透射电镜的样品不能太厚，尺寸也不能太大，一般情况下，厚度不能超过 60nm，直径不大于几毫米。由于样品极薄，电子信息在样品中的扩散几乎对透射电镜的成像不产生影响，因此透射电镜的分辨率可以不断提升。虽然透射电镜图像的直观性较差，但对晶体样品空间结构信息的呈现却可达到原子级分辨率。

（三）主要性能指标

利用显微镜进行目标物的检测分析时，通常希望能获得高质量的清晰图像，必要的条件包括保证仪器状态、合理操作仪器和测试条件，以及合适的试样制备。

1. 保证仪器状态的技术要点

为保证仪器的性能状态符合测试要求，通常需要定期进行显微镜的校准。一般光学显微镜的校准项目有物镜放大倍数误差、左右系统放大倍数误差、左右视场中心偏差、示值误差。校准用标准器包括十字分划目镜、标准玻璃线纹尺、倍率计、十字分划板，根据具体项目使用其中一种或几种标准器配合进行校准。

扫描电镜的校准项目有测长示值误差、正交畸变和线性失真度。校准在 100 万倍以下放大倍数进行，放大倍数至少包括高、中、低三个不同倍数。校准采用的标准样板为等间距栅格标准样板，根据所校准的放大倍数选取相应的标准样板。

透射电镜的校准项目有放大倍率示值误差、样品污染率和样品漂移率。根据放大倍率范围和所需精度选择合适的标准物质进行校准，高放大倍率使用晶面间距标准物质，中、低放大倍率应使用膜厚或粒径标准物质，样品污染率和样品漂移率使用圆孔碳膜标准物质。

2. 合理操作仪器和测试条件的技术要点

由于不同类型显微镜的特点及适用范围不同，其仪器操作和测试条件的选择也各有不同。显微镜的光学技术参数包括数值孔径、分辨率、放大率、焦深、视场宽度、覆盖差、工作距离等。这些参数并不都是越高越好，它们之间相互联系又相互制约，在使用时，应根据镜检的目的和实际情况来协调参数间的关系，但应以保证分辨率为准。由于仪器设计和制作工艺的长足进步，光学显微镜的操作使用也相对简单。显微镜的照明对获取准确清晰的图像具有重要作用，通过调节科勒照明（关闭视场光阑、对焦边缘、调中光斑、打开光阑、减少眩光），能够使光源均匀照射样本，改善图像的均匀对比度，使图像更清晰，从而观察到更多的细节。调焦是调节物镜与被测物体间的距离，以获得清晰图像的过程，是显微镜操作的必备步骤。低倍物镜的工作距离较长，因此调焦时最好先用低倍物镜，看到较大的试样面积，容易寻找观察目标，为更换高倍物镜后的细节观察创造条件，同时也可防止物镜与试样碰撞。

电子显微镜获得清晰图像的基本操作包括对中、消像散、对焦、调整亮度和对比度等。扫描电镜测试条件的选择主要包括工作距离和探头的选择，以及加速电压和束流强度的选择。10万倍以下观察20nm以上的细节，大工作距离拥有优势，且倍率越低，用下探头观察的优势越明显。10万倍以上观察20nm以下的细节，上探头与小工作距离的组合获得的图像效果更好。大部分情况下，要获取高分辨率的表面形貌像，电子束的发射亮度必须维持在一定范围内，否则，图像的清晰度和信噪比就会妨碍对样品细节的分辨，图像的整体质量也较差。钨灯丝扫描电镜的本征亮度最低，因此在进行测试时，加速电压常常设在10kV以上。当加速电压必须选择在5kV及以下时，可适当提升束流强度，以保证形貌像对信号量的需求。场发射扫描电镜的加速电压一般都选择为3kV以下，而5nm以下细节往往使用1kV以下的加速电压才能更充分地呈现出来。扫描电镜测试过程中，荷电现象、热损伤、碳污染均会影响图像质量。当注入样品的电子数与从样品表面溢出的电子数不相等时，就有可能在样品中形成静电场并影响该部位二次电子和背散射电子的正常溢出，使样品表面形貌像出现异常暗、异常亮或者表面被磨平这三种形式的荷电现象。电子束对样品的热损伤会破坏样品的表面形貌，电子束在样品上扫描区域的面积越小，电子束的能量转换越集中，形成的热量密度也越大，相对来说对样品的热损伤也会增强。出现碳污染的主要原因是样品表面附着的污染物受电子束轰击后发生了碳化。

为了获得高质量的透射电子图像，合适的衬度机制和放大倍数的选择是必不可少的条件。色差和像散、试样在镜筒内被污染、图像漂移、电子噪声会影响获得高分辨率的图像。电子束加速电压和透镜激磁电流的不稳定，将分别导致轴上色差和倍率色差的产生；电子束通道中机件的污染也是产生像散的来源。一般的电镜都采用消像散器减小像散，要求操作人员有适当的经验。试样污染来源于电子束通道（镜筒）内残存的一些气体分子和水蒸气分子，仪器中防污染装置的正常工作和确保镜筒的高真空度是获得高分辨率的必要条件。引起图像漂移的原因如下：与试样台和试样架有关的机械问题；外界的机械振动和交变电磁场的影响；

电子束轰击试样引起的漂移；电子束轰击支持膜引起的漂移；电子束加速电压和磁透镜激磁电流的不稳定；电子束通道内的静电积累引起的充放电。电子噪声是由于电子枪灯丝加热时的电子发射有随机性，在高放大倍数时表现为图像中的颗粒状伪迹，干扰对试样本身细节的辨认。延长曝光时间，电子发射随机性的影响将显著减小。

3. 试样制备的技术要点

试样制备的方法随待测样品的类型及研究目的不同而有所区别，不存在一种通用的标准化的试样制备模式，但有一些共同的要求。光学显微镜对生物样品的检测具有优势，制片的一般要求如下：进行固定处理；制片薄，透射式显微镜观察样品需透明；不易识别的样品进行染色处理；需长期保存的需进行脱水和封固。常见的制样方法有切片法、整体封片法、涂片法和压片法等。

与透射电镜相比，扫描电镜的试样制备更加简便，通常要求如下：保证试样表面具有良好的导电性能，并且与金属试样台密切接触，避免表面的静电积累；表面清洁、在真空及电子束轰击下不挥发、不变形；含水试样经脱水处理；特殊操作的试样制备，如原位动态观察的试样制备。常见的制样技术如蚀刻术、断裂面观察术、剥离技术、冷冻干燥术、临界点干燥术、复型技术等。

透射电镜的试样制备是获得高质量图像的关键环节，主要需要考虑下列几个方面：①足够薄，电子束穿透能力取决于电子束的能量和试样物质所含元素的原子序数，在常规使用的透射电镜工作电压（50～200kV）下，能够观察到试样微观结构的试样厚度一般应在 100nm 以下，用于高分辨图像观察的试样则要求小于20nm。②不造成污染，透射电镜工作时，镜筒内部处于高真空状态，进入镜筒的试样必须不含水分和其他在真空和电子束轰击下易蒸发的成分；形成足够的图像衬度，透射电镜电子图像的衬度主要来源于试样不同区域对入射电子散射能力的差异，聚合物材料和生物材料须采取措施以增强图像衬度。③足够的强度和稳定性，包括力学作用和电子束轰击下的强度和稳定性。常见的试样制备技术如超薄切片术、溶液成膜技术、聚焦离子束技术、衬度增强技术、复型和投影术、蚀刻术、减薄技术等。

三、应 用 领 域

18～19 世纪，显微技术的发展推动了生物学特别是细胞学的迅速发展。此外，显微技术在组织学、胚胎学、植物解剖学、微生物学、古生物学发展中，已成为主要研究手段之一。电子显微镜的发明促使生物学中微观现象的研究从显微水平发展到超显微水平。超微结构的研究结合生物化学的研究，使以形态描述为主的细胞学发展为以研究细胞的生命活动基本规律为目的的细胞生物学。20 世纪 70 年代以来，由于电子显微镜分辨率的不断提高及其与电子计算机的结合应用，许多分子生物学的现象也可在电子图像中获得直观的证实，许多生物大分子的结构和功能也可从电子图像的分析中加以认识。总之，利用显微技术进行的生物学研究可以反映细胞水平、超微结构水平甚至分子水平三个不同层次的信息。在医疗诊断中，显微技术已被作为常规检查方法，如对血液、寄生虫卵、病原菌等的镜检。此外，显微技术在卫生防疫、环境保护、检疫、中草药鉴定、石油探矿和地层鉴定、木材鉴定、纤维品质鉴定、法医学、考古学、矿物学等方面，均有广泛的应用。

随着技术和方法的不断发展和成熟，显微分析在水质检测分析领域的应用也越来越多。除了在科学研究中进行技术的应用和探索，我国的标准体系中也制定了多种进行水质检测的显微分析方法，如《水质 浮游植物的测定 滤膜-显微镜计数法》（HJ 1215—2021）和《水质 浮游植物的测定 0.1ml 计数框-显微镜计数法》（HJ 1216—2021）中规定了地表水中浮游植物的定性定量测定方法；《微束分析 扫描电子显微术 生物试样扫描电子显微镜分析方法》（GB/T 33834—2017）规定了水生生物等样品的测定方法；《生活饮用水标准检验方法 第 6 部分：金属和类金属指标》（GB/T 5750.6—2023）规定了饮用水中石棉测定的扫描电镜-能谱法和相差显微镜-红外光谱法（国际标准有透射电镜-能谱法）；《生活饮用水标准检验方法 第 12 部分：微生物指标》（GB/T 5750.12—2023）中规定了利用显微镜对生活饮用水和水源水中贾第鞭毛虫、隐孢子虫等的检测方法。

常规的化学分析方法并不适用于检测水中所有污染物，显微分析方法能够补充色谱、质谱、光谱等分析方法不能提供的污染物信息，在水中生物类指标、石棉等非常规指标及微塑料等新型污染物的检测中具有不可替代的优势并发挥重要作用。

第二节 方 法 应 用

一、扫描电镜-能谱法检测石棉

（一）指标情况

石棉是一类天然纤维状硅酸盐类矿物质的总称，主要用于机械传动、制动，以及保温、防火、隔热、防腐、隔音、绝缘等方面。水中的石棉可能来源于含石棉的材料和矿石在水中的分解、供水系统中石棉水泥管道的腐蚀剥落、工业废弃物向水源的排放，以及含石棉的大气污染物的沉降等。《生活饮用水卫生标准》

（GB 5749—2022）附录 A 对石棉（纤维>10μm）提出的限值为 700 万个/升。

目前我国对生活饮用水中石棉的检测尚无标准检验方法。在建筑、化妆品、职业卫生、环境等领域，石棉的标准检测方法主要有 X 射线衍射法、相差显微镜法、扫描电镜能谱法等。

X 射线衍射法是依据每种矿物均具有特定的 X 射线衍射数据和图谱，且衍射峰强度与含量成正比，可判断试样中是否含有某种石棉矿物并测定其含量，结果以质量分数百分比表示，方法最低定量限为 1%。偏光显微镜法是由于每种矿物均有特定矿物光性和形态特征，通过偏光显微镜观测矿物晶体形态、颜色、干涉色及折光率等物理特性，可鉴定石棉种类，不适合分析含有大量石棉纤维的样品，不用于定量。相差显微镜法根据光程差变成振幅差，提高对比度，使纤维结构清晰可见进而定量，所有符合特定尺寸标准的认定为石棉，不能定性辨别纤维种类。扫描电镜法依靠较高放大倍数直观呈现微观形貌，确定是否含有纤维粒子并定量，并利用 X 射线能谱仪对纤维种类成分进行鉴别。每种检测方法有其优势及适用范围，X 射线衍射法、偏光显微镜法多用于固体样品，结果以质量分数百分比表示。空气样品需要用滤膜采集，检测多用相差显微镜法、扫描电镜能谱法等，定量结果为数量浓度。对于检测饮用水样品而言，固体样品的检测方法不适用，空气样品的检测方法具有参考性。

职业卫生标准《工作场所空气中粉尘的测定》（GBZ/T 192.5—2007）中石棉纤维浓度的测定使用相差显微镜法，该方法无法区分普通纤维和石棉纤维，若要区别不同纤维，需采用电子显微镜观察。《微束分析 扫描电镜-能谱法 环境空气中石棉等无机纤维状颗粒计数浓度的测定》（GB/T 35097—2018）采用扫描电镜能谱法对空气中石棉纤维进行定性定量检测，结果以个/立方米计数浓度表示。

美国 EPA 对饮用水中石棉的检测方法为 1983 版的 EPA 600/4-83-043 或 1994 版的 EPA 600/R-94/134，1994 版的方法相对于前者略有改进，将水样经过混合纤维滤膜过滤，然后进行碳膜覆被，将滤膜基质洗去留下表面碳膜覆被的无机物，用透射电镜-电子选区散射-能谱法（TEM-SEAD-TEM）进行定性定量。ISO 14966：2002《环境空气 无机纤维状颗粒计数浓度的测定 扫描电镜法》采用扫描电镜测定了空气中的包括石棉在内的无机纤维状颗粒物，方法内容与 GB/T 35097—2018 类似。

本节所介绍的扫描电镜-能谱法中水样经滤膜过滤，采用扫描电镜结合能谱对滤膜上的石棉进行定性定量，适用于饮用水中石棉的检测。

（二）样品前处理

使用玻璃或聚乙烯瓶采集水样，采样瓶预先超声清洗 15min，用纯水洗涤两次，采样体积≥100mL，平行采集两份水样。水样采集后应立即密封，于 0~4℃

冷藏保存，不得冷冻，尽量在 48h 内测定，若保存时间超过 48h，应对样品进行预处理。

当水样保存时间超过 48h 或者水样中有机颗粒物含量高时，分析前可进行紫外-过硫酸钾消解。处理方法为将采集的水样转移至烧杯中，加入过硫酸钾固体混匀，使水样中过硫酸钾浓度为 1g/L，插入防水紫外灯，将紫外灯管置于溶液中，尽量插到容器底部，打开紫外灯消解 3h，消解时每隔 0.5h 充分搅拌水样一次。

若水样中无机颗粒物包埋了滤膜上的石棉，在保证检出限的情况下可稀释水样，纤维状颗粒物浓度过高的水样也应稀释，稀释应保证 1mL 水样取样量。取样前将水样剧烈振摇后超声波分散 15min，然后再次剧烈振摇混匀后，立即在采集容器液面与底部的中间位置吸取一定体积的水样，用纯水稀释，定容体积≥50mL。

将滤膜贴合于溶剂过滤器的砂芯漏斗上，在循环水真空泵的负压下过滤≥50mL 的待测水样或稀释后水样，样品中石棉被滤膜截留。过滤前滤膜置于砂芯漏斗上用纯水浸润，保证贴合处无气泡。然后将截留石棉的滤膜用剪刀或手术刀片在中心和 4 个象限非边缘处剪裁出 5 片，每片面积≥25mm^2 的小片滤膜，推荐的剪裁区域见图 10-6。剪裁过程中滤膜正面朝上。剪裁后滤膜应进行固定，保存在带盖培养皿中。

剪裁得到的小片滤膜转移至含有变色硅胶的干燥器中干燥 24h，转移过程中滤膜正面向上。将干燥后的小片滤膜用导电双面胶带固定于载样台上，放入镀膜仪中喷镀导电层。

分别取 6 种石棉悬浊使用液各 50mL，按照上述步骤制得滤膜并分别剪裁、喷镀导电层，制备成石棉定性参考滤膜。

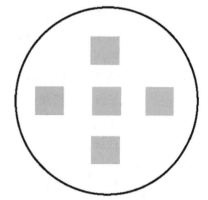

图 10-6　推荐的剪裁区域示意图，黑色为剪裁区域

（三）仪器参数条件

采用配有能谱仪的扫描电镜进行定性和定量分析。样品分析前进行扫描电镜的校准，用栅格标准样板对扫描电镜进行标尺校准。分析时电镜的加速电压≥2kV。小片滤膜转移至扫描电镜中放大观察，推荐初始放大倍数为 2000 倍，测量石棉宽度和能谱分析时一般使用更高的放大倍数，宽度测量或能谱分析结束后恢复到初始放大倍数。样品中宽度<0.2μm 的纤维占主导地位，使用场发射扫描电镜或透射电镜分析。调节能谱仪参数，使其能够在 100s 内从 0.2μm 宽的温石棉中得到具有统计学意义的能谱图。其中，镁峰和硅峰特征峰峰高最大值 P 和背景值 B 满足 $P > 3\sqrt{B}$ 且（$P+B$）$/B > 2$。宽度<0.2μm 的温石棉能谱信号可能较低。

　　随后进行观测，每小片滤膜至少观测 10 个随机视场，所选视场不重叠，总观测视场数量不少于 50 个。电镜观察时选择符合形貌特征的纤维状颗粒物进行标记和测量，纤维状颗粒物包括纤维、纤维束、带基体纤维、纤维簇。

　　纤维状颗粒物的标记和测量规则如下：纤维指单纯的纤维状物质，如果纤维长度满足＞10μm 且长宽比≥3，则进行标记。纤维束指近似平行且粘连的一股或多股纤维；沿着纤维方向，束中最长的一根纤维计为该纤维束的长，宽为纤维束本身的宽度，如果该纤维束在宽度方向呈现一定梯度或者不均匀，则估算出平均宽度；如果纤维束满足长度＞10μm 且长宽比≥3，则进行标记。带基体纤维指纤维的尾部或中部被团块状基体包裹；如果纤维中部被团块状基体包裹，则长度计算方式为纤维两端包括中间基体部分的长度；如果纤维尾部被团块状基体包裹，且基体外的纤维长度小于纤维插入位置的基体本身的直径，则长度计算方式为基体外纤维的长度乘以 2；如果纤维尾部被团块状基体包裹，且基体外的纤维长度大于纤维插入位置的基体本身的直径，则长度计算方式为基体外纤维长度加上纤维插入位置的基体的直径；宽为纤维本身的宽度，与基体直径无关；按照以上计算方式，如果带基体纤维满足长度＞10μm 且长宽比≥3，则进行标记。纤维簇指多股纤维不规则纠缠形成的纤维团，可由团块状基体包裹；如果纤维簇中可分离出单独可测量的纤维、纤维束、带基体纤维满足长度＞10μm 且长宽比≥3，则进行标记。跨视场纤维指纤维的一端或者两端不在视场内，但是纤维的另一端或者中间部分在视场内；测量位于视场上方和左侧的一端在视场内的跨视场纤维，长度计算方式为视场内纤维的长度部分乘以 2，宽为视场内纤维的宽度；若纤维长度满足＞10μm 且长宽比≥3，则进行标记；位于下方和右侧的跨视场纤维不测量、不标记。跨视场纤维的标记和测量规则同样适用于跨视场纤维束、带基体纤维、纤维簇。在测量长度接近 10μm 的纤维状颗粒物长度时，应根据纤维状颗粒物长度的走向分段测量，最后加和得到长度。图 10-7 和图 10-8 为标记规则示意图。

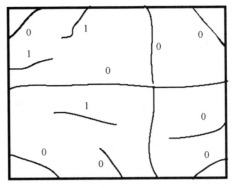

图 10-7　单个视场内纤维状颗粒物标记规则

0代表不标记，1代表标记

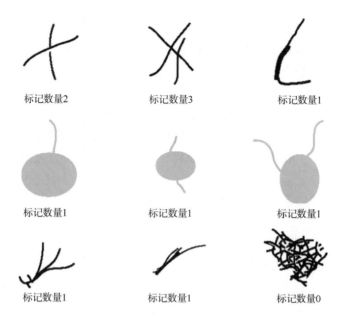

标记数量2　　　　　　标记数量3　　　　　　标记数量1

标记数量1　　　　　　标记数量1　　　　　　标记数量1

标记数量1　　　　　　标记数量1　　　　　　标记数量0

图 10-8　纤维、带基质纤维、纤维束、纤维簇的标记规则

接下来对纤维状颗粒物进行定性分析，对符合石棉形貌的纤维状颗粒物使用能谱仪检测其元素组成，与石棉定性参考滤膜上石棉的元素组成对比，判断是否为石棉并确定石棉的种类。获取能谱图时尽量选取周围无干扰物质的纤维状颗粒物获取能谱图。因样品来源、样品制备方法及所使用仪器条件的不同，石棉的形貌及能谱图可能存在差异。

石棉能谱图满足条件如下。

温石棉：硅峰、镁峰清晰，满足（$P+B$）/$B>2$。铁峰、锰峰、铝峰很小，$P/B<1$。

青石棉：钠峰、硅峰、铁峰清晰，满足（$P+B$）/$B>2$。镁峰很小，$P/B<1$。

铁石棉：硅峰、铁峰清晰，满足（$P+B$）/$B>2$。钠峰、镁峰、锰峰很小，$P/B<1$。

直闪石石棉：镁峰、硅峰清晰，满足（$P+B$）/$B>2$。钙峰、铁峰很小，$P/B<1$。

透闪石石棉：镁峰、硅峰、钙峰清晰，满足（$P+B$）/$B>2$。

阳起石石棉：钙峰、硅峰、镁峰或铁峰清晰，满足（$P+B$）/$B>2$。

根据附着微粒或邻近微粒，可能看见钙峰或氯峰；直闪石石棉或云母产生的镁、硅元素能谱图有可能与温石棉类似，但是温石棉的镁/硅原子数量比较高，为（1.3～1.7）：1；判断疑似石棉的纤维状颗粒物应根据样本来源分析，以降低结果的不确定性。

另外，单个视场中石棉数量过高，不利于观察，以不大于 10 个为佳，否则样品可能需稀释。若单个视场中 1/8 面积以上出现颗粒物聚集，则该视场为无效视场；若视场总数 10%以上为无效视场，则该滤膜为无效滤膜，需重新制备滤膜。

当在规定的视场数量内累计计数到 100 个符合条件的石棉时，停止计数。石棉计数未达到 100 个，数满规定数量的视场。至少数满 4 个视场，即使在之前的视场中已经计数了 100 个符合条件的石棉，这 4 个视场的位置近似均匀分布在滤膜上。

每批样品按照如上步骤用纯水测定一个实验空白。

(四) 结果处理

按式（10-2）计算石棉计数浓度

$$c = \frac{n \times \pi \times d^2 \times k}{4 \times V \times N \times A} \times 10^{-4} \qquad (10\text{-}2)$$

式中，c 为石棉计数浓度，单位为万个/升；n 为 N 个有效视场石棉计数总数，单位为个（f）；d 为滤膜有效直径，单位为毫米（mm）；k 为水样稀释倍数；V 为过滤体积，单位为升（L）；N 为有效视场数量；A 为单个视场面积，单位为平方毫米（mm^2）。

同时，应根据泊松分布给出 95%置信区间，泊松分布公式见式（10-3）

$$P(X = n) = \frac{\lambda^n \times e^{-\lambda}}{n!} \qquad (10\text{-}3)$$

式中，P 为概率；X 为随机变量；n 为 N 个有效视场石棉计数总数；λ 为 N 个有效视场所检测到的石棉个数 n 的期望值；e 为自然对数函数的底数。

最低检测计数浓度的计算公式见式（10-4）

$$\text{LOD} = \frac{2.99 \times \pi \times d^2 \times k}{4 \times V \times N' \times A} \times 10^{-4} \qquad (10\text{-}4)$$

式中，LOD 为最低检测计数浓度，单位为万个/升；2.99 是指在泊松分布 95%置信区间条件下，计数为 0 时，单边置信区间上限是 2.99；d 为滤膜有效直径，单位为毫米（mm）；k 为水样稀释倍数；V 为过滤体积，单位为升（L）；N'为视场数量；A 为单个视场面积，单位为平方毫米（mm^2）。

在结果报告中记录计数的石棉形貌和能谱信息；石棉计数总数及对应的泊松分布 95%置信区间；石棉计数浓度；最低检测计数浓度等。结果报告中可包括温石棉和角闪石石棉计数值，以及对应的泊松分布 95%置信区间，角闪石石棉计数为铁石棉、青石棉、直闪石石棉、透闪石石棉、阳起石石棉计数之和。

（五）应用特点

该方法在保证准确、科学的原则下尽量减少了实验步骤，合理规定参数范围，以减少实验带来的不确定性，提高了方法的易用性，降低了使用者学习成本，适合生活饮用水中石棉的检测。

二、相差显微镜-红外光谱法检测石棉

（一）指标情况

目前我国对生活饮用水中石棉的检测尚未有标准检验方法。在建筑、化妆品、职业卫生、环境等领域，石棉的标准检测方法主要有 X 射线衍射法、偏光显微镜法、相差显微镜法、扫描电镜能谱法等。《制品中石棉含量测定方法》（GB/T 23263—2009）采用 X 射线衍射法和偏光显微镜法测定制品中的石棉，《建筑与汽车材料中石棉的检测方法 偏光显微镜法》（SN/T 3798—2014）采用偏光显微镜法测定石棉，《工作场所空气中粉尘测定 第 5 部分：石棉纤维浓度》（GBZ/T 192.5—2007）采用相差显微镜法测定空气中的石棉。

目前美国 EPA 饮用水中石棉的检测方法为 EPA-600/4-83-043（1983）和 EPA-600/R-94/134（1994），这两种方法均采用透射电镜-电子选区散射-能谱法（TEM-SEAD-TEM）进行定性和计数。空气中石棉检测方法如美国国家职业安全卫生研究所（NIOSH）的 7400 法采用相差显微镜检测空气中的石棉，方法内容与 GBZ/T 192.5—2007 类似。

本节所介绍的方法采用红外光谱进行定性判断，用相差显微镜进行计数。相差显微镜计数方法与 NIOSH 7400 法和 GBZ/T 192.5—2007 中的判定方法一致，红外光谱定性是基于相差显微镜法存在定性方面的不足而增加的定性手段，通过这两种方法的结合，一方面能实现纤维计数目的，另一方面增加了辅助定性功能，提高了结果准确性，适用于饮用水中石棉的检测。

（二）样品前处理

使用具盖玻璃瓶或聚乙烯瓶采集水样，采样瓶预先超声清洗 15min，然后用纯水清洗干净。采样前润洗采样瓶，采样体积不小于 100mL，每一采样点平行采集两份水样。水样采集后立即密封，于 0～4℃冷藏保存，不得冷冻，尽量在 48h 内完成测定。若保存时间超过 48h，应对样品进行预处理。

当水样保存时间超过 48h，分析前可进行紫外-过硫酸钾消解。处理方法为将采集的水样转移至烧杯或量筒中，加入过硫酸钾固体混匀，使水样中过硫酸钾浓度为 1g/L，插入防水紫外灯置于溶液中间位置，尽量插到容器底部，打开紫外灯

消解 3h，消解时每隔 0.5h 充分搅拌水样一次。

若原水样中无机颗粒物或纤维状颗粒物浓度过高，可进行稀释。原水样浑浊度大于 3NTU 或总有机碳大于 10mg/L 时，也可进行稀释。稀释时原水样取样量不少于 1mL，定容体积不小于 50mL。取样前充分摇晃样品瓶，在超声波清洗器中超声 15min，摇匀后立即在采集容器液面与底部的中间位置吸取一定体积的原水样，用纯水稀释。

对水样进行过滤，将过滤器支撑面完全润湿，上面放 0.8μm 孔径的纯银滤膜，确保滤膜完全湿润、无气泡，固定密封过滤器。充分摇晃样品瓶，在超声波清洗器中超声 15min，摇匀。用量筒取 50mL 待测水样或稀释后水样，倒入过滤器漏斗进行过滤，再用纯水冲洗量筒和过滤器漏斗并过滤。过滤完成后，用镊子小心取下滤膜，置于干净的培养皿中，轻盖培养皿盖，放入干燥器中干燥 24h，整个过程始终保持截留面向上。在过滤器支撑面上放 0.8μm 孔径的混合纤维素酯滤膜，重复进行上述过滤步骤。

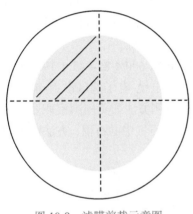

用手术刀片或剪刀将干燥的滤膜沿两条垂直的直径四等分，剪下其中 1/4 小块，置于带盖培养皿中备用，裁剪过程中始终保持滤膜截留面向上，裁剪示意如图 10-9 所示。分别取石棉标准使用液各 50mL，按照水样过滤方法获得定性参考滤膜。

图 10-9　滤膜剪裁示意图

（三）仪器参数条件

采用配有衰减全反射（ATR）附件的显微红外光谱仪，带目镜测微尺及 10×、40× 相差物镜的相差显微镜进行定性和定量分析。

用显微红外光谱仪进行定性分析，样品分析前进行显微红外光谱仪的调节，加入液氮使检测器冷却，稳定 15min，将裁剪后的纯银滤膜固定在载物板上。采用 ATR 采集模式，MCT/A 检测器，调节合适亮度，找到并聚焦样品至图像清晰，根据目标物大小调节光圈尺寸，将 ATR 物镜置于测试位，设置扫描次数 64、分辨率 8cm^{-1}、调节压力适中，采集红外光谱，光圈尺寸、扫描次数、分辨率、压力等参数可根据实际样品和光谱信号情况调整。

观测视场的选择遵循随机原则，移动视场按行列顺序，随机停留，视场不能重叠，以避免重复。随机选取 20 个视场，如检测到石棉即可停止；如未检测到石棉，则检测到 100 个视场为止。

将定性参考滤膜置于显微红外光谱仪检测，分别获得温石棉、青石棉、铁石棉、直闪石石棉、阳起石石棉、透闪石石棉的红外谱图及主要的特征吸收频率，各谱图均在 3300～2700cm^{-1} 无特征峰，在 3600～3500cm^{-1}、1100～900cm^{-1} 出现特征峰。仪器参数为检测器 MCT/A、扫描次数 64、分辨率 8cm^{-1}，可根据实际样品和光谱信号情况调整。因样品来源、样品制备方法及所使用仪器条件的不同，红外光谱的峰形及出峰位置可能呈现微小的差异。

样品分析时首先将干净的纯银滤膜置于显微红外光谱仪采集滤膜背景。将干燥后的样品滤膜置于显微红外光谱仪，采集滤膜上目标物的红外谱图，将得到的红外谱图扣除滤膜背景，获得样品的红外谱图，与参考谱图比对，判断是否为石棉。

6 种石棉具有相似的红外特征光谱，分析时不鉴别石棉的种类。定性时尽量选取周围无干扰物质的纤维状颗粒物获取谱图，不限定纤维长度，如样品中有长度<10μm 的纤维判断为石棉，该样品也应在显微镜下计数。判断疑似石棉的纤维状颗粒物可根据样本来源分析，以降低结果的不确定性。

接下来用相差显微镜进行定量分析，小心取出裁剪后的混合纤维素酯滤膜，截留面向上放在清洁的载玻片上。打开丙酮蒸气发生装置的活塞，将载有滤膜的载玻片置于丙酮蒸气之下，由远至近移动到丙酮蒸气出口 15～25mm 处，熏制 3～5s，慢慢移动载玻片，使滤膜全部透明为止。用注射器立即向透明后的滤膜上滴 2～3 滴三乙酸甘油酯，小心盖上盖玻片，避免产生气泡。如透明效果不理想，可将盖上盖玻片的滤膜放入 50℃左右的烘箱中加热 15min，以加速滤膜的清洗过程。处理完毕后，先关闭丙酮蒸气发生装置的电源，再关闭活塞，次序不可颠倒。

丙酮蒸气过少无法使滤膜透明，过多可能破坏滤膜，注意不要将丙酮液滴到滤膜上，可不时地用吸水纸擦拭丙酮蒸气出口加以防止。滤膜的处理应在清洁的实验室中进行，在制备样品过程中避免纤维性粉尘的污染。

按照说明书进行相差显微镜的调节，对目镜测微尺进行校准，算出计数视场的面积（mm²）及各标志的实际尺寸（μm）。将样品固定在载物台上，先在低倍镜下，粗调焦找到滤膜边缘，对准焦点，然后切换高倍镜，细调焦直至物像清晰后观察形貌并计数，用目镜测微尺测量纤维长度。样品中宽度小于 0.2μm 的石棉纤维占主导地位时使用电子显微镜分析。

视场的选择遵循随机原则，移动视场按行列顺序，随机停留，视场不能重叠，以避免重复计数测定。单个视场中 1/8 面积以上出现颗粒物聚集或气泡为无效视场；视场总数中 10%以上为无效视场，则该滤膜为无效滤膜，可重新制备；滤膜上纤维分布数量以每个视场中不多于 10 个为合适，否则数量过高不利于观察，水样需进行稀释。

计数规则如下：随机选取 20 个视场，当计数纤维数已达到 100 个时，即可停止计数，如此时计数纤维数未达到 100 个，则计数到 100 个纤维为止，并记录相应视场数。如在 100 个视场内计数纤维数不足 100 个，则计数到 100 个视场为止。

1 个纤维完全在计数视场内时计为 1 个；只有一端在计数视场内时计为 0.5 个；纤维在计数区内而两端均在计数区之外计为 0 个，但将计数视场数统计在内；弯曲纤维两端均在计数区而纤维中段在外者计为 1 个。交叉纤维或成组纤维，如能分辨出单个纤维者，按单个计数原则计数；如不能分辨者，则按一束计为 1 个。不同形状和类型纤维计数规则见图 10-10 及表 10-1。

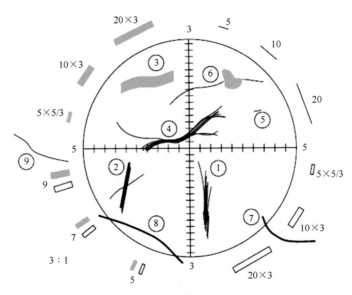

图 10-10 不同形状石棉计数规则

表 10-1 石棉计数规则的解释

编号	计数	描述
1	1	如果多个纤维属于同一束，则计为 1 个
2	2	如果纤维不属于同一束，则按纤维束分别计数
3	1	对纤维宽度没有上限要求（宽度按计数对象最宽的部分）
4	1	细长纤维伸出纤维束主体，但仍可认为是同一束的，计为 1 个
5	0	纤维长度<10μm，不计数
6	1	纤维被颗粒部分遮挡，计为 1 个；如果两段纤维看上去不属于同一个，则分别计数
7	0.5	纤维只有一端在计数视场内，计为 0.5 个
8	0	纤维两端超出视场边界，不计数
9	0	纤维在视场外，不计数

质量控制措施：每批样品测定一个实验室空白样品。整个过程的质量控制措施：每 3 个月做一次测定。其中，显微镜计数阶段要求对同一滤膜切片计数测定 10 次以上，计算各次计数的均值和标准偏差，计算相对标准偏差（RSD）。当石

棉计数总数达 100 个时，RSD 在 –20%～20%，当石棉计数总数为 10 个时，RSD 在 –40%～40%。

（四）结果处理

按式（10-5）计算石棉计数浓度。

$$c = \frac{n \times \pi \times d^2 \times K}{4 \times V \times N \times A} \times 10^{-4} \tag{10-5}$$

式中，c 为石棉计数浓度，单位为万个/升；n 为 N 个有效视场石棉计数总数，单位为个（f）；d 为滤膜有效直径，单位为毫米（mm）；K 为稀释倍数；V 为过滤体积，单位为升（L）；N 为有效视场数量；A 为单个视场面积，单位为平方毫米（mm²）。

同时，应根据泊松分布给出 95% 置信区间，泊松分布公式见式（10-6）

$$P(X = n) = \frac{\lambda^n \times e^{-\lambda}}{n!} \tag{10-6}$$

式中，P 为概率；X 为随机变量；n 为 N 个有效视场石棉计数总数；λ 为 N 个视场所检测到的石棉个数 n 的期望值；e 为自然对数函数的底数。

最低检测计数浓度的计算公式见式（10-7）

$$LOD = \frac{2.99 \times \pi \times d^2 \times K}{4 \times V \times N' \times A} \times 10^{-4} \tag{10-7}$$

式中，LOD 为最低检测计数浓度，单位为万个/升；2.99 为泊松分布 95% 置信区间条件下，计数为 0 时，单边置信区间上限是 2.99；d 为滤膜有效直径，单位为毫米（mm）；K 为稀释倍数；V 为过滤体积，单位为升（L）；N' 为视场数量；A 为单个视场面积，单位为平方毫米（mm²）。

在结果报告中记录计数的石棉尺寸信息；石棉计数总数及对应的泊松分布 95% 置信区间；石棉计数浓度；最低检测计数浓度等。

（五）应用特点

该方法在现有国内、国际石棉检测方法的基础上，针对饮用水样品的特点，对样品处理过程和仪器条件进行优化，增加了红外光谱手段进行辅助定性。该方法经过验证具有准确、可靠、稳定、易操作等优点，适用于生活饮用水中石棉的检测。

参 考 文 献

林中清，李文雄，张希文，2022. 电子显微学中的辩证法：扫描电镜的操作与分析. 北京：人民邮电出版社.

舍英，伊力奇，呼和巴特尔，1997. 现代光学显微镜. 北京：科学出版社.

施云峰，薛巍，2019. 电子显微技术应用于生物纳米材料表征与测试的研究进展. 分析测试学报，38（5）：631-634.

王春梅，黄晓峰，杨家冀，等，2004. 激光扫描共聚焦显微镜技术. 西安：第四军医大学出版社.

魏晓晓，张梅，刘伟丽，2016. 显微红外光谱技术在高分子体系研究中的应用. 食品安全质量检测学报，7（11）：4364-4369.

杨序纲，2015. 聚合物电子显微术. 北京：化学工业出版社.

章晓中，2006. 电子显微分析. 北京：清华大学出版社.

章效锋，2015. 显微传：清晰的纳米世界. 北京：清华大学出版社.

Williams DB，Cater CB，2015. 透射电子显微学（上册）. 2 版. 李建奇，译. 北京：高等教育出版社.

第十一章 微生物检测方法

第一节 概 述

一、主要检验技术及发展

饮用水健康问题是当下民众最为关心的问题之一，WHO 估计全球约有 88% 腹泻类疾病的发生是由饮用被病原微生物污染的水引起的。饮用含有病原微生物的水可引起多种疾病，如军团菌病、霍乱、肺炎及急症胃炎等。在发展中国家，因饮用水引发的疾病导致了严重的医疗问题，每年新增病例达 2.5 亿。我国每年因饮用水安全问题引发疾病的情况时有发生，造成了巨大的经济损失。为此，我国已经开展了全国城市饮用水卫生监测项目，饮用水卫生监测覆盖全国 31 个省（自治区、直辖市）、333 个地级及以上城市，共计 2886 个县区，覆盖率达到 100%。生活饮用水的微生物检测技术是饮用水卫生安全的重要技术支撑，必须更加科学、合理。目前采取的当下最为有效和合理的微生物检测技术有平皿培养计数法、滤膜法、多管发酵法、酶底物法、生理生化技术，以及需要推广使用的聚合酶链反应（PCR）检测、免疫学检测、基因探针检测等方法。

（一）平皿计数法

平皿计数法检测技术主要用于测定水中微生物菌落总数、真菌总数等，是测定水中需氧菌、兼性厌氧菌和异养菌浓度的方法。因为细菌能以单独个体、成双、链状、成簇等形式存在，而且没有任何单独一种培养基能满足一个水样中所有细菌的繁殖要求，所以，由此法所得的菌落数可能要低于真正存活的菌落总数。检测时吸取混合均匀的水样 1ml，注入灭菌平皿中，倾注约 15ml 融化并冷却至 45℃左右的营养琼脂培养基，摇匀后在适宜温度条件下培养一定时间后计数。该检测技术操作简单、便捷，测定结果也更加准确，因此，进行水中微生物检测时，应用相对广泛。操作时需注意根据水样污染程度做适当稀释，全程无菌操作，通过平行样和空白对照样进行质量控制。

（二）滤膜法

滤膜法检测技术是采用过滤方法将水中微生物阻留在滤膜上，然后进一步培养鉴定的方法，主要用于总大肠菌群、大肠埃希菌、肠球菌、产气荚膜梭菌、嗜肺军团菌等指标的检测。采用滤膜法时，要准备好各种过滤设备，将适当孔径的滤膜放入滤器，将水样注入经灭菌的微孔薄膜滤器中，然后经滤器抽滤，由于滤膜的作用而将微生物保留在膜的表面，样品中的微生物生长抑制剂可在过滤后用无菌水冲洗滤器而除去。再将滤膜贴在检测前准备好的相应培养基上进行培养，营养物和代谢物通过滤膜的微孔进行交换，在滤膜表面上培养出菌落，检测人员可根据菌落特征判断出该滤膜上所含的对应指标的可疑菌落数，从而实现对水质的检测。该操作相对简单，适用于检测杂质含量相对较少的水样。与平皿计数法比较，该法可以检测大量的样品，浓缩效应使微生物检测的准确度提高，可见的菌落和样品量直接对应，得出的定量结果更可靠。

（三）多管发酵法

多管发酵法是根据部分细菌能发酵糖类从而产酸或产气的特征对水中细菌进行检测的方法，该方法多用于总大肠菌群、大肠埃希菌、肠球菌等指标的检测。利用多管发酵法对水中微生物进行检测的时候首先要取一定量的水样放入初发酵培养液中进行初发酵试验，随后进行平板的分离鉴定或复发酵试验。在试验完成后，根据各种稀释度的发酵管数来查 MPN 表（一种用于估算微生物数量的表格），得到最可能数。虽然多管发酵法对水中微生物的检测适用于各种水质，但是这种方法操作起来比较复杂，培养基制备时间长，试验后发酵管洗刷难度大，检测时间也比较长。

（四）酶底物法

酶底物法是利用细菌在选择性培养基上产生能分解酶底物的特异性酶等物质，分解酶底物，使之释放出色原体，使培养基呈现颜色变化或有荧光产物，多用于水中菌落总数、总大肠菌群、大肠埃希菌、嗜肺军团菌等指标的检测。该方法在操作时无须在无菌室内进行，也无须制备大量培养基和玻璃器皿，24h 即可完成定性和定量分析，无须验证试验。对水中总大肠菌群、粪大肠菌群和大肠埃希菌测定的酶底物法的实验室内质量控制进行研究表明，酶底物法可以通过加强实验室和实验过程的质量控制来获得更可靠、更准确的实验数据，以满足相关检验工作的要求。

（五）生理生化技术

生理生化技术（也称代谢学技术）是利用菌体在代谢过程中产生特异物质、分子等变化特性，对菌种进行检测的方法，主要包括 ATP 发光法、微量生化法等。ATP 存在于所有活体生物中，因此可以通过测定样品中的 ATP 浓度检测活菌数。ATP

发光法通过发光光度计检测荧光素酶在 ATP 的作用下氧化荧光素所产生的荧光强度来检测菌量。具有简便、省时、快速等特点。微量生化法包含微热量计法、放射测量法等，前者是利用菌在生长过程中产生的热量变化来鉴别菌种；后者是用微量的放射性标记物标记菌中生长所需要的碳水化合物，通过测量菌种生长过程中产生的具有放射性的 CO_2 来测定菌量。此类方法均具有快速性、准确性较高的优点。

（六）聚合酶链反应检测

聚合酶链反应（polymerase chain reaction，PCR）是用一段 DNA 作为模板，在 DNA 聚合酶和核苷酸底物共同参与下，将该段 DNA 扩增至足够数量，以便进行结构和功能分析。常规 PCR 检测是将适量 DNA 聚合酶加入含有 DNA 模板和相应引物的混合物中，经历多个循环，不断扩增 DNA 片段，每个循环产生的 DNA 片段又可以直接作为模板；多重 PCR 检测需要加入多种引物，混合物中如果存在互补的引物，就能在反应管中扩增不同的 DNA 片段；荧光定量 PCR 检测是将荧光能量传递技术与常规 PCR 反应相结合的一项新技术，主要通过受体发色团间偶极-偶极相互作用进行检测。在 PCR 的检测过程中可知靶序列初始浓度，荧光能量从供体发色团转移到受体发色团，且 DNA 产量决定受体荧光染料发射出的荧光信号强度。传统的培养法检测微生物方法针对的微生物相对单一，但 PCR 检测技术能对水中多种微生物同时进行检测。PCR 相较于其他技术具有更加灵敏的特点，能准确检测出人工未培养出的细菌。PCR 检测方法在临床快速诊断细菌性传染病等方面具有极为重要的意义。目前，该项检测技术可实现水中不同粪便指示生物和水域传染病原生物的检测。其特点是检测迅速、目标特异性强、结果准确，可将检测时间缩短到几个小时。常规 PCR 检测在乳酸菌、酵母菌、金黄色葡萄球菌和大肠杆菌等检测中具有明显的优势；多重 PCR 检测沙门菌、大肠菌群的准确率可达 63%，具有一定的可行性，也适用于对金黄色葡萄球菌的检测；荧光定量 PCR 检测具有特异性好、污染性小、灵敏度高等优点，适用于多种微生物的检测。

（七）免疫学检测

免疫学检测技术主要利用抗原-抗体反应的原理，由于微生物性质各不相同，抗原-抗体反应也各不相同。该项技术主要利用单克隆抗体进行特异抗原的检测，实际上就是一类在抗原-抗体特异性反应基础上形成的检验检测方法，其作用对象是微生物的特异基因表达产物，从而确定微生物。此外，还可通过微生物抗原对其体内的特异抗体进行检测，两种方法都能判断微生物感染情况。免疫学检测技术具有准确性强、方便快捷的特点，因此，其发展方向良好。目前已有的应用包括细菌感染后宿主体内抗体的检测方法，如辅助诊断肠热症的肥达试验、辅助诊断立克次体病的外斐试验、诊断钩端螺旋体感染的显微凝集试验等直接凝集试验、酶联免疫吸附试验和胶乳凝集试验；细菌抗原的测定方法，如凝集试验（玻片法凝集试验、胶乳凝集法、协同凝集试验、反向间接血凝试验）、免疫荧光技术（直接法、间接法）、荚膜肿胀试验和酶联免疫吸附试验；非特异性凝集素的测定，如与原发性非典型性肺炎相关的冷凝集试验、用于诊断传染性单核细胞增多症的嗜异性凝集试验等。

（八）基因探针检测

基因探针检测技术是 PCR 检测技术与其他生物技术结合产生的一项新的检测技术，其工作原理是 2 条碱基互补 DNA 链在适当条件下碱基配对，形成杂交 DNA，微生物具有特定的 DNA 序列，将其特征基因 DNA 双链中的一条进行标记制成探针。现阶段，使用基因探针检测技术进行微生物检测时，主要利用非放射性核酸探针进行检测，这一探针由抗生物素蛋白系统进行标记，在检测乙型肝炎病毒、产肠毒素大肠杆菌和沙门菌等工作中已被广泛使用，虽然目前在水中微生物检测工作中应用相对较少，但其发展潜力广阔，能快速检测出水中的微生物。

二、主要修订和补充的方法

（一）菌落总数

1. 指标的意义

生活饮用水中菌落总数虽然与健康风险无直接相关性，但水中菌落总数过高往往提示在水处理系统或输配水系统中有微生物生长，即输配水管道受污染，导致水中生物膜的形成，从而可能引起水产生颜色或气味，影响使用人群的主观感受，因此菌落总数是判定水质微生物污染程度的重要指标之一，可作为消毒效率和管网系统清洁的运行指标，饮用水尤其是二次供水和末梢水均需检测菌落总数情况。

2. 检测方法的修订

菌落总数检测的异养型微生物菌谱范围很广，其原理是测定微生物在特定温度下、指定培养时间内，能够在营养丰富且不含抑制性或选择性成分的培养基上生长的能力。该指标的检测方法只能检测水中存活的小部分微生物，检测到的菌落数会因为实验方法和条件不同而异。尽管建立了许多标准检测方法，但国际上还没有统一的菌落总数检测方法。目前国内外用于检测菌落总数的培养基很多，培养温度范围为 20～37℃，培育时间从数小时至 7 天或更长。基本的检测方法有平皿计数法、平皿涂布法、膜过滤法和基于酶底物技术的直接培养法，也有基于添加颜色指示剂的纸片法和基于生物发光体系的 ATP 荧光法等。

国内现行的标准中普遍使用的是平皿计数法，《出口饮料中菌落总数、大肠菌群、粪大肠菌群、大肠杆菌计数方法 疏水栅格滤膜法》（SN/T 1607—2017）中采用的是膜过滤法，广东省地方标准《水中菌落总数复合酶底物检测方法》（DB44/T 1163—2013）中采用的是酶底物法。酶底物法已被收录在《水与废水标准检测方法》(21 版)(*Standard Methods for the Examination of Water and Wastewater, 21st Edition*)中，同时也通过了美国 EPA 认证，收录在 40CFR Part 141。美国 EPA 于 2005 年发布的 *Manual for the Certification of Laboratories Analyzing Drinking Water* 中给出的菌落总数检测方法有平皿计数法、平皿涂布法、膜过滤法和复合酶底物法。其中，平皿计数法、平皿涂布法和膜过滤法也是国外绝大多数国家普遍采用的水中菌落总数标准检测方法，有部分国家（如加拿大）将复合酶底物法列入标准检测方法之中。

3. 检测方法的特点

平皿计数法、平皿涂布法、膜过滤法和复合酶底物法检测菌落总数各有优劣，4 种检测方法的比较详见表 11-1。

表 11-1 菌落总数检测方法比较

	平皿计数法	平皿涂布法	膜过滤法	复合酶底物法
优点	菌落小而紧凑，结果判读容易、准确，成本较低	不会引起细菌热休克；菌落形态容易识别；结果判读较容易、准确	对微生物不会产生热冲击，可检测 1mL 至 10L 的样本量	检测范围广；无须在专业无菌室内操作；操作简便；结果判读容易、准确
缺点	会发生细菌热休克，菌落嵌入或浸入琼脂培养基中，生长速度较慢，不易转移；过小的菌落不易鉴别，检测范围需控制在 30～300CFU/mL；操作不当易引起菌落连片生长，对操作人员专业水平要求较高，不利于应急检测	可检测样品体积小（0.1～0.5mL）；过小的菌落不易鉴别，检测步骤烦琐，对操作人员专业水平要求较高，不利于应急检测	需膜过滤设备，检测成本高；过滤压力会对细胞造成损害；浊度较高的水质对结果影响较大	耗材成本较高
检测范围	适用于水源水、饮用水的检测；平均菌落总数在 30～300CFU/mL	适用于水源水、饮用水的检测	适用于水源水、饮用水的检测	适用于水源水、饮用水、二次供水、管网水、污水等的检测（菌落总数＜738MPN/mL）；可用于应急检测

（二）贾第鞭毛虫和隐孢子虫

1. 指标的意义

贾第鞭毛虫和隐孢子虫可在水中或其他介质中发现，属于原虫类寄生虫、单一细胞原生动物，两者均属于人畜共患原虫，是人体肠道感染的常见寄生虫之一，寄生在人体内，可造成腹泻等症状，无疫苗，无特异性治疗药物，多靠自愈。环境水体的污染多来自动物或感染人群的粪便。水源性传播是人感染贾第鞭毛虫和隐孢子虫的重要途径，人可以通过直接接触被污染的水（潜水、游泳、洗澡等）或食用被污染的食物而感染贾第鞭毛虫或隐孢子虫。

《生活饮用水卫生标准》（GB 5749—2006）中纳入隐孢子虫和贾第鞭毛虫的限值为<1 个/10L，主要依据是 WHO《饮用水水质准则》的健康控制要求。美国 EPA 地表水处理规则（SWTR）将贾第鞭毛虫、病毒和军团菌的最大污染物水平目标（MCLG）设定为零。欧盟最新的饮用水标准为修订后的《饮用水水质指令（98/83/EC）》，其中没有规定隐孢子虫或贾第鞭毛虫的数值标准。WHO《饮用水水质准则》（第四版）中认为贾第鞭毛虫应该主要通过水源和输配系统的保护来控制。规定对应于 10^{-6}DALY/人年的健康结果目标，病原体的浓度通常低于每 $10^4 \sim 10^5$ L 中 1 个个体的量。因此建议了一个达到 10^{-6}DALY/人年的原水质量（微生物数/升）与绩效目标（减少量的常用对数）的相关关系，用以指导危险性估计值的计算，而非指导值的计算。

2. 检验方法的修订

《生活饮用水标准检验方法》（GB/T 5750—2006）中采用免疫磁分离荧光抗体法通过滤囊/滤芯过滤法进行样品浓缩，采用免疫磁分离法进行样品的分离纯化。该方法对贾第鞭毛虫和隐孢子虫的回收率为 10%～100%。我国住房和城乡建设部行业标准《城镇供水水质标准检验方法》（CJ/T 141—2018）中采用滤囊浓缩/密度梯度分离荧光抗体法，该方法可保障 GB/T 5750—2006 中规定方法的回收率，该方法对贾第鞭毛虫和隐孢子虫的回收率为 20%以上。

目前国际上检测贾第鞭毛虫和隐孢子虫卵/孢囊数量的方法基本与我国一致，包括滤囊/滤芯过滤法、絮凝沉淀法和滤膜溶解法等浓缩方法，免疫磁分离法、密度梯度离心法和漂浮法等分离纯化方法，最后通过免疫荧光试剂进行染色镜检计数。美国 EPA 采用的是方法 1623 免疫磁分离荧光抗体法（816-R-12-001）。苏格兰的饮用水水质监管局同样采用免疫磁分离荧光抗体法。加拿大《饮用水质量指南》指出，用于检测水中贾第鞭毛虫和隐孢子虫的最广泛认可和使用的方法是美国 EPA 方法 1623。在孢囊/卵囊的检测步骤中，该指南讨论了流式细胞仪和分子学方法，并指出流式细胞仪不适用于常规检测，但分子生物学方法也有缺点，如反应易受环境抑制物影响、孢囊/卵囊裂解不充分等。同时该指南中还讨论了一些新兴的用于评估孢囊/卵囊活性和感染力的方法，如孢囊/卵囊裂解法、死活细胞染色法、荧光原位杂交法、小鼠感染模型及细胞培养法等，但目前我国并未针对孢囊/卵囊活性和感染力制定标准限值。《澳大利亚饮用水指南》没有规定专门的检测方法，指出许多国家采用美国 EPA 的方法 1623。同时该指南指出用孢囊/卵囊裂解法和死活细胞染色法等评估孢囊/卵囊的活性或感染力并不可靠，目前并没有确定的方法来识别人类感染性生物体。美国、英国、加拿大和澳大利亚等国家采用的免疫磁分离荧光抗体法已于 2006 年纳入我国《生活饮用水标准检验方法》（GB/T 5750—2006）。日本 2007 年颁布的《水道水指示菌及隐孢子虫等检测方法》（健水发第 0330006 号）中采用滤囊浓缩/密度梯度分离荧光抗体法检测隐孢子虫等。

3. 检验方法的特点

免疫磁分离荧光抗体法与滤囊浓缩/密度梯度分离荧光抗体法均为已经纳入标准的检测方法，均具有方法稳定可靠的特点。两种方法相比较，滤囊浓缩/密度梯度分离荧光抗体法具有成本低廉、检测更灵敏和操作更简便的特点，可使设备投入降低 75%，使耗材成本降低 85%，使隐孢子虫检测成本从 3000 元/样品降低到 300 元/样品。《城镇供水水质标准检验方法》（CJ/T 141—2018）中该方法对贾第鞭毛虫和隐孢子虫的回收率为 20%以上。滤囊浓缩/密度梯度分离荧光抗体法更适合在常规检测单位进行推广。

（三）肠球菌

1. 肠球菌指标意义

肠球菌为人和动物肠道内的正常菌群，细菌发生易位后可引起感染，目前关于肠球菌饮用水途径人群暴露状况的研究较少。研究较多的是娱乐用水中肠球菌暴露导致的人群健康风险，流行病学研究表明肠球菌与在淡水中游泳引发的胃肠疾病具有相关性。Goh 等对滨海蓄水池非游泳等娱乐活动过程中的微生物风险进行分析发现，因肠球菌导致的肠道疾病的风险高于美国 EPA 的指导值。Tseng 等对美国加利福尼亚州的 3 个沿海区域在冲浪过程中的微生物风险进行定量评估显示，由肠球菌导致的肠道疾病风险最高可达到每千人 300 个病例。对在海滩暴露娱乐用水的人群进行队列研究发现，当肠球菌浓度以对数形式增加 1 时，肠道疾病和腹泻的患病风险会增加 1.4%。

肠球菌是一种机会致病菌，当机体抵抗力下降时，能引起人和动物感染，感染后主要引起心内膜炎、败血症、泌尿生殖系统感染、脑膜炎等，其中以泌尿生殖系统感染为主。薛秀云对糖尿病合并尿路感染患者的尿液样本进行分析发现，尿细菌中检出最多的革兰氏阳性球菌为肠球菌。智霞萍对医院内尿路感染的病原菌进行分析发现，尿路感染患者尿液中分离的革兰氏阳性球菌排名前两位的是粪肠球菌和尿肠球菌。作为粪便污染指示菌，能否很好地指示水中肠道致病菌的存在是检验其指示能力的标准，现有研究表明，肠球菌能在一定程度上指示水中致病菌存在的可能。谌志强等研究发现肠球菌与致病菌总数之间存在显著正相关（$P<0.05$）。李霞在使用总大肠菌群、耐热大肠菌群、肠球菌与致病菌（沙门菌、志贺菌、弧菌和大肠杆菌 O157：H7）进行相关分析时发现，肠球菌与致病菌的相关性最强，高于总大肠菌群与耐热大肠菌群。

2. 方法依据

《生活饮用水标准检验方法 第 12 部分：微生物指标》（GB/T 5750.12—2006）中无肠球菌检测方法，2023 版修订后对肠球菌标准检测方法做了重要补充。肠球菌的检验在方法学上主要参考了欧洲标准（EN）于 1997 年颁布的 EN ISO 7899-1：1998《水质 地表水和废水中肠球菌的检测和计数 第 1 部分：通过液体介质接种的微型法（最大概率数）》和 EN ISO 7899-2：2000《水质 地表水和废水中肠球菌的检测和计数 第 2 部分：滤膜过滤法》，同样选择了多管发酵法和滤膜法，方法学水平与国际标准一致。操作步骤参考了行业标准 SN/T 1933.1—2007《食品和水中肠球菌检验方法 第 1 部分：平板计数法和最近似值测定法》中的平板计数法、MPN 法，以及 SN/T 1933.2—2007《食品和水中肠球菌检验方法 第 2 部分：滤膜法》。在行业标准基础上，重点针对水中肠球菌检测，进一步优化和改进方法流程，尤其在滤膜法中增加了 CATC 培养基作为滤膜法计数培养基。与《生活饮用水卫生标准》（GB 5749—2006）相比，2023 版为附录中肠球菌指标提供重要的标准检测方法。与《生活饮用水标准检验方法 水样的采集与保存》（GB/T 5750.2—2006）相比，本方法在水样采集上符合微生物学指标要求。

针对水中肠球菌检测方法，美国与欧洲较早地设立了水质中肠球菌检验的标准方法，美国材料与试验协会（US-ASTM）颁布的 ASTM D6503-1999（2009）用结肠镜对水中肠球菌检验作为标准方法。其应用基于 IDEXX 的专利基板技术固定底物技术酶底物法（DST），可以在 24h 内检测荧光标记的肠球菌代谢物质，从而计算 100mL 中含有的肠球菌数量（CFU/100mL）。该方法可用于饮用水、水源水、海水、瓶装水及游泳池水的安全检测。由于专利设备限制，该方法不易在国内的基层实验室开展。欧洲标准于 1997 年颁布的 EN ISO7899-1：1998，根据肠球菌可以在液体培养基中于 44℃有氧生长，并能水解 4-甲基伞形酮-β-D-葡萄糖醛酸苷（MUG）产生荧光，可以用紫外灯在 336nm 下观察的特点，计算 MPN 值（最大似然数）。欧洲标准于 2000 年颁布了 EN ISO 7899-2：2000，其建立了膜过滤法检测水中肠球菌的方法，特别适用于检测生活饮用水、游泳池水及其他消毒或清洁的水，可用于检测含有较低肠球菌污染的水质。样品过滤之后，滤膜贴于肠球菌选择性培养基（SBM）上，观察典型菌落，在确证之后计算水中肠球菌数量。美国和欧盟水质标准中推荐的肠球菌检测方法见表 11-2。

表 11-2 美国和欧盟水质标准中推荐的肠球菌检测方法

检测方法	国家	选择性分离实验	确认实验	支持文件
膜过滤法	美国	改良 m 肠球菌琼脂，41℃ 48h	EIA 培养基，41℃ 20min	*Standard Methods for the Examination*
		改良 m 肠球菌琼脂，35℃ 48h		*of Water and Wastewater*
膜过滤法	欧盟	改良 m 肠球菌琼脂，35℃或 37℃ 44h	BEA 琼脂 过氧化酶实验	ISO7899-2：2000
MPN	美国	叠氮钠葡萄糖肉汤，多管发酵法，35℃ 48h	PSE 琼脂	*Standard Methods for the Examination* *of Water and Wastewater*
MPN	欧盟	叠氮钠葡萄糖肉汤，多管发酵法，35℃或 37℃ 22h	BEA 琼脂 过氧化酶实验	ISO7899-1：2000

3. 检验方法的特点

滤膜法可以计数培养基上生长的典型菌落，具备计数方便、价格低廉等优点，更便于国内基层实验室的推广应用，但不适用于污染较严重的水质；多管发酵法操作步骤烦琐，但适用于各种水质。PCR 检测方法技术要求较高，不推荐作为肠球菌常规监测的检验方法。

（四）产气荚膜梭菌

1. 指标意义

产气荚膜梭菌广泛存在于自然界的土壤、水源、人及动物肠道中，是一种重要的人兽共患病原菌。其主要引起食物中毒、抗生素相关性腹泻及动物肠道坏疽，尤其易引起人及动物的创伤性坏疽。人体感染产气荚膜梭菌后引发的感染表现为组织坏死、菌血症、气肿性胆囊炎和气性坏疽。产气荚膜梭菌广泛存在于粪便、污水中，且其数量与污染程度有一定的关系。曾有人采集 17 份人类粪便进行测量，发现产气荚膜梭菌的浓度为 $10^2 \sim 10^7 CFU/g$。产气荚膜梭菌几乎存在于所有污水中，其平均数量为 $10^3 \sim 10^4 CFU/100ml$。产气荚膜梭菌在热带地区的土壤与河流中的浓度较低，但有粪便污染时其浓度会显著提高。当产气荚膜梭菌的浓度高于 100CFU/100mL 时污染源为污水，在 10～100CFU/100mL 时为非点源污染，小于 10CFU/100mL 时为未污染状态。

2. 方法依据

《生活饮用水卫生标准》（GB 5749—2006）附录 A 水质参考指标中规定产气荚膜梭菌（单位为 CFU/100mL）的限值为 0，但因为其作为生活饮用水水质参考指标，故在《生活饮用水标准检验方法 第 12 部分：微生物指标》（GB/T 5750.12—2006）中并未规定其检验方法。2019 年 6 月 21 日实施的《食品安全国家标准 饮用天然矿泉水》（GB 8537—2018）规定饮用天然矿泉水中产气荚膜梭菌（单位为 CFU/50mL）的限量为 n=5、c=0、m=0。国内关于产气荚膜梭菌的检验标准方法主要有平板计数法、滤膜法和环介导恒温 PCR 的方法，如《食品安全国家标准 食品微生物学检验 产气荚膜梭菌检验》（GB 4789.13—2012）、《食品安全国家标准 饮用天然矿泉水检验方法》（GB 8538—2016）中产气荚膜梭菌的检验、《饲料中产气荚膜梭菌的检测》（GB/T 26425—2010）、《出口食品中产气荚膜梭状芽孢杆菌计数方法》（SN/T 0177—2011）、《出口食品中致病菌环介导恒温扩增（LAMP）检测方法 第 10 部分：产气荚膜梭菌》（SN/T 2754.10—2011）等，PCR 检测方法主要应用于临床检验中，此法灵敏度高、特异性强，在临床上可以做出早期的快速诊断，为临床早期治疗提供依据。而传统的平板计数法和滤膜法分别用于食品或者水中的检测，相对成本较低，检测的准确性相对较高。国内产气荚膜梭菌检验标准的情况见表 11-3。

表 11-3 国内产气荚膜梭菌检验标准的情况

	国家标准			行业标准
标准名称	GB/T 5750.12—2023《生活饮用水标准检验方法 第12部分：微生物指标》	GB 8538—2016《食品安全国家标准 饮用天然矿泉水检验方法》	GB 4789.13—2012《食品安全国家标准 食品微生物学检验 产气荚膜梭菌检验》	SN/T 0177—2011《出口食品中产气荚膜梭状芽孢杆菌计数方法》
适用范围	生活饮用水	饮用天然矿泉水	食品	出口食品
实验方法	滤膜法	滤膜法	平板计数法	平板计数法
过滤体积/称取重量	100mL	50mL	25mL/25g	25mL/25g
培养温度（℃）	36±1	36±1	36±1	37±0.5
培养时间（h）	18～24	24	20～24	20±2
培养基	SPS	SPS	TSC	SC+覆盖
滤膜放置	截留面朝下	截留面朝上	—	—
平板放置	倒置	倒置	正置	倒置

续表

	国家标准			行业标准
确证试验	翻转滤膜，挑取 5 个黑色菌落，少于 5 个时全选，分别接种 FT 培养基	挑取 3~5 个黑色菌落，分别接种 FT 培养基	挑取 5 个黑色菌落，少于 5 个时全选，分别接种 FTG 培养基	挑取 5 个典型或可疑菌落，少于 5 个时全选
	形态镜检	形态镜检	形态镜检	—
	卵磷脂分解试验	卵磷脂分解试验	—	—
	牛奶发酵试验	牛奶发酵试验	牛奶发酵试验	—
	动力-硝酸盐试验	动力-硝酸盐试验	动力-硝酸盐试验	动力-硝酸盐试验
			乳糖-明胶液化试验	乳糖-明胶液化试验
	—	—	—	乳糖-亚硫酸盐试验
	—	—	—	自动微生物鉴定系统确证
结果计算方法	结合黑色菌落的计数和确证性试验的结果，代入公式计算菌数	结合黑色菌落的计数和确证性试验的结果，计算菌数	根据计算公式计算菌数	基于被证实为产气荚膜梭状芽孢杆菌菌落的百分数进行计数
结果报告	CFU/100mL	CFU/50mL	CFU/g（mL）	CFU/g（mL）

欧盟理事会关于生活饮用水水质的条例 98/83/EEC 中将产气荚膜梭菌定为生活饮用水指示菌，每 100mL 不得检出产气荚膜梭菌（及其孢子），但又规定如果水源水没有受地表水影响，不需要测定该参数。该标准附录Ⅲ中规定使用滤膜法加厌氧培养法检测产气荚膜梭菌，具体步骤为使用滤膜过滤 100mL 生活饮用水样品，然后将膜转移至 M-CP 培养基上，（44±1）℃厌氧培养（21±3）h，将平皿上菌落与氢氧化铵蒸气接触 20~30s 后，由黄色变成粉色或红色的不透明菌落数即为产气荚膜梭菌数。ISO 6461-1：1986《水质 亚硫酸盐还原厌氧菌（梭菌属）芽孢的检测和计数 第 1 部分：液体培养基增菌法》和 ISO 6461-2：1986《水质 亚硫酸盐还原厌氧菌（梭菌属）芽孢的检测和计数 第 2 部分：滤膜法》，两部标准均是检测梭菌属芽孢，不是针对产气荚膜梭菌的检验方法。EN 26461-1：1993 和 EN 26461-2：1993 是在前两者基础上的更新版本，也不是针对产气荚膜梭菌的检验方法。

《美国饮用水水质标准》中规定了美国国家一级饮用水规程（《国家基本的饮用水污染物标准》或一级标准），其是法定强制性的标准，适用于公用给水系统，将饮用水污染物划分为无机物、有机物、放射性核素及微生物，但在微生物种类中并未对产气荚膜梭菌进行限制。美国标准美国分析化学家协会（AOAC）方法 976.30 将产气荚膜梭菌定义为无动力型、产芽孢、TSC 琼脂上产黑色菌落、硝酸盐反应阳性、可分解明胶、分解乳糖产酸产气的革兰氏阳性杆菌。AOAC 方法 976.30 食品中产气荚膜梭菌的检测方法是通过选择性培养基 TSC 分离和富集出典型菌落，然后挑取一定比例的典型菌落进行确证试验，包括镜检形态、动力硝酸盐试验、乳糖-明胶液化试验等生理生化实验，最后结合确证试验结果，按比例计算出样品中产气荚膜梭菌的数量。美国标准 AOAC 方法 993.10 贝类产品中产气荚膜梭菌的测定是利用 IMM 方法（Iron Milk Method，产气荚膜梭菌在含铁牛乳培养基中 45℃培养 16～18h 会产生暴烈发酵的现象）对样品中产气荚膜梭菌进行培养和富集，通过酸性磷酸酶试验进行确证，并通过 MPN 法与 IMM 法结合实现对样品中产气荚膜梭菌的定量（使用暴烈发酵和酸性磷酸酶试验双阳性的发酵管比对 MPN 表（AOAC 方法 993.24 中的 MPN table）。

加拿大国家标准 MFHPB-23 中，食品中产气荚膜梭菌计数利用选择性培养基 SC 在厌氧环境下分离培养出典型菌落并计数，挑取最少 5 个典型菌落进行确证试验，包括动力硝酸盐试验和乳糖-明胶液化试验，最后结合确证试验结果，按比例计算出样品中产气荚膜梭菌的数量。

日本在 *Standard Methods of Analysis in Food Safety Regulation*（2018）标准方法中指出产气荚膜梭菌为厌氧菌，可形成芽孢，分解明胶、乳糖、肌醇等，产生 α 毒素，为非运动型革兰氏阳性菌，根据其产生菌体外毒素的特性，可将分成 A～E 5 型，引起人类肠炎的大部分为 A 型。通过选择性培养基 TGC 分离出典型目标菌落，并进一步通过乳糖反应、卵黄反应、革兰氏染色等生理生化实验确定该菌的存在，并确定其血清型。当检测食品中产气荚膜梭菌时，一般也是通过选择性培养、生理生化实验等测定产气荚膜梭菌的菌落数。

国外主要标准中产气荚膜梭菌检验方法见表 11-4。

表 11-4　国外主要产气荚膜梭菌检验方法

	欧盟标准	北美标准		日本标准
标准名称	（EU）2015/1787, amending Annexes Ⅱ and Ⅲ to Council Directive 98/83/EC on the quality of water intended for human consumption	AOAC Official Method 976.30 *Clostridium Perfringens in Foods*	MFHPB-23 *Enumeration of Clostridium Perfringens in Foods*	*Standard Methods of Analysis in Food Safety Regulation*（2018）
适用范围	生活饮用水	食品	食品	食品/粪便
实验方法	滤膜法	平板计数法	平板计数法	平板计数法
过滤体积/称取重量	100mL	50g	25mL/25g	稀释成 10%稀释液/1g
培养温度（℃）	44±1	35	35	37

续表

	欧盟标准		北美标准	日本标准
培养时间（h）	21±3	20	20	18
培养基	M-CP	TSC	SC	TGC
滤膜放置	截留面朝上			
确证试验	—	挑取 10 个典型菌落，分别接种 FT 培养基	挑取 5 个典型或可疑菌落	挑取 10 个（食品）/ 5 个（粪便）菌落
	氢氧化铵蒸气接触 20～30s 后，由黄色变成粉色或红色	—	—	
	—	形态镜检	—	形态镜检
	—	—	—	需氧培养试验
	—	动力-硝酸盐试验	动力-硝酸盐试验	—
	—	乳糖-明胶液化试验	乳糖-明胶液化试验	乳糖试验
	—	—	—	卵黄反应抑制试验
	—	—	—	血清学试验
	—	—	API 系统或自动微生物鉴定系统确证	—
结果计算方法	典型菌落计数和确证性试验结果，计算菌数	根据计算公式计算菌数	黑色菌落计数和确证性试验结果，计算菌数	—
结果报告	CFU/100mL	CFU/50g	CFU/g（mL）	检出/未检出

3. 检验方法的特点

产气荚膜梭菌的 PCR 检测方法主要应用于临床检验中，此方法灵敏度高，特异性强，在临床上可以做出早期的快速诊断，为临床早期治疗提供依据。而传统的平板计数法和滤膜法分别用于食品或者水中产气荚膜梭菌的检测，相对成本较低，检测的准确性相对较好，而因为水体中产气荚膜梭菌含量较低，滤膜法可过滤大量水样，所以滤膜法适合采用产气荚膜梭菌作为指示菌来检测水中的病原微生物。ELISA 法、单克隆抗体法、PCR 法、环介导等温扩增技术均可用于肠球菌的检测，这些方法的特点是检测快速、特异性较好，但对技术条件和设备要求较高。

三、微生物检验面临的问题

我国已经形成了较为完善的饮用水处理体系，通过沉淀-过滤-消毒等流程，逐步提升饮用水的纯洁度与安全性。这种处理工艺虽然能去除水体中的悬浮物等有害物质，但是对于某些致病性微生物的处理效果较差，尤其在运输、存储过程中，饮用水更易出现微生物污染，对公众健康造成威胁。所以应加强微生物检验技术，及时掌握饮用水中微生物的种类、浓度，采取针对性处理方案，从而有效降低饮用水微生物污染危害性。为实现对微生物的精确识别、高效鉴定，需重视以下问题。

（一）重视微生物检验的质量控制

1. 样品的采集、保存和运输

检验人员在选择样本时，必须选择具有代表性，能够得到科学、准确检验结果的样本，样本在采集和运输过程中应避免受细菌的感染。

2. 饮用水微生物检验过程

在微生物检验环节，应按照相关检验操作规范，开展空白对照检验，做好平行样检验或阳性对照和阴性对照试验。在进行微生物检测时，所有环节均必须采用无菌操作，避免出现人为污染和样品交叉的污染，影响检测数据的准确性。

3. 实验环境的控制

检验需要在微生物检验专用实验室中进行，而检验过程中要确保外界环境的细菌和检验人员的操作不会对待检样本造成污染。

（二）提高微生物鉴定效率

微生物鉴定是用现有的分类系统对未知微生物的特征实施鉴定，除了对微生物的细菌、真菌等大类进行区分，还要对其属、种和菌株进行确定。在鉴定污染微生物时，一般结合鉴定的水平合理选择鉴定的方法。

1. 传统微生物鉴定技术

传统微生物鉴定技术主要包括菌落形态的观察、染色、生化鉴定、显微镜检查等环节，呈现出成本低和便于操作等优点。但微生物表型存在一定的可变性，不同的生长环境会对其表观形态产生影响，如不同培养基内的微生物可能有不同的颜色。同时，传统表型鉴定技术对人员经验和培养条件较为依赖，在自然环境中，约有10%的物种能以分离培养的方法获取，在一些生长缓慢、培养难度大、需特殊营养的微生物鉴定中具有很大的局限性，以微生物的培养为基础的传统表型鉴定具有很大的应用局限性。

2. 现代化微生物鉴定技术

随着社会的发展，现代化微生物鉴定技术在微生物鉴定、溯源分析及污染调查等方面得到广泛运用，此类技术实现了对传统表型鉴定的拓展与丰富，如生化鉴定系统（如 VITEK、API 鉴定系统）、傅里叶变换红外光谱（FTIR）、基质辅助激光解吸电离飞行时间质谱（MALDI-TOF-MS）、以碳源分析为基础的全自动化微生物鉴定系统、脂肪酸鉴定系统等，有效提升了微生物的鉴定效率和药品质量的控制水平。

3. 基因型微生物鉴定技术

为满足快速分型、准确鉴定和溯源分析等需求，研究分子生物学时产生的基因型鉴定法逐渐得到应用。这是一种以微生物的基因序列为基础，对其分子实施生物学鉴定的技术，不依赖微生物的培养，是一种现代化的鉴定技术类型。基因型鉴定技术和表型鉴定技术有很大不同，其数据库较为完善，能以微生物的遗传物质为基础，通过差异分析对微生物进行鉴定，呈现出高效率、高准确度和高通量等特点。采用基因型鉴定，以 16S rRNA 的高通量测序法获取的微生物群落信息十分全面。当然，基因型鉴定也有一定的缺陷，使用 16S rRNA 法时，不能对某些亲缘较近、不明显的特征序列类微生物进行准确鉴定；采用高通量测序分析混合样本时，不能有效排除已死亡的微生物干扰因素等。

（三）推广微生物检验新技术

饮用水水质安全关系生命健康安全，因此生活饮用水检测技术需要不断更新与进步。但是我国微生物检测技术还很不完善，技术储备不足，设备落后，未来在提高检测技术准确性和灵敏度的同时，还需要有效地降低成本，简化检测步骤。一些检测技术（如 PCR 技术）在应用过程中很容易发生假阳性现象，并且每一次扩增只可以将一种病原微生物检测出来，应用效果较差。现存技术还只停留在实验室阶段，无法进行大规模、普遍化应用，我们需要更加有效的技术来实现普及化检测。

微生物也在进化以适应不同的生存条件，在后基因组学时代，分子生物学工具的普及将进一步揭示微生物在饮用水相关领域的进化行为与进化关系，近些年兴起的代谢组学和多组学研究也将为寻找到新的靶点和建立多组学鉴别技术带来新思路。未来可能开展更多的关于微生物特征反应方面的研究，也一定会催生出许多针对新特征反应的技术，更加准确地对饮用水中的微生物进行定性定量的分析，与此同时，多种检测技术联合使用将极大地提升检测的精确度。

（四）微生物检验技术可及化

现存的饮用水微生物检测技术主要是实验室技术，对于操作要求极高，大多数实验条件均要求培养基无菌培养，在日常生活中无法达到无菌条件，会有染菌的风险，造成检测不准确，还存在有害菌污染的风险。此外，大多数检测所用试剂均有一定毒性，不能达到使检测普遍化、可及化的需求。而人们对于个体化、精准化的要求不断增加，未来的饮用水检测技术应适当关注生活检测方面的要求，可视化、可操作化、非专业化的饮用水微生物检测技术是未来研究的一个必要方向。

第二节　方　法　应　用

一、酶底物法检测菌落总数

（一）指标情况

生活饮用水中菌落总数，国际上又称为 heterotrophic plate count（异养菌总数，HPC）、standard plate count、total viable count、total count、plate count、total bacteria count、water plate count 和 colony count 等。该指标检测的异养型微生物菌谱范围很广，包括细菌和真菌。其目的是测定微生物在特定温度下、指定培养时间内，能够在营养丰富且不含抑制性或选择性成分的培养基上生长的能力。

菌落总数包括水环境中天然存在的微生物（通常是无害微生物）及许多污染源中的微生物，它们在未经处理的水源中大量存在。检测时，其实际结果依采样地点及连续采集样品的不同而异。一些饮用水处理过程如混凝和沉淀可以降低水中的菌落总数数量，但其他水处理工艺如生物活性炭和砂滤，可能会使微生物增殖。氯、臭氧和紫外线照射等消毒措施可以明显降低菌落总数数量。但实际工作中，消毒过程不可能完全杀灭水中的微生物；在适宜条件下，如水中缺少消毒剂残留时，菌落就会快速生长。水中微生物可以在水中或与水接触的生物膜表面生长，其生长或再生的主要决定因素是温度、营养（包括可同化的有机碳）、无消毒剂残留和水流停滞等。环境中对健康具有危害的微生物主要来自人和动物粪便的污染。

生活饮用水中菌落总数虽然与健康风险无直接相关性，但水中菌落总数过高，往往提示水处理系统或输配水系统中有微生物生长，即输配水管道受到污染，导致水中生物膜形成，从而可能使水产生颜色或气味，影响使用人群的主观感受，因此菌落总数是判定水质微生物污染程度的重要指标之一，其可作为消毒效率和管网系统清洁的运行指标，饮用水尤其是二次供水和末梢水均需检测菌落总数情况。

尽管建立了许多标准检测方法，但国际上还没有统一的菌落总数检测方法。目前，国内外用于检测菌落总数的培养基很多，培养温度范围为 20～37℃，培育时间从数小时至 7 天或更长。基本的检测方法有平皿计数法、平皿涂布法、膜过滤法和基于酶底物技术的直接培养法，也有基于添加颜色指示剂的纸片法和基于生物发光体系的 ATP 荧光法等。

国内现行的标准中普遍使用的是平皿计数法，《出口饮料中菌落总数、大肠菌群、粪大肠菌群、大肠杆菌计数方法　疏水栅格滤膜法》（SN/T 1607—2017）给出的方法是膜过滤法，广东省地方标准《水中菌落总数复合酶底物检测方法》（DB44/T 1163—2013）和《生活饮用水标准检验方法　第 12 部分：微生物指标》GB/T 5750.12—2023 中给出的方法是酶底物法。

（二）样品前处理

用无菌采样瓶盛装待检测水样，于 4℃保存并尽快进行检测。检测所需水样为 1mL。若水样污染严重，可对水样进行稀释。以无菌操作方法用无菌吸管或移液器吸取 1mL 充分混匀的水样，注入盛有 9mL 无菌生理盐水的试管中，充分振荡混匀后取 1mL 进行检测，必要时可加大稀释度，以 10 倍逐级稀释。

（三）检测方法要求

将与培养液混匀后的水样倒入培养盘中心位置，将培养盘盖好，放置在水平桌面上，紧贴桌面顺时针轻柔晃动培养盘，将待测水样分配到培养盘的所有孔槽中。注意晃动不应过于剧烈，不应将水样溅到培养盘盖上。

将培养盘竖起 90°～120°，使多余的水样由盘内海绵条吸收，将培养盘缓慢翻转过来，倒置放于（36±1）℃培养箱中，培养 48h。可叠放培养，但最多不宜超过 10 层。

（四）结果处理

将培养后的培养盘取出，倒置于暗处或紫外灯箱内，在 6W 366nm 紫外灯下约 13cm 处观察，记录产生蓝色荧光的孔数。如未放置在紫外灯箱内，观察时需佩戴防紫外线的护目镜。培养盘中的 84 个孔，无论荧光强弱，只要呈现蓝色荧光即为阳性，但海绵条的荧光不计入结果。

根据显蓝色荧光的孔数，对照菌落总数 MPN 表查出孔数对应的每毫升样品中的菌落总数的 MPN 值。如果样品进行了稀释，读取的结果应乘以稀释倍数，结果以 MPN/mL 表示。如果所有孔均未显荧光，则可报告为菌落总数未检出。

（五）应用特点

酶底物法对被检水样无特殊要求，适用于各种水体水样中菌落总数的检测，无须在生物安全柜内操作，但要注意避免操作时的污染。该方法操作简便，结果判读容易、准确。缺点是其比平皿计数法的成本高，且每毫升水样中菌落总数最高检出限应小于738MPN/mL，且要求原水样在检测前应做好适当稀释。此方法更适用于在野外或应急工作时对水中菌落总数进行检测。

二、滤囊浓缩/密度梯度分离荧光抗体法检测贾第鞭毛虫和隐孢子虫

（一）指标情况

贾第鞭毛虫和隐孢子虫是一类寄生于人体和动物体内的肠道致病性寄生虫，会引起腹痛、腹泻和吸收不良等症状。贾第鞭毛虫感染人体后以滋养体的形式存在，之后形成孢囊随粪便排出体外。孢囊呈椭圆形，长度为8～14μm，宽度为7～10μm，内含2～4个核，一般位于囊体的一端。隐孢子虫感染宿主后以卵囊形式排放于环境中。卵囊呈圆形或椭圆形，直径4～8μm，成熟的卵囊内含4个裸露的月牙形子孢子。在环境中检测到的贾第鞭毛虫和隐孢子虫分别为其孢囊和卵囊。

贾第鞭毛虫有8个种，种名和主要宿主分别如下：*G. intestinalis*（人类）、*G. muris*（鼠类）、*G. microti*（田鼠和麝鼠）、*G. cricetidarum*（仓鼠）、*G. ardeae*（鸟类）、*G. psittaci*（鹦鹉）、*G. agilis*（两栖类）、*G. peramelis*（袋狸），其中仅*G. intestinalis* 感染人类。隐孢子虫有44个种，其中26个为已鉴定的有效种，种名和主要宿主分别如下：*C. parvum*（哺乳类动物，包括人类）、*C. hominis*（人类）、*C. viatorum*（人类）、*C. muris*（人类和鼠类）、*C. meleagridis*（人类和鸟类）、*C. baileyi*（鸟类）、*C. galli*（鸟类）、*C. ubiquitum*（灵长类动物、反刍动物和鼠类）、*C. tyzzeri*（鼠类）、*C. wrairi*（豚鼠）、*C. andersoni*（牛）、*C. bovis*（牛）、*C. ryanae*（牛）、*C. macropodum*（有袋类）、*C. fayeri*（有袋类）、*C. molnari*（鱼）、*C. scrofarum*（猪）、*C. suis*（猪）、*C. serpentis*（蛇和蜥蜴）、*C. varanii*（蜥蜴）、*C. fragile*（蟾蜍）、*C. cuniculus*（兔）、*C. erinacei*（刺猬和马）、*C. canis*（犬）、*C. felis*（猫）和*C. xiaoi*（羊），其中*C. parvum*、*C. hominis*、*C. muris*、*C. felis*、*C. meleagridis*、*C. andersoni*、*C. canis*、*C. suis*、*C. bovis*、*C. fayeri*、*C. xiaoi*、*C. ubiquitum*、*C. cuniculus*、*C. tyzzeri*、*C. viatorum*、*C. scrofarum* 和*C. serpentis* 均有感染人类的案例。

水源性传播是人感染贾第鞭毛虫和隐孢子虫的重要途径，人可以通过直接接触被污染的水（潜水、游泳、洗澡等）或食用被污染的食物而感染贾第鞭毛虫或

隐孢子虫。贾第鞭毛虫孢囊和隐孢子虫卵囊属于病原微生物的休眠体，能够抵御外界不良环境，并且能够耐受常规水处理中的氯消毒，因此在水环境中具有较长的存活时间和潜伏期。贾第鞭毛虫和隐孢子虫在饮用水水源中具有较高的检出率。美国饮用水水源中隐孢子虫卵囊的检出率为 65%～97%，平均卵囊数为 4.3 个/10L，饮用水中的检出率为 28%。对我国东北、华北和南方三地水源水进行调查的结果表明，贾第鞭毛虫检出率为 16.7%，隐孢子虫检出率为 43.3%。我国南方三省农村集中式供水 30 个水厂的出厂水中贾第鞭毛虫检出率为 36.67%，隐孢子虫检出率为 28.33%，而常州市、天津市及沈阳市的出厂水及末梢水调查时未发现贾第鞭毛虫、隐孢子虫污染。

贾第鞭毛虫和隐孢子虫引起的消化道感染在世界范围内普遍存在。自 1976 年首次发现并报告由隐孢子虫引起的病例以来，迄今已经有六大洲 80 多个国家至少 300 个地区发现了隐孢子虫病。欧洲疾病预防控制中心 2012 年的监测数据显示，每 10 万人中有 5.43 个贾第鞭毛虫感染病例和 3.2 个隐孢子虫感染病例。我国于 1987 年在南京市首次发现了隐孢子虫感染病例，目前贾第鞭毛虫感染病例和隐孢子虫感染病例在安徽、内蒙古、福建、山东、湖南、青海、云南、新疆、西藏、河南等已有报道。鉴于贾第鞭毛虫病和隐孢子虫病的水源性大规模暴发，目前两者已被 WHO 列为危害人类身体健康的原虫。

基于标准限值要求，目前水中贾第鞭毛虫和隐孢子虫的检测方法主要分为三步：浓缩富集、分离纯化和染色镜检。其中，浓缩富集和分离纯化是影响检测方法成本和回收率的关键步骤。

目前我国科学研究中采用的浓缩方法主要包括滤囊/滤芯过滤法、絮凝沉淀法和滤膜溶解法。滤囊/滤芯过滤法可以用较高的流速处理大量水样，我国《生活饮用水标准检验方法》（GB/T 5750—2022）中的免疫磁分离荧光抗体法即采用滤囊/滤芯过滤法进行样品浓缩，此方法所用的滤囊/滤芯成本较高，平均 2500～3000 元/样品。絮凝沉淀法对于孢囊或卵囊的浓缩具有很好的效果，我国《城镇供水水质标准检验方法》（CJ/T 141—2018）针对浊度≥20NTU 的水样采用此浓缩方法。滤膜溶解法是一种对于孢囊或卵囊具有较高回收率的浓缩方法，不仅能有效降低膜上附着物质在转移过程中的损失，并且可以解决滤囊或滤芯过滤法成本较高和孢囊或卵囊难以洗脱的问题，CJ/T 141—2018 中针对浊度＜20NTU 的水样即采用此法。

分离纯化方法主要包括免疫磁分离法、密度梯度离心法和漂浮法。免疫磁分离法原理为特异性的抗原-抗体反应，具有较好的纯化效果，GB/T 5750—2022 中采用此法进行分离纯化，但是该方法中使用的磁珠约 500 元/样品，成本相对较高。漂浮法中的蔗糖漂浮法具有较好的回收率，但由于蔗糖的黏性较大，孢囊或卵囊有时不能与杂质有效分离。密度梯度离心法中以 Percoll 和氯化铯为介质时具有较好的回收率，但是 Percoll 和氯化铯的造价高，有研究者将 Percoll 与蔗糖混合作为密度梯度离心介质使用后在确保较好回收率的同时降低了试剂成本。CJ/T 141—2018 就是使用 Percoll 与蔗糖的混合液进行密度梯度离心纯化。

GB/T 5750—2022 采用免疫磁分离荧光抗体法通过滤囊/滤芯过滤法进行样品浓缩，用免疫磁分离法进行样品的分离纯化，该方法对贾第鞭毛虫和隐孢子虫的回收率为 10%～100%。CJ/T 141—2018 采用滤囊浓缩/密度梯度分离荧光抗体法，该方法在保障回收率的基础上，可降低设备投入 75%，降低耗材成本 85%，回收率为 20% 以上。因此，将此方法优化后纳入贾第鞭毛虫和隐孢子虫的检测方法中。

（二）样品前处理

根据水样类型的不同，采集不同体积水样：水源水宜采集 10L，生活饮用水宜采集 50L。样品采集后若不能立即处理，可于 1～10℃冷藏保存，在 72h 内进行浓缩处理。浊度<20NTU 的水样可利用微孔滤膜过滤法进行浓缩，浊度≥20NTU 的水样可利用碳酸钙沉淀法进行浓缩。利用 Percoll-蔗糖溶液进行分离纯化，此步骤需重复两次。

（三）检测方法要求

用免疫组化笔在醋酸纤维滤膜的外周画圆圈，再用镊子将滤膜平移至纯水液面上使其反面湿润。操作时滤膜不要浸入液面。抽滤过程中，滤膜上要保持有一薄层液面，以防止滤膜干燥后破损。做好的观察样片应于 0～4℃冷藏避光保存，保存期为 7 天。

（四）结果处理

镜检时先在 200 倍荧光模式下对滤膜上圆圈内的样品进行全扫描查找，再依次在 400 倍蓝光激发（FITC 模式）、400 倍紫外激发（DAPI 模式）下进一步证实。若 DAPI 染色结果不能确认，可以使用 DIC 模式观察孢囊内部结构进行确认。对滤膜圆圈内全部样品进行计数。再按照换算公式报告每 10L 样本中的孢囊数（个）或卵囊数（个）。

（五）应用特点

免疫磁分离荧光抗体法与滤囊浓缩/密度梯度分离荧光抗体法作为已经纳入标准的检测方法，均具有稳定可靠的特点。两种方法相比，滤囊浓缩/密度梯度分离荧光抗体法具有成本低廉、检测更灵敏和操作更简便的特点。各检测实验室可根据仪器设备条件选择适合的方法。

三、多管发酵法检测肠球菌

（一）指标情况

肠球菌属于革兰氏阳性细菌，最初归为链球菌属。20 世纪 80 年代，基于肠球菌遗传学特征，又将其从链球菌属中分离出来，目前有 41 个种，根据肠球菌利用糖类的特征可将其分为 3 组，分别是鸟肠球菌、粪肠球菌（包括屎肠球菌）和坚韧肠球菌。肠球菌对氯化钠和碱性条件具有耐受性，广泛存在于水、土壤等环境中，是人和动物肠道内的正常菌群之一，兼性厌氧，以单细胞、成对或以短链形式出现。肠球菌对粪便污染具有相对特异性，故可与其他粪链球菌相区别。但是从水中分离出的一些肠球菌偶尔也可从其他没有被粪便污染的介质如土壤中分离得到。

肠球菌需氧及兼性厌氧，无芽孢，无鞭毛，不产生细胞色素，过氧化氢酶阴性，能够在 6.5%氯化钠、pH 9.6 和 10～45℃条件下生长，对营养要求较高，在含血清的平板上培养，可形成灰白色、不透明、直径为 0.5～1mm 表明光滑的圆形菌落；有氧条件下，在脑心浸液（BHI）培养基上，肠球菌培养的最高温度、最适宜温度和最低温度分别是 47.8℃、42.7℃和 6.5℃。鸟肠球菌和粪肠球菌在 60℃条件下也可存活。

（二）样品前处理

用无菌采样袋（瓶）采集样本量 500mL，内含有适量硫代硫酸钠以去除余氯。冷藏运送至实验室，4h 内开始检验活动，以尽量保证样品中可能存在的微生物状态与数量不发生变化。

（三）检测方法要求

多管发酵法计数基于泊松分布的最大或然数（most probable number，MPN）理论，用于估算样品单位体积中细菌数的 MPN 值。该方法选择使用叠氮化钠葡萄糖肉汤和肠球菌肉汤，因其中均含有叠氮化钠，有利于肠球菌生长的同时可抑制革兰氏阴性菌的繁殖。此方法适用于污染程度较低的样品。

（四）结果处理

根据肠球菌可以在液体培养基中于 45℃有氧生长，在 6.5%氯化钠液体培养基中于 35℃生长良好，并能水解七叶苷形成黑色或棕色沉淀的特点，查 MPN 表计算每 100mL 水样中的 MPN 值。

（五）应用特点

该方法采用多管发酵法检测生活饮用水中的肠球菌数值，其最大误差在于MPN 值本身是一个基于泊松分布的估计值，是实际菌落数在置信区间上可能性最大的一点。利用待测微生物的特殊生理功能的选择性来摆脱样品中其他非目标菌的影响，根据增菌液的选择性强弱来判断该类微生物的存在和丰度。此外，MPN计数法中，每管接种量为 1mL 以上，在样品均一性相同的前提下，MPN 接种量较大，其敏感度较高。操作简便，每个浓度均有 3 倍重复，误差小。MPN 法对样品均一性要求较高，建议首先根据样品的污染程度选择适当的连续稀释度以提高检测方法的敏感度。当样本污染程度较高时，要尽可能较大地选择稀释度范围，以获得阴性发酵终点的稀释度来进行结果判定。直接检测更适合于水中较低的肠球菌污染程度。MPN 法报告单位为 MPN/100mL。经过 6 家相关单位验证，该方法的一致性符合标准方法研制的基本要求，经过对 124 份实际样品加标及本底的检测结果，该方法稳定性良好，6 家实验室验证结果比较一致，并且方法的检出限量值符合限量标准的要求。在两种增菌液测定结果的比较方面并无明显差异，基于结果观察、经济性等因素考虑，只选择肠球菌肉汤作为增菌液。该方法对设施设备要求不高，适于基层推广应用，因此多管发酵法可以作为生活饮用水中肠球菌检验的标准方法之一。

四、产气荚膜梭菌和肠球菌的检测方法——滤膜法

（一）指标情况

产气荚膜梭菌属于梭状芽孢杆菌属，革兰氏阳性，杆状，厌氧，是能形成芽孢的致病细菌。产气荚膜梭菌在自然界中普遍存在，并且在腐败蔬菜、海底沉积物、人类和其他脊椎动物肠道、昆虫和土壤中为正常组分。产气荚膜梭菌是人畜肠道正常菌群，可随人畜粪便进入地表水及土壤，几乎存在于所有污水中，其完全来源于粪便，与人类污物有密切关系，是一种重要的人兽共患病原菌。其主要引起食物中毒、抗生素相关性腹泻及动物肠道坏疽，尤其易引起人及动物的创伤性坏疽。人体感染产气荚膜梭菌后引发的感染表现为组织坏死、菌血症、气肿性胆囊炎和气性坏疽。

产气荚膜梭菌通过饮水途径导致的人群暴露情况不明，有研究结果表明地表水中产气荚膜梭菌小于 10CFU/100mL 时为未污染状态，说明在水源地水源不受人为污染的情况下，产气荚膜梭菌浓度较低。有研究人员发现，在用产气荚膜梭菌浓度为 11 000CFU/100L 的河水作为水源水时，经过完整的水处理过程后，出水中产气荚膜梭菌去除率为 98%。

（二）样品前处理

用无菌采样袋（瓶）采集样本量 500mL，内含有适量硫代硫酸钠以去除余氯。冷藏运送至实验室，4h 内开始检验活动，以尽量保证样品中可能存在的微生物状态与数量不会发生变化。

（三）检测方法要求

滤膜法是将一定量的水样注入装有灭菌微孔滤膜的滤器中，经过真空抽滤，细菌被截留在滤膜上，将过滤面朝上或朝下贴于培养基表面，细菌通过微孔吸收培养基营养生长成单个菌落。经过计数和鉴定来计算每 100mL 水样中的菌量。

产气荚膜梭菌滤膜法计数：使水样通过孔径为 0.45μm 的滤膜过滤，细菌被阻留在膜上，将滤膜的截留面朝下贴在亚硫酸盐-多黏菌素-磺胺嘧啶（SPS）培养基上，（36±1）℃厌氧培养 18～24h 后，利用 SPS 培养基在厌氧环境下分离培养出典型黑色菌落并计数，挑取最少 5 个典型菌落进行确证试验，包括镜检形态、动力-硝酸盐试验、牛奶发酵和卵磷脂分解试验，最后结合确证试验结果，按比例计算出样品中产气荚膜梭菌的数量。

肠球菌滤膜法计数：使水样通过孔径为 0.45μm 的滤膜过滤，细菌被阻留在膜上，将滤膜的截留面朝上贴在 CATC 琼脂平板上，（35±2）℃厌氧培养 48h 后，挑取 10 个典型菌落进行确证试验，包括镜检形态、水解七叶苷、6.5%氯化钠的脑心浸液肉汤（BHIB）培养基（35±2）℃生长良好、BHIB 培养基（45±0.5）℃生长；最后结合确证试验结果，按比例计算出样品中肠球菌的数量。

（四）结果处理

传统鉴定产气荚膜梭菌的方法主要依靠涂片和细菌培养。产气荚膜梭菌阳性的标本涂片可查到大量革兰氏阳性粗大杆菌，37℃厌氧培养 24～48h 后，血琼脂平板上形成灰白色、圆形、边缘呈锯齿状的大菌落，多数菌株菌落周围有双溶血环，内环为由 ε 毒素引起的完全溶血，外环为由 α 毒素引起的不完全溶血。在含铁牛乳培养基中形成"暴烈发酵"现象；在卵黄琼脂培养基上产气荚膜梭菌水解卵磷脂，在菌落周围形成乳白色的混浊带；产气荚膜梭菌无动力，能将硝酸盐还原为亚硝酸盐，但该方法灵敏度较差。有研究人员利用双套管法定量检测产气荚膜梭菌，发现厌氧亚硫酸盐还原梭菌与产气荚膜梭菌浓度呈正相关（$P<0.05$）。

（五）应用特点

滤膜法适于样品份数较多的检验工作，其操作简便、快速、检测灵敏度高，滤过的浓缩效应可使微生物检测的准确度提高，但是对滤过设备、滤过实验室操作要求较高，且设备与耗材成本也相对较高。如果水样受到比较严重的污染，或存在较多的颗粒状杂质，建议对样本进行适当稀释之后再进行测定。在稀释过程中，尽量混匀水样，这样可提高检测结果的敏感性和可重复性。

产气荚膜梭菌指标没有出现在 WHO《饮用水水质准则》（第四版）"通过饮用水传播的病原体"细菌类目里，在"已被提出但尚无定论的通过饮用水传播的生物体"细菌类目里也没有产气荚膜梭菌指标。产气荚膜梭菌作为指示生物仅被用来验证处理系统的效率，适用于验证和监督细菌消毒效率指示与病毒和原生动物的物理去除工艺，可用于验证运行监测期间原水受到肠道病毒和原虫污染或这种污染可能来自人类粪便废物的情况，没有限值说明。饮用水中的产气荚膜梭菌可以作为间歇性粪便污染的指标。应该调查潜在的污染源。用于去除肠道病毒或原虫的过滤处理工艺应该也能够去除产气荚膜梭菌。当在处理后的水中检出产气荚膜梭菌时，应对过滤运行过程进行调查。滤膜法用于食品或者水中产气荚膜梭菌的检测，相对成本较低，检测的准确性相对较高。产气荚膜梭菌适用于作为指示菌来检测水中的病原微生物。

参 考 文 献

陈明桂，杨虹，2020. 酶底物法测定水中总大肠菌群、粪大肠菌群和大肠埃希氏菌质量控制研究. 绿色科技，（8）：117-119.

陈小岳，吕旭峰，王国强，等，2015. 常州市城市饮用水中贾第鞭毛虫和隐孢子虫动态监测分析. 职业与健康，31（20）：2825-2827.

陈颖，2020. 新技术在食品微生物检验检测中的应用. 医学食疗与健康，18（19）：171-172.

陈智敏，2011. 再生水中隐孢子虫和贾第鞭毛虫的检测方法及健康风险评价研究. 西安：西安建筑科技大学.

冯雨欣，马雪婷，杨坤澎，等，2022. 饮用水中微生物检测技术的研究现状与发展方向. 广东化工，49（2）：62-63.

广东省质量技术监督局，2013. 水中菌落总数复合酶底物检测方法：DB44/T 1163—2013. 广东：广东省标准化研究院.

国家环境保护总局《水和废水监测分析方法》编委会，2002. 水与废水检测分析方法. 4 版. 北京：中国环境科学出版社.

贺天辉，2011. 免疫学检验技术的研究进展. 中国现代医生，49（6）：14-15.

蒋刚孝，许隆祺，余森海，等，1997. 中国贾第虫感染流行病学现况. 中国公共卫生，13（7）：407-408.

金明兰，尹军，2010. 饮用水中致病性微生物 PCR 快速检测技术研究进展. 吉林建筑工程学院学报，27（2）：57-60.

李慧琴，黄亚娟，2019. 食源性病原微生物快速检验技术的应用与研究进展. 食品安全质量检测学报，10（16）：5369-5375.

李婉芬，卢安婷，张淑敏，等，2017. 利用产气荚膜梭状芽孢杆菌作为泳滩水质污染指标菌的检测方法. 中国卫生检验杂志，27（14）：2026-2028.

李霞，2011. 东北地区八大湖泊水库环境质量标准细菌学指标基准的预研究. 北京：中国疾病预防控制中心.

刘哲，马晓燕，张会彦，等，2012. 环介导等温扩增技术快速检测产气荚膜梭状芽孢杆菌的研究. 中国食品学报，12（4）：168-174.

吕静婷，2016. 水源水中贾第鞭毛虫和隐孢子虫检测方法的建立及我国部分地区污染状况调查. 北京：中国疾病预防控制中心.

谌志强，王新为，金敏，等，2012. 珠江水域微生物的分布特征. 环境与健康杂志，29（10）：913-916.

世界卫生组织，2014. 饮用水水质准则. 4 版. 上海：上海交通大学出版社.

唐俊妮，汤承，2016. 食源性病原微生物检测与控制技术研究新进展. 西南民族大学学报（自然科学版），42（2）：139-150.

王朝霞，2020. 多管发酵法与滤膜法测定水中粪大肠菌群的对比研究. 农业与技术，40（13）：22-23.

王丽，夏云婷，丁震，等，2014. 南方农村集中式供水出厂水贾第鞭毛虫和隐孢子虫污染调查. 环境与健康杂志，31（6）：504-506.

徐茂军，2001. 基因探针技术及其在食品卫生检测中的应用. 食品与发酵工业，27（2）：66-71.

薛秀云，2017. 糖尿病合并尿路感染尿细菌培养与药敏试验分析. 青岛医药卫生，49（6）：439-441.

杨涛，李显芳，崔钟元，等，2020. 酶底物法在总大肠菌群、粪大肠菌群和大肠埃希氏菌检测的适用性研究. 云南化工，47（2）：47-49.

袁园，2010. 隐孢子虫和贾第鞭毛虫检测方法的优化研究与应用. 上海：上海交通大学.

张冬青，李红岩，李栋，等，2009. 密度梯度分离纯化/免疫荧光技术检测饮用水中"两虫". 中国给水排水，25（2）：78-80，83.

张致一，李闻，于凌琪，等，2009. 天津和沈阳地区末梢水中贾第鞭毛虫和隐孢子虫调查. 环境与健康杂志，26（1）：52-54.

郑小玲，王银环，陈君豪，等，2020. 药品微生物检验替代方法国内外研究进展. 药物分析杂志，40（4）：577-582.

智霞萍，2017. 医院内尿路感染的病原菌及耐药性分析. 中国药物与临床，17（12）：1844-1846.

中华人民共和国国家质量监督检验检疫总局，2017. 出口饮料中菌落总数、大肠菌群、粪大肠菌群、大肠杆菌计数方法疏水栅格滤膜法（SN/T 1607—2017）.

Bain R，Cronk R，Hossain R，et al，2014. Global assessment of exposure to faecal contamination through drinking water based on a systematic review. Trop Med Int Health，19（8）：917-927.

Brinkman NE，Haugland RA，Wymer LJ，et al，2003. Evaluation of a rapid, quantitative real-time PCR method for enumeration of pathogenic Candida cells in water. Appl Environ Microbiol，69（3）：1775-1782.

Efstratiou A，Ongerth J，Karanis P，2017. Evolution of monitoring for *Giardia* and *Cryptosporidium* in water. Water Res，123：96-112.

Ferguson DM，Moore DF，Getrich MA，et al，2005. Enumeration and speciation of enterococci found in marine and intertidal sediments and coastal water in southern California. J Appl Microbiol，99（3）：598-608.

Fung DYC, Fujioka R, Vijayavel K, et al, 2007. Evaluation of Fung double tube test for *Clostridium* perfringens and Easyphage test for F-specific RNA coliphages as rapid screening tests for fecal contamination in recreational waters of Hawaii. J Rapid Methods Autom Micribiol, 15（3）：217-229.

Goh SG, Fang HM, Chang SY, et al, 2015. Quantitative microbial risk assessment of Salmonella and Enterococcus in Marina Reservoir and catchments. Water Pract & Tech, 10（3）：527.

Guy RA, Payment P, Krull UJ, et al, 2003. Real-time PCR for quantification of *Giardia* and *Cryptosporidium* in environmental water samples and sewage. Appl Environ Microbiol, 69（9）：5178-5185.

ISO, 2000. Water quality-Detection and enumeration of intestinal enterococci-Part 2：Membrane filtration method（ISO 7899-2：2000）.

ISO, 1998. Water quality-Detection and enumeration of intestinal enterococci-Part 1：Miniaturized method（Most Probable Number）for surface and waste water（ISO 7899-1：1998）.

King BJ, Monis PT, 2007. Critical processes affecting *Cryptosporidium* oocyst survival in the environment. Parasitology, 134（3）：309-323.

Napier MD, Haugland R, Poole C, et al, 2017. Exposure to human-associated fecal indicators and self-reported illness among swimmers at recreational beaches：a cohort study. Environ Health, 16（1）：103.

Noble RT, Allen SM, Blackwood AD, et al, 2003. Use of viral pathogens and indicators to differentiate between human and non-human fecal contamination in a microbial source tracking comparison study. J Water Health, 1（4）：195-207.

Saidy N, Mohamed RA, Abouelenien F, 2015. Assessment of variable drinking water sources used in Egypt on broiler health and welfare. Vet World, 8（7）：855-864.

Santín M, Fayer R, 2011. Microsporidiosis：Enterocytozoon bieneusi in domesticated and wild animals. Res Vet Sci, 90（3）：363-371.

Tseng LY, Jiang SC, 2012. Comparison of recreational health risks associated with surfing and swimming in dry weather and post-storm conditions at Southern California beaches using quantitative microbial risk assessment（QMRA）. Mar Pollut Bull, 64（5）：912-918.

US-ASTM, 2009. ASTM D6503-19：Standard Test Method for Enterococci in Water Using Enterolert TM.

World Health Organization, 2003. Heterotrophic Plate Counts and Drinking-water Safety：The Significance of HPCs for Water Quality and Human Health. IWA.

World Health Organization, Organization for Economic Co-operation and Development, International Water Association, 2003. Catchment characteristics and source water quality. In Assessing Microbial Safety of Drinking Water. London：Improving Approaches and Method.

World Health Organization, 2011. Guidelines for Drinking-water Quality. 4th ed.

Yaoyu F, Lihua X, 2011. Zoonotic potential and molecular epidemiology of *Giardia* species and giardiasis. Clin Microbiol Rev, 24（1）：110-140.

Zhang XX, Cong W, Ma JG, et al, 2016. First report of *Cryptosporidium* canis in farmed Arctic foxes（Vulpes lagopus）in China. Parasit Vectors, 9（1）：126.